mini Manuel de biochimie

mini Manuel de biochimie

Cours + Exos + QCM/QROC

Michel Guilloton
Professeur honoraire à l'université de Limoges
Bernadette Quintard
Maître de conférences honoraire à l'université de Limoges
Paul-François Gallet
Maître de conférences à l'université de Limoges

3e édition

DUNOD

ISBN 978-2-10-059198-5

Table des matières

Comment utiliser le Mini-Manuel

La page d'entrée de chapitre

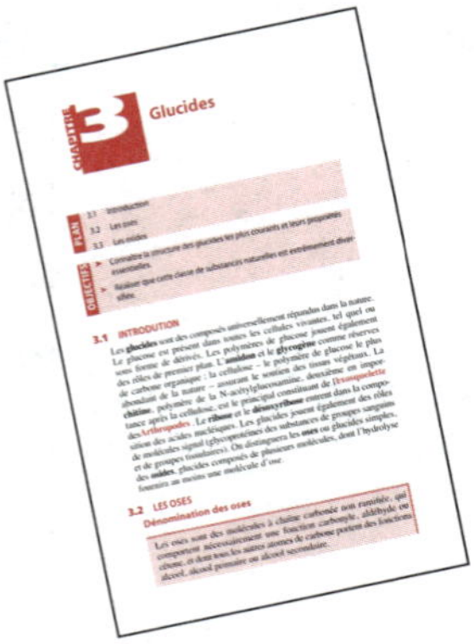

Elle donne le plan du cours, ainsi qu'un rappel des objectifs pédagogiques du chapitre

Le cours

Le cours, concis et structuré, expose les notions importantes du programme

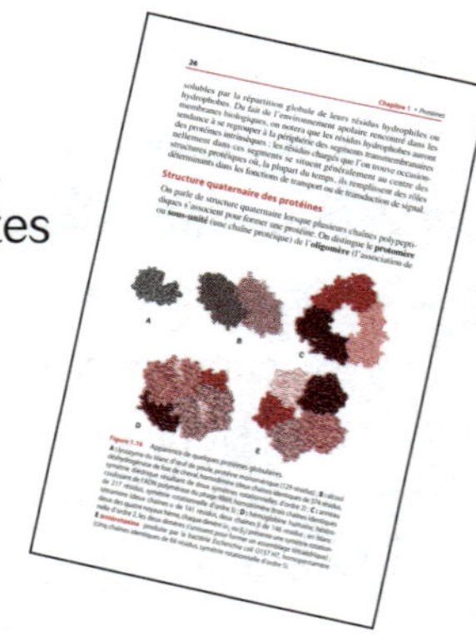

Les rubriques

- Une erreur à éviter
- Un peu de méthode
- Un exemple pour comprendre
- Les points clés à retenir

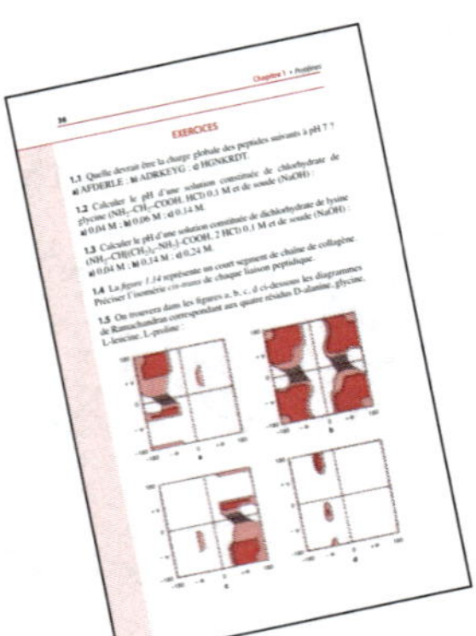

Les exercices, QCM ou QROC

Ils sont proposés en fin de chapitre, avec leur solutions, pour se tester tout au long de l'année.

CHAPITRE 1

Protéines

PLAN

OBJECTIFS

- Structure et propriétés des acides aminés constituant les protéines
- Comprendre les principes de l'organisation structurale des protéines
- Connaître les propriétés générales des protéines
- Faire le lien entre leur relative stabilité et leurs rôles biologiques

1.1 INTRODUCTION : DIVERSITÉ DES PROTÉINES

Le terme **protéine** (du grec *prôtos*, de premier rang) fut proposé en 1839 par le chimiste suédois **Jôns Jakob Berzelius** pour souligner **l'importance quantitative** des composés organiques azotés dans la matière vivante. Les protéines représentent en effet plus de la moitié de la masse sèche des cellules animales. Toutefois, l'importance des protéines vient surtout de **l'extrême diversité** de leurs fonctions biologiques (*tableau 1.1*). Quelles sont les raisons d'une telle variété ?

En premier lieu, les protéines sont constituées d'enchaînements linéaires d'acides aminés ou aminoacides ; ces enchaînements sont de longueur variable – quelques dizaines à quelques milliers – et les acides aminés sont au nombre de vingt. Les possibilités de combinaison sont donc considérables (théoriquement, 20^n pour des chaînes constituées de n aminoacides).

En second lieu, ces protéines peuvent être modifiées après leur synthèse (**modifications post-traductionnelles**) ce qui multiplie encore la diversité potentielle des structures. Ces modifications pourront intéresser les chaînes latérales de certains résidus d'aminoacides, mais, très souvent, les protéines seront associées à d'autres types de molécules.

TABLEAU 1.1 DIVERSITÉ DE LA FONCTION DES PROTÉINES.

Catégorie	Fonction générale	Exemple	Rôle biologique
Enzymes	catalyse des réactions	anhydrase carbonique	accélération des échanges de CO_2
Protéines de structure	organisation, consolidation ou protection des tissus	collagène	constituant des tendons, du cartilage, des os
Protéines de transport	faciliter le transport des ions/molécules à travers les membranes	lactose perméase	assure le passage et l'accumulation du lactose dans les bactéries *(Escherichia coli)*
Protéines de défense	reconnaissance et neutralisation des structures étrangères	immuno-globulines (anticorps)	fixent spécifiquement les structures étrangères (antigènes) et favorisent leur élimination
Protéines de réserve	nutrition des embryons	ovalbumine	source énergétique et protection de l'embryon
Moteurs moléculaires	conversion énergie chimique → énergie mécanique	myosine	contraction musculaire
Récepteurs	détection et transduction de signaux chimiques, électriques, mécaniques, lumineux	rhodopsine	captage des photons dans les disques rétiniens
Régulateurs de transcription	modulation de l'expression des gènes	Gcn4p	contrôle du métabolisme des molécules azotées chez la levure *Saccharomyces cerevisiæ*
Hormones	communication chimique entre les tissus et les organes	insuline	entrée et consommation du glucose dans les tissus des vertébrés

On distinguera donc les **holoprotéines** composées uniquement d'aminoacides, des **hétéroprotéines** comprenant également des molécules non protéiques (groupements prosthétiques), glucides, lipides, acides nucléiques, ions métalliques (*tableau 1.2*). Avant de commencer l'étude des protéines proprement dites, nous nous intéresserons à leurs constituants de base, les acides aminés.

Tableau 1.2 Hétéroprotéines.

Classe	Groupement prosthétique (exemple)
Glycoprotéines	glucides (immunoglobulines)
Lipoprotéines	lipides (lipoprotéines du sang)
Phosphoprotéines	phosphate (caséine du lait)
Hémoprotéines	hème (hémoglobine)
Flavoprotéines	coenzymes flaviniques : FMN, FAD (succinate déshydrogénase)
Métalloprotéines	Fe^{II} (aconitase) Fe^{III} (transferrine) Cu^{II} (céruloplasmine) Ca^{II} (calmoduline) Zn^{II} (anhydrase carbonique) Mn^{II} (catalase) Ni^{II} (uréase) Mo^{VI} (nitrate réductase)

1.2 ACIDES AMINÉS

Constitution des acides aminés

Les protéines sont constituées de vingt acides aminés (ou aminoacides) ayant des caractères structuraux communs. Ils possèdent une fonction **amine primaire** (ou, dans le cas de la proline, une fonction **amine secondaire**) et une fonction carboxyle fixées sur le même carbone, le **carbone α**. Les aminoacides diffèrent les uns des autres par la nature de la chaîne latérale, appelée également radical (ou groupement) R. La nature de la chaîne latérale conditionne les propriétés physiques et chimiques de l'aminoacide, en particulier sa solubilité dans l'eau et sa charge à un pH donné. Les acides aminés décrits dans le *tableau 1.3* et la *figure 1.1* représentent les vingt molécules dont la succession dans les polypeptides est spécifiée par la reconnaissance des codons portés par les ARN messagers ; il faut ajouter à ces vingt molécules deux aminoacides rares, la **sélénocystéine** et la **pyrrolysine** (*figure 1.2*). Dans le but de simplifier l'écriture de la formule des protéines, les acides aminés ont reçu des dénominations abrégées, de trois lettres et d'une lettre (*tableau 1.3*) ; l'écriture abrégée à une lettre est préférable lorsque l'on veut comparer entre elles de longues séquences de protéines, de préférence au moyen de logiciels.

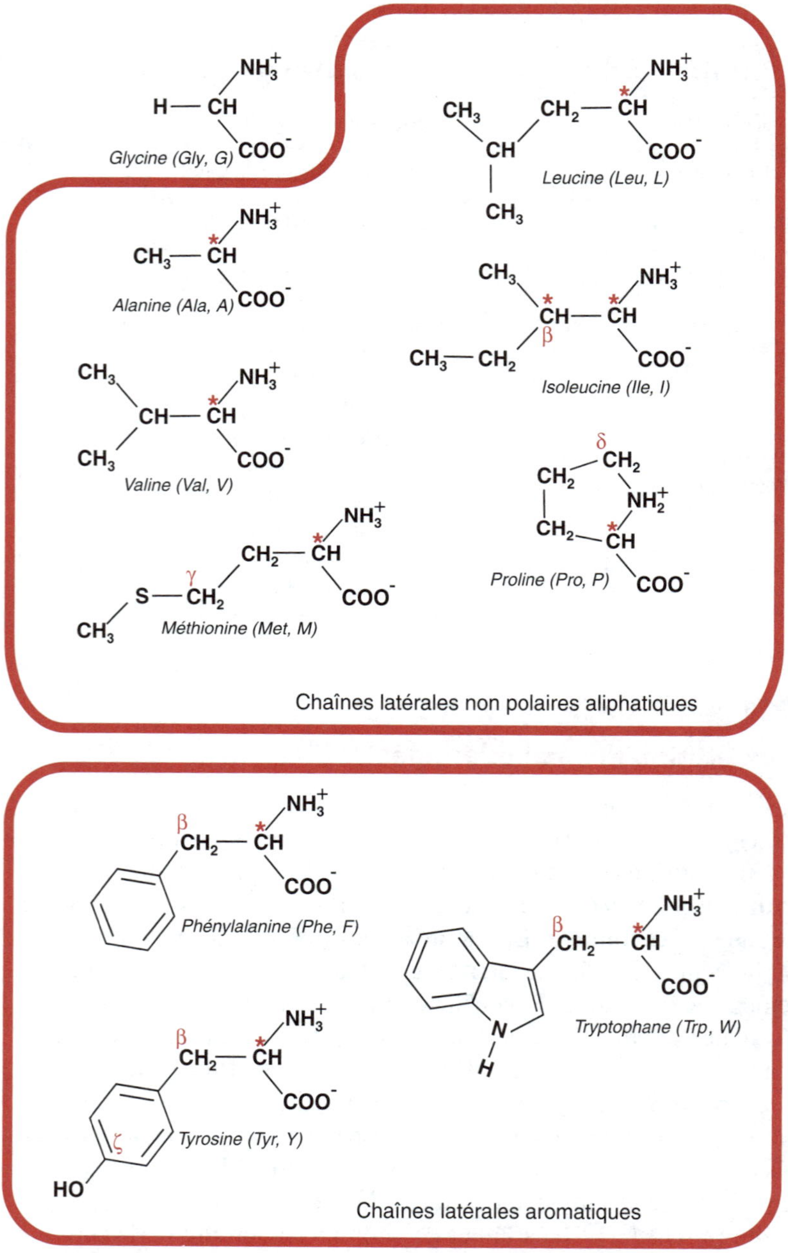

Figure 1.1 Formules développées des vingt aminoacides constituant les protéines. Les vingt aminoacides canoniques sont regroupés en fonction de la nature de leurs chaînes latérales (voir *tableau 1.3*). Les carbones asymétriques sont indiqués par un astérisque ; les lettres grecques désignent les atomes porteurs de fonctions particulières.

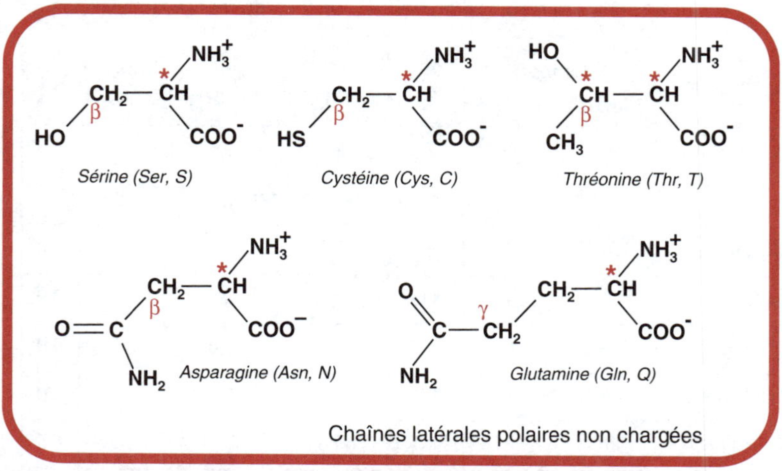

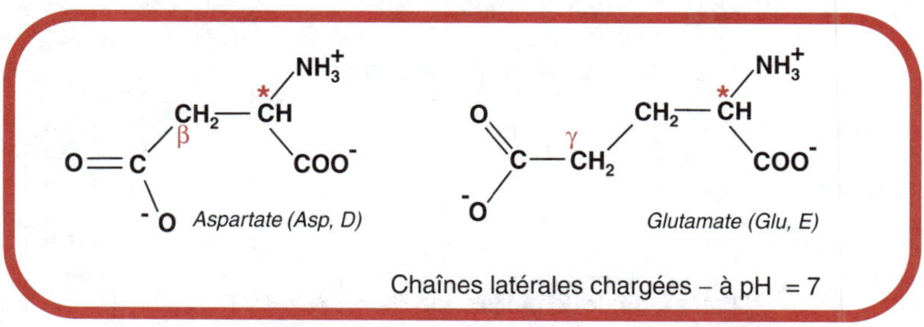

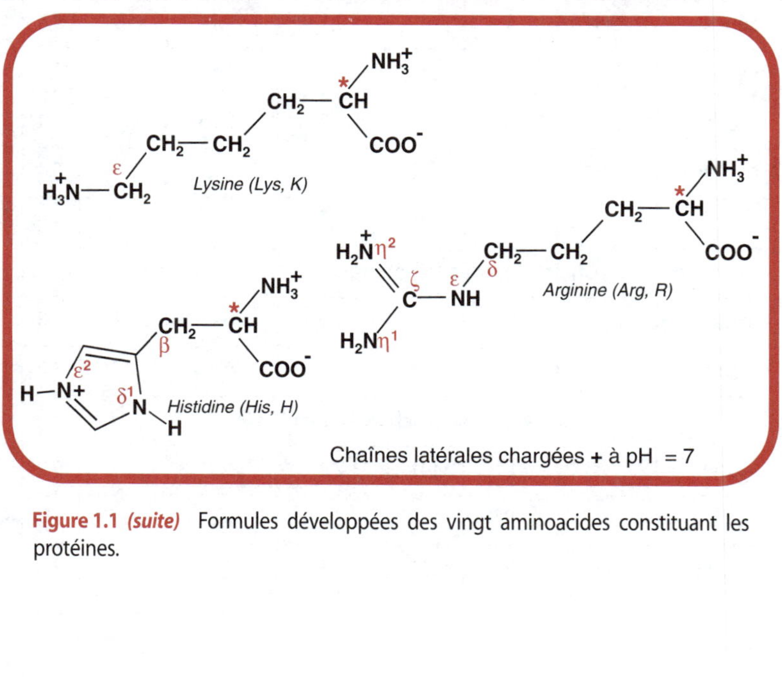

Figure 1.1 ***(suite)*** Formules développées des vingt aminoacides constituant les protéines.

Tableau 1.3 Propriétés des vingt aminoacides constitutifs des protéines.

Acide aminé	Codes		Mr	pK_1 (α COOH)	pK_2 (α NH_3^+)	pK_3 (R)	pI
	3 lettres	1 lettre					
Glycine	Gly	G	75	2,3	9,6		5,9
Chaîne latérale (R) apolaire aliphatique							
Alanine	Ala	A	89	2,3	9,7		6,0
Valine	Val	V	117	2,3	9,6		5,9
Leucine	Leu	L	131	2,4	9,6		6,0
Isoleucine	Ile	I	131	2,4	9,7		6,0
Proline	Pro	P	115	2,0	11,0		6,5
Méthionine	Met	M	150	2,3	9,2		5,7
Chaîne latérale (R) aromatique							
Phénylalanine	Phe	F	165	1,8	9,1		5,4
Tyrosine	Tyr	Y	181	2,2	9,1	10,46	5,6
Tryptophane	Trp	W	204	2,4	9,4		5,9
Chaîne latérale (R) polaire non chargée à pH = 7							
Sérine	Ser	S	105	2,1	9,2	>13,0	5,6
Thréonine	Thr	T	119	2,1	9,6	>13,0	5,7
Cystéine	Cys	C	121	2,0	10,25	8,2	6,4
Asparagine	Asn	N	132	2,0	8,8		5,4
Glutamine	Gln	Q	146	2,2	9,1		5,6
Chaîne latérale (R) chargée – à pH = 7							
Aspartate	Asp	D	132	1,9	9,6	3,8	2,8
Glutamate	Glu	E	146	2,2	9,7	4,2	3,2
Chaîne latérale (R) chargée + à pH = 7							
Lysine	Lys	L	147	2,2	9,2	10,6	9,9
Arginine	Arg	R	175	2,2	9,0	12,5	10,7
Histidine	His	H	155	1,8	9,2	6,0	7,6

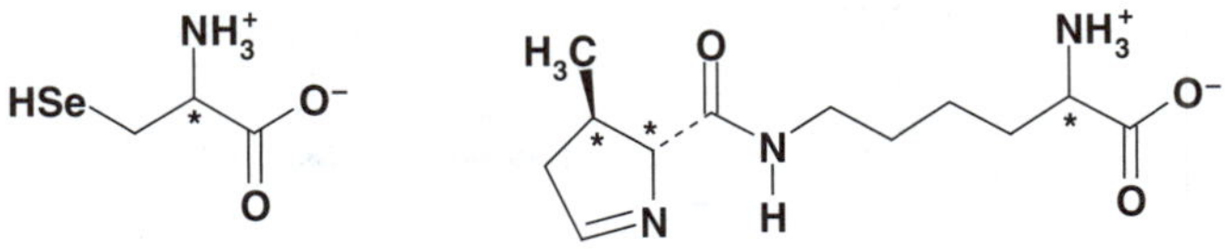

Figure 1.2 Sélénocystéine et pyrrolysine.
On rencontre la sélénocystéine dans le site actif d'un petit nombre d'enzymes, par exemple des enzymes responsables de la destruction des peroxydes chez les animaux et chez un petit nombre de bactéries ; la sélénocystéine est inconnue dans les protéines des plantes ou des levures. La distribution de la pyrrolysine semble encore plus restreinte. Ce résidu fait partie du site actif d'enzymes produisant du méthane à partir de la méthylamine chez certaines **archéobactéries** méthanogènes du genre *Methanosarcina*. Portés chacun par un ARN de transfert spécifique, respectivement $tARN^{Sec}$ et $tARN^{Pyl}$, ces deux aminoacides partagent un second point commun par le fait que l'anticodon de leur tARN reconnaît un codon stop sur l'ARN messager, UGA pour $tARN^{Sec}$ et UAG pour $tARN^{Pyl}$. Dans les deux cas, l'introduction du résidu nécessite tout à la fois des protéines spécifiques et une conformation particulière de l'ARN messager en aval du codon stop.

D'autres acides aminés existent également dans la nature, et ils sont nombreux ; ce sont des produits intermédiaires ou terminaux de voies métaboliques, mais ils ne sont pas incorporés dans les protéines au cours de leur assemblage par les ribosomes. On retrouve dans certaines protéines des acides aminés non standards qui sont produits suite à des modifications « post-traductionnelles » de la protéine (**hydroxyproline**, **acétylsérine**, etc.).

Isomérie optique des aminoacides

Dix-neuf aminoacides sur vingt possèdent quatre substituants différents sur le carbone α : la fonction α amine, la fonction α carboxyle, un atome d'hydrogène et la chaîne latérale. La glycine fait exception, avec deux atomes d'hydrogène sur le carbone α. Chez tous les autres aminoacides, le carbone α est un **centre chiral** ; on peut donc concevoir une molécule d'aminoacide comme, par exemple, l'alanine, de deux manières différentes, qui représenteront les deux isomères optiques ou **énantiomères** (*fig. 1.3*). On distingue la **L-alanine** et la **D-alanine**, images l'une de l'autre dans un miroir.

Les lettres D et L font référence au **D-glycéraldéhyde** et au **L-glycéraldéhyde**, plus précisément aux positions des fonctions amine (dans l'alanine) et alcool secondaire (dans le glycéraldéhyde), les molécules étant représentées selon la projection de Fischer (*fig. 1.3*) : si la fonction prend place à droite de la chaîne carbonée, la molécule appartient à la série D ; si la fonction apparaît à gauche de la chaîne carbonée, le composé est de la série L. Les lettres D et L rappellent le sens de la déviation du plan de la lumière polarisée par les solutions de glycéraldéhyde : D pour dextrogyre (sens des aiguilles d'une montre), L pour lévogyre (sens inverse des aiguilles d'une montre). Les solutions d'amino-

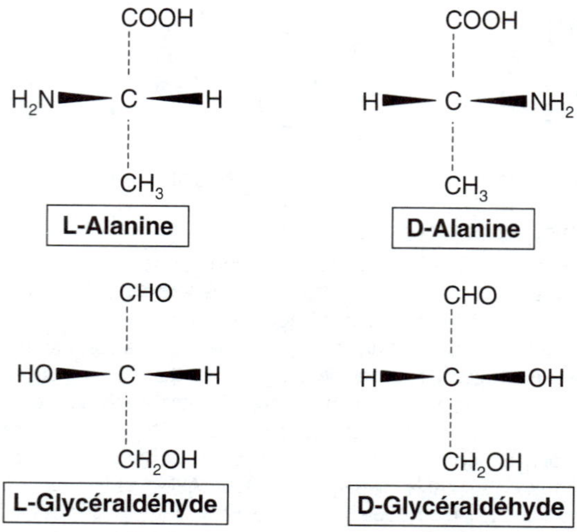

Figure 1.3 Configuration absolue des isomères optiques de l'alanine et du glycéraldéhyde.

acides dévient également le plan de la lumière polarisée, mais le sens et l'ampleur de la déviation sont différents pour chaque aminoacide et dépendent également du pH (en raison de la modification de l'ionisation des fonctions amine et carboxyle).

Tous les aminoacides constitutifs des protéines appartiennent à la série L. On trouve des aminoacides de la série D, par exemple dans des antibiotiques (gramicidine) ou dans les constituants des parois cellulaires bactériennes (peptidoglycane).

La **thréonine** et **l'isoleucine** possèdent deux carbones chiraux, et peuvent donc exister sous la forme de quatre **diastéréoisomères** ; en fait, et dans les deux cas, un seul isomère est représenté dans les protéines (*fig. 1.4*).

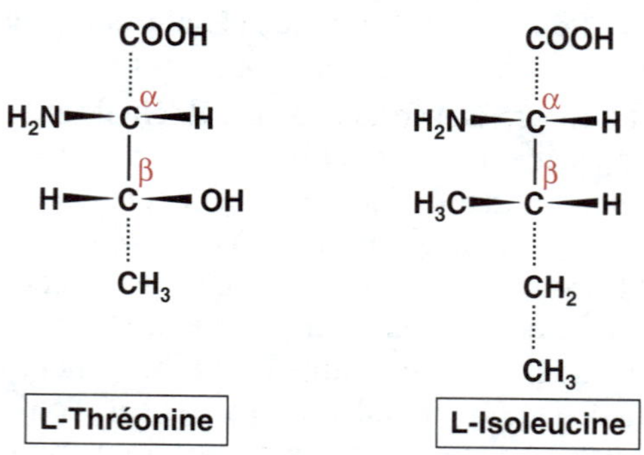

Figure 1.4 Configuration absolue de la L-thréonine et de la L-isoleucine.

Propriétés liées aux chaînes latérales

a) La glycine

La « chaîne latérale » de la glycine consiste en un simple atome d'hydrogène. En raison de ce faible encombrement les protéines présenteront une flexibilité importante au niveau de cet aminoacide ; on trouvera souvent la glycine au niveau des « **coudes** » ou **tournants** effectués par les chaînes polypeptidiques.

b) Chaînes latérales non polaires, aliphatiques

Cette classe d'aminoacides comprend l'**alanine**, la **valine**, la **leucine**, la **proline**, l'**isoleucine** et la **méthionine**. Les chaînes latérales de ces aminoacides interviendront pour maintenir la structure des protéines grâce à des **interactions hydrophobes** (voir *MaxiFiches de Biochimie*, fiche 9). La proline, avec une fonction amine secondaire incluse dans une structure cyclique rigide, imposera des contraintes conformationnelles aux chaînes polypeptidiques. Ces chaînes aliphatiques ne présentent aucune réactivité chimique si l'on excepte la fonction thioéther de la méthionine, par exemple sensible à l'oxygène (formation de sulfones) ; par ailleurs, la méthionine, sous forme d'aminoacide libre est à l'origine de la formation de la **S^+ adénosyl méthionine**, substrat impliqué dans des réactions de méthylation.

c) Chaînes latérales aromatiques

Les protéines absorbent la lumière ultraviolette autour de 280 nm ; cette absorption est due à la présence de trois aminoacides aromatiques, la **phénylalanine**, la **tyrosine** et le **tryptophane**. En fait, l'absorption de la lumière par le tryptophane est, de loin, la plus importante (*fig. 1.5*). On utilise souvent l'absorbance à 280 nm pour déterminer la concentration des protéines dans une solution. Toutefois, comme la proportion de tryptophane est différente pour chaque protéine (en moyenne 1 tryptophane pour 100 aminoacides), cette mesure ne peut constituer une méthode générale de dosage, d'autant que certaines protéines sont dépourvues de tryptophane (insuline, ribonucléase A).

d) Chaînes latérales polaires non chargées

La **sérine**, la **thréonine**, la **cystéine**, l'**asparagine** et la **glutamine** possèdent des groupements polaires qui pourront établir des liaisons hydrogène, soit avec les molécules d'eau du milieu, soit avec d'autres aminoacides de la chaîne protéique, soit avec les éventuels substrats ou ligands. Les **fonctions alcool** de la sérine et de la thréonine sont très peu réactives ; à l'opposé, lorsqu'elle est présente dans des sites actifs d'enzymes comme la trypsine ou la chymotrypsine (protéases à sérine), la fonction alcool de la sérine devient particulièrement

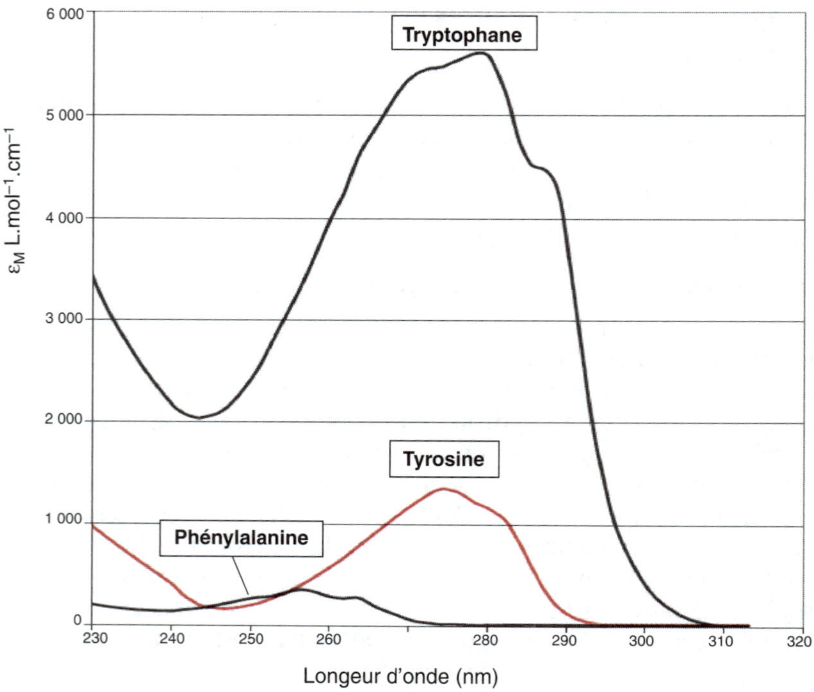

Figure 1.5 Spectres d'absorption des aminoacides aromatiques.
Les maximums d'absorption sont obtenus dans l'ultra-violet aux longueurs d'onde suivantes : phénylalanine, 257 nm (ε_M = 180 L.mol^{-1}.cm^{-1}) ; tyrosine, 275 nm (ε_M = 1 350 L.mol^{-1}.cm^{-1}) ; tryptophane, 279 nm (ε_M = 5 600 L.mol^{-1}.cm^{-1}).

réactive (voir chapitre 2, *§ 2.2 p. 46*). La fonction thiol de la cystéine s'oxyde facilement au contact de l'oxygène dissous dans les solutions, deux molécules de cystéine forment alors un pont disulfure pour donner la **cystine**. On retrouve ce composé très peu soluble dans certains calculs des voies urinaires (d'où le nom cystine, du grec *kustos*, vessie). La formation de **ponts disulfure** entre résidus cystéine est, par ailleurs, un facteur important dans le maintien de la conformation des protéines ; on les rencontre essentiellement dans des protéines exposées à un environnement oxydant, soit, principalement, les protéines de surface exposées au milieu extra-cellulaire et les protéines excrétées (exemple, la **ribonucléase A**, enzyme pancréatique déversée dans l'intestin grêle au cours de la digestion).

e) Chaînes latérales chargées négativement à pH 7

L'**acide aspartique** et l'**acide glutamique** sont le plus souvent nommés, respectivement, **aspartate** et **glutamate** pour rappeler que leurs chaînes latérales comprennent une fonction carboxyle chargée négativement à pH neutre. L'**asparagine** et la **glutamine** en dérivent par amidation de ces fonctions carboxyle.

f) Chaînes latérales chargées positivement à pH 7

La **lysine**, qui porte une fonction amine en position ε, et l'**arginine**, une fonction **guanidinium** en position δ sont chargées positivement à pH neutre. L'arginine possède la fonction la plus basique de tous les groupements d'aminoacides. En revanche, le groupement **imidazole** de l'**histidine** peut exister à l'état protoné ou déprotoné à pH 7. Pour cette raison, l'imidazole de l'histidine peut agir soit comme nucléophile, soit comme électrophile à pH neutre.

Propriétés dues aux fonctions amine et carboxyle

a) Propriétés amphotères des aminoacides

Les aminoacides sont des molécules **amphotères** : elles peuvent se comporter à la fois comme des acides (donneurs de protons) ou des bases (accepteurs de protons). Cette propriété résulte de la présence des fonctions amine et carboxyle. Mis en solution, un aminoacide comme la glycine se présente comme une molécule électriquement neutre, bien que totalement chargée : un « **zwitterion** » (de l'allemand « *zwitte*r », hybride) ou ion intermédiaire entre ion négatif et ion positif. Cette molécule pourra réagir comme un acide ($-NH_3^+ \rightarrow -NH_2 + H^+$) ou comme une base ($-COO^- + H^+ \rightarrow -COOH$). Les pH pour lesquels on observe ces différentes réactions sont mis en évidence par les courbes de titration des acides aminés.

b) Courbes de titration des acides aminés

Si, à une solution de chlorhydrate de glycine ($NH_3^+-CH_2-COOH, Cl^-$) on ajoute une solution de soude, et que chaque addition est suivie de la mesure du pH (*fig. 1.6*), on peut construire la courbe pH = *f* (équivalents de NaOH) ; cette courbe présente trois zones remarquables.

Dans la zone des pH acides (zone 1), l'addition de soude neutralise progressivement les protons donnés par la fonction dont le **pK_a** est le plus faible (α-COOH) ; lorsque le nombre d'équivalents de soude avoisine le nombre de moles d'aminoacide présent, le pH augmente brusquement car la fonction carboxylique est alors totalement neutralisée. Le pH pour lequel on neutralise la moitié des fonctions carboxyliques est égal au pK_1. En effet, si la fonction est titrée à 50 %, $[-COO^-] = [-COOH]$; l'expression de la constante de dissociation K_1 s'écrit :

$$K_1 = \frac{[-COO^-][H^+]}{[-COOH]} \tag{1.1}$$

et se résume à : $K_1 = [H^+]$, et donc pH = pK_1.

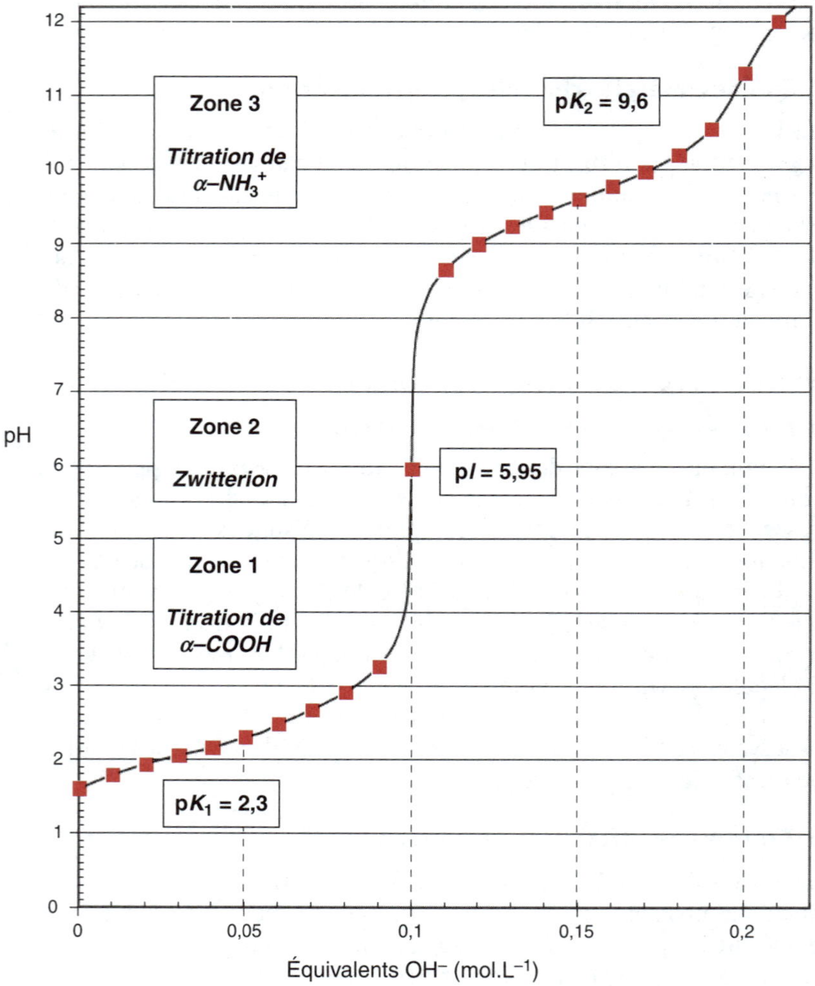

Figure 1.6 Courbe de titration de la glycine.
La courbe reproduit la titration d'une solution de chlorhydrate de glycine 0,1 M par la soude.

La courbe de titration possède une pente relativement faible autour de pK_1 (2,3). Cette propriété, commune à tous les acides faibles, est largement exploitée pour stabiliser le pH, c'est-à-dire pour confectionner des **solutions tampon**. Dans cette zone, le pH de la solution est donné par la formule :

$$pH = pK_1 + \log\frac{[-COO^-]}{[-COOH]} \qquad (1.2)$$

La zone 2 présente la pente la plus élevée. Elle correspond à la fin de la titration de la fonction carboxyle et au début de la titration de la fonction amine. C'est dans cette zone que l'on rencontre la plus forte concentration de **zwitterion** (NH_3^+–CH_2–COO^-), et plus précisément pour un pH égal à la demi somme des deux pK. Ce pH est appelé **pH isoélectrique** ou **p*I*** ; c'est le pH pour lequel la charge nette de l'aminoacide est rigoureusement nulle. Dans ces conditions, l'aminoacide ne sera sollicité par aucune force si on le soumet à l'action d'un champ électrique.

La zone 3 correspond à la titration des protons venus de la dissociation de la fonction ($-NH_3^+$). La demi-titration de cette fonction est obtenue pour la valeur du pK_2, car :

$$K_2 = \frac{[-NH_2][H^+]}{[-NH_3^+]} \tag{1.3}$$

soit $K_2 = [H^+]$, et donc pH = pK_2. Une **zone tampon** s'obtient également pour les valeurs de pH voisines de pK_2 (9,6) ; dans cette zone, la valeur du pH est donnée par la formule :

$$pH = pK_2 + \log\frac{[-NH_2]}{[-NH_3^+]} \tag{1.4}$$

La courbe de titration des aminoacides possédant plus de deux fonctions ionisables fait apparaître un nombre correspondant de zones de titration. Par exemple, la titration d'une solution de chlorhydrate de lysine par la soude permet de déterminer les trois pK de l'aminoacide. Le pH isoélectrique de cet aminoacide se situe dans la zone de pH où l'on trouve le maximum de concentration de la molécule non chargée ; une bonne estimation dans le cas de la lysine consiste à calculer la demi-somme de pK_2 et pK_3, soit 9,9. Un raisonnement semblable peut être appliqué aux autres acides aminés dont la chaîne latérale est ionisable (*tableau 1.3*).

1.3 PROTÉINES

La liaison peptidique

La formation de la liaison peptidique préside à la polymérisation des aminoacides pour former les chaînes polypeptidiques. Il s'agit d'un processus cellulaire très complexe qui peut néanmoins se résumer par la réaction chimique suivante, entre la fonction α carboxyle et la fonction α amine de deux aminoacides différents :

$$NH_3^+\text{–}CH(R_1)\text{–}COO^- + NH_3^+\text{–}CH(R_2)\text{–}COO^-$$
$$\rightarrow NH_3^+\text{–}CH(R_1)\,\text{–}\mathbf{CO\text{–}NH}\text{–}CH(R_2)\text{–}COO^- + H_2O$$

La liaison peptidique est une fonction amide substituée ; les caractéristiques géométriques de cette liaison conditionnent en grande partie la conformation des protéines.

La liaison peptidique est plane. Ce résultat, d'une extrême importance pour comprendre la conformation des protéines, a été obtenu par **Linus Pauling** et **Robert Corey** vers la fin des années 1930 en étudiant la diffraction des rayons X par des cristaux de petits peptides. Du point de vue électronique, la liaison peptidique présente une structure intermédiaire entre les deux formes de résonance A et B :

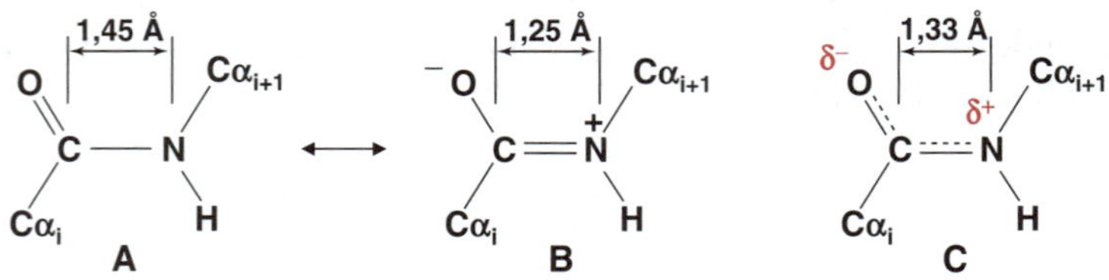

Dans la figure A, le carbone du carbonyle et l'azote sont réunis par une liaison simple : le carbone est dans l'état d'hybridation *sp*^{2} (plan) et l'azote, *sp*^{3} (pyramidal) ; dans la figure B, ces deux atomes sont *sp*^{2} et donc coplanaires. La liaison peptidique est en fait un hybride de résonance dans lequel les électrons du doublet p de l'azote et les électrons π de la liaison C=O occupent la même orbitale délocalisée, entre l'azote et l'oxygène (figure C). Ainsi, la longueur de la liaison C–N entre les groupes C=O et N–H, 1,33 Å, est intermédiaire entre une liaison simple C-N (1,45 Å) et une liaison double C=N (1,25 Å).

On peut donc représenter la liaison peptidique par un parallélogramme dont deux sommets opposés sont occupés par les carbones α, les deux autres par l'hydrogène et l'oxygène. Ces deux derniers atomes sont presque toujours en position *trans* par rapport à la liaison C–N ; l'isomérie *cis* est défavorisée car elle rapproche les carbones α, porteurs des chaînes latérales encombrantes (chaînes d'alanines dans cet exemple) :

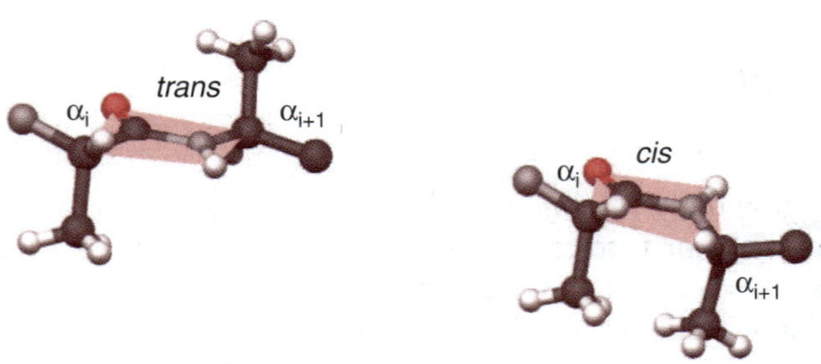

Toutefois, lorsqu'un résidu proline se trouve en position i+1, les deux conformations présentent des stabilités très voisines et la forme *trans*, n'est que légèrement favorisée :

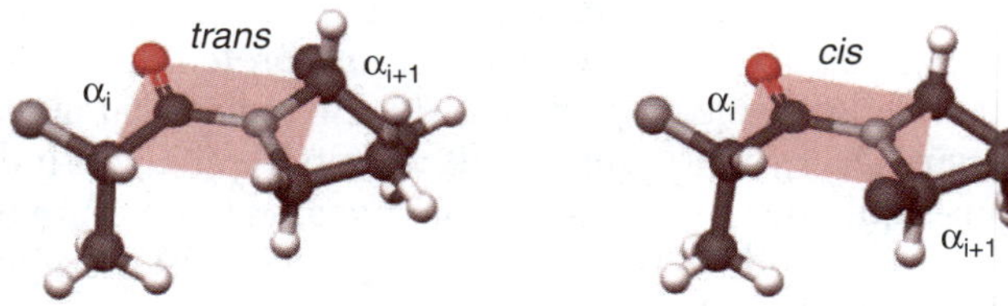

Les polypeptides se présentent comme des condensations linéaires de molécules d'aminoacides ; on n'observe jamais de ramification. Lorsqu'un aminoacide est incorporé dans une protéine, il perd son identité car les fonctions α amine et α carboxyle disparaissent en tant que telles. L'aminoacide qui engage sa fonction α carboxyle dans une liaison peptidique est dénommé par le terme « résidu » ; le nom de chaque résidu rappelle la combinaison de la fonction acide carboxylique de l'aminoacide ; par exemple :

Glycine + Alanine → Glycylalanine + H_2O

Glycylalanine + Valine → Glycylalanylvaline + H_2O, etc.

La succession des résidus d'aminoacides réunis par les liaisons peptidiques constitue la séquence, ou **structure primaire des protéines**. Par convention, le résidu porteur de la fonction α amine libre porte le n° 1 de la séquence.

Détermination de la composition en aminoacides

L'étude de la composition d'une protéine passe par la libération des aminoacides, et donc par la rupture des liaisons peptidiques. La méthode la plus courante consiste en l'hydrolyse de la protéine par HCl 6N à 110 °C, pendant au moins vingt-quatre heures. La séparation des aminoacides par une méthode chromatographique est ensuite couplée à la formation de dérivés colorés (réaction à la ninhydrine), ce qui permet leur dosage photométrique.

Détermination de la structure primaire des polypeptides

La **réaction d'Edman**, décrite dans la *figure 1.7*, est à la base d'une méthode de détermination de la séquence des polypeptides. Cette réaction présente l'avantage de libérer l'aminoacide de l'extrémité N-terminale d'un polypeptide sous la forme d'un dérivé identifiable par chromatographie. Le polypeptide se trouve alors amputé de l'aminoacide n° 1. Un nouveau cycle de réactions fournira le dérivé du deuxième acide aminé. Comme les rendements des cycles réactionnels successifs sont inférieurs à 100 %, des sous-produits s'accumulent et conduisent à des erreurs d'interprétation ; aussi, dans la pratique, cette méthode se limite-t-elle à la détermination de quelques dizaines de résidus. La détermination de la séquence complète d'une protéine nécessite la fragmentation de la chaîne en peptides de taille réduite, au moyen de protéases (trypsine, chymotrypsine) ou de réactifs spécifiques (bromure de cyanogène, qui coupe les peptides au niveau de la méthionine) ; le séquençage des peptides isolés permet, à la manière d'un puzzle, la reconstitution finale de la séquence entière.

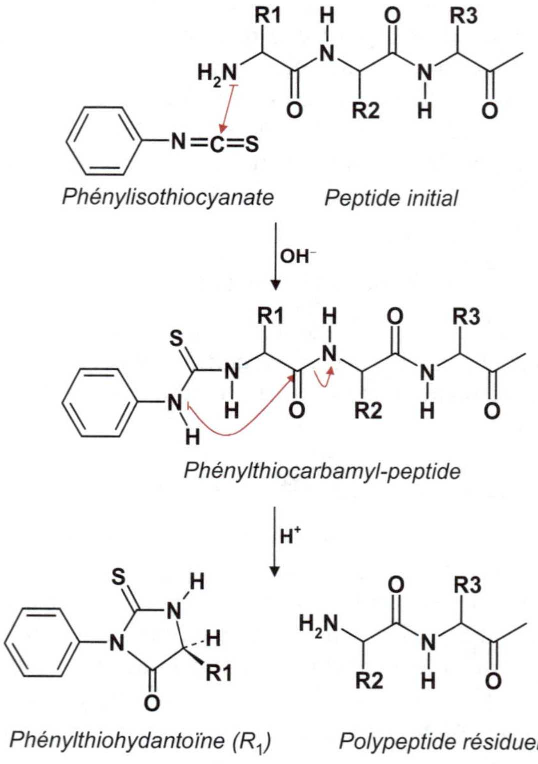

Figure 1.7 Principe du séquençage d'un polypeptide au moyen de la réaction d'Edman.

Les techniques de **spectrométrie de masse**, associées ou non à la fragmentation préalable, permettent également le séquençage et l'identification des protéines. En fait, l'immense majorité des séquences protéiques dont on dispose aujourd'hui dans les banques de séquences proviennent du séquençage de l'ADN constitutif de gènes isolés, et de l'interprétation, grâce au code génétique, des cadres de lecture ouverts (ORF, pour *Open Reading Frame*) en séquences d'aminoacides.

Structure secondaire des protéines

a) Contraintes géométriques induites par la liaison peptidique

Bien que la liaison peptidique soit rigide et plane, les polypeptides sont néanmoins flexibles, car les plans successifs dans lesquels s'inscrivent les liaisons peptidiques peuvent pivoter autour des carbones α. Aussi, une représentation schématique des polypeptides (*fig. 1.8*) consiste-t-elle en une succession de parallélogrammes (liaisons peptidiques) articulés sur les sommets opposés (carbones α).

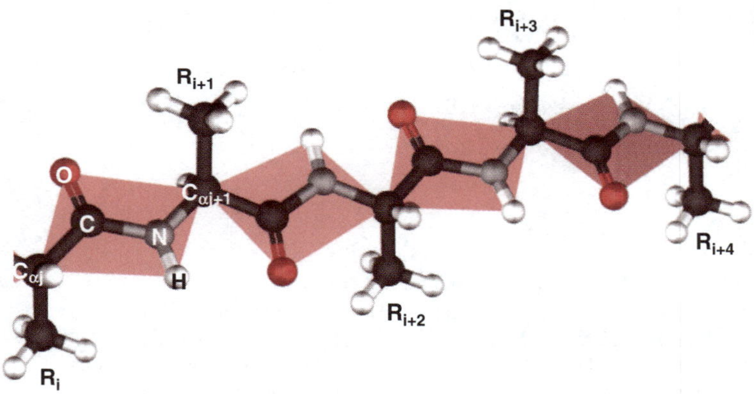

Figure 1.8 Un polypeptide peut être considéré comme une succession de plans dans lesquels s'inscrivent les liaisons peptidiques.

b) Diagramme de Ramachandran

La conformation d'un polypeptide peut être décrite en indiquant l'orientation relative de tous les plans des liaisons peptidiques. Par convention, on désigne par la lettre Φ l'angle de rotation autour de la liaison Cα–N et par la lettre Ψ l'angle de rotation autour de la liaison Cα–carbonyle (*fig. 1.9*). Toutes les combinaisons des angles Φ et Ψ ne sont pas réalisables, en raison du rapprochement excessif des groupements atomiques – ou même de leur superposition pure et simple. Le diagramme de Ramachandran (*fig. 1.10*) montre que les valeurs permises des angles Φ et Ψ se retrouvent dans des zones de moindre énergie, des « **puits de stabilité** ». En fait, comme les atomes ne se comportent pas tout à fait comme des sphères rigides, certaines combinaisons des angles Φ et Ψ rencontrées dans des protéines se retrouvent parfois en bordure de ces puits de stabilité.

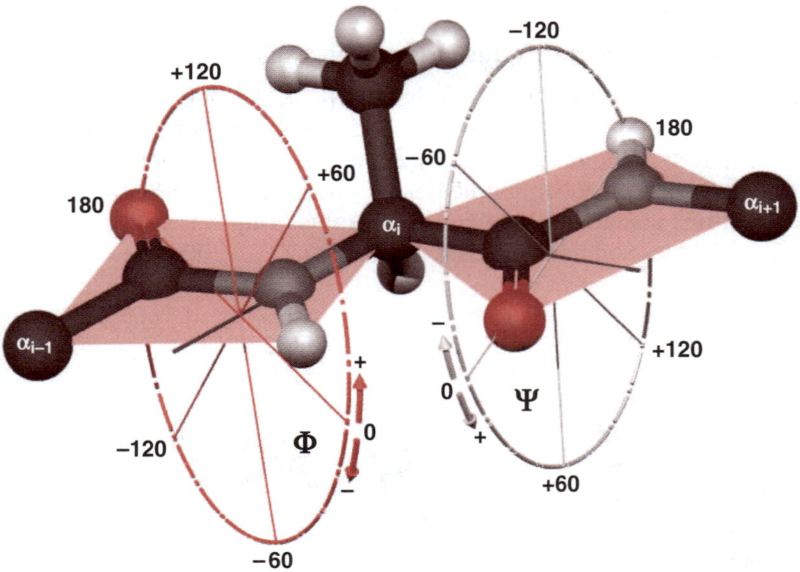

Figure 1.9 Libertés de rotation autour du carbone α.

Les angles Φ et Ψ sont comptés positivement dans le sens des aiguilles d'une montre par un observateur placé au niveau du carbone α_i lorsqu'il dirige son regard vers l'azote (angle Φ) ou vers le carbone du carbonyle (angle Ψ) du résidu *i*. La conformation illustrée par cette figure correspond à Φ = 180° et Ψ = 180°. Les valeurs positives d'angles Φ, et plus spécialement comprises entre 60 et 180°, sont défavorisées en raison de la proximité de l'oxygène du carbonyle *i* – 1 et de la chaîne latérale du résidu *i* (alanine dans le cas présent). Le faible volume occupé par l'hydrogène de l'azote *i* + 1, diminue d'autant son interaction avec la chaîne latérale ; cette interaction ne deviendra problématique que pour des valeurs de Ψ autour de –120°. Ces interactions sous-tendent le diagramme de Ramachandran (*fig. 1.10*). Par ailleurs, certaines combinaisons (Φ,Ψ) conduisent à des contacts étroits entre atomes et sont donc très peu favorisées, par exemple (180,0), (0,180), et (0,0).

c) Motifs de structures secondaires des protéines

L'étude de la diffraction des rayons X par des protéines fibreuses, telles que la **kératine** et la **séricine**, a révélé deux types (motifs) de **structure périodique** dans les protéines : l'**hélice α** et les **feuillets β**. Ces structures sont dites « périodiques » car, dans chacune d'entre elles, les mêmes angles Φ et Ψ se répètent d'un aminoacide à l'autre, sur toute la longueur de la structure. Dans l'un et l'autre cas, la disposition régulière des résidus d'aminoacides se trouve stabilisée par des liaisons hydrogène.

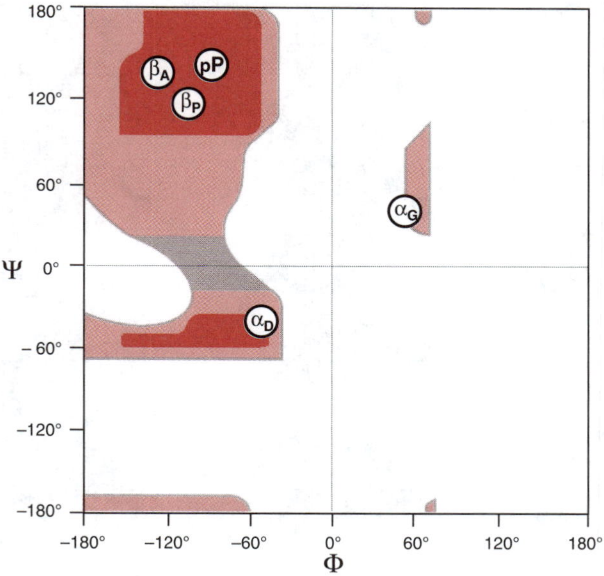

Figure 1.10 Diagramme de Ramachandran.
Le diagramme de la figure établit les combinaisons permises des angles Φ et Ψ mesurés autour d'un carbone α portant un groupement méthyle (L-alanine). Les couples (Φ, Ψ) permis définissent les deux zones de stabilité (surfaces rouge foncé) dans lesquelles on retrouve les combinaisons d'angles caractéristiques des structures secondaires des polypeptides : β_A (feuillet plissé antiparallèle ; – 140°, + 135°), β_P (feuillet plissé parallèle, 120°, 115°), pP (polyproline, – 78°, + 150°), α_D (hélice α à pas droit, – 57°, – 47°). Les surfaces rouge clair présentent des zones de plus faible stabilité et la zone grise n'est autorisée qu'au prix de déformations. Les valeurs positives de Φ sont en principe défavorisées, excepté une région dans laquelle on trouve la combinaison (Φ,Ψ) correspondant à l'hélice α à pas gauche ; néanmoins, cette dernière, moins stable que l'hélice α à pas droit, n'est pas observée dans les protéines.

Dans la structure hélicoïdale α (*fig. 1.11*), la chaîne polypeptidique s'enroule autour d'un axe selon une hélice à pas droit, et les chaînes latérales sont rejetées à l'extérieur du motif. Pour chaque résidu d'aminoacide, Φ = – 57° et Ψ = – 47°. Le point le plus remarquable est la stabilisation de la structure par les **liaisons hydrogène** (cf. *MaxiFiches de Biochimie*, fiche 9), pratiquement parallèles à l'axe de l'hélice et établies entre les groupements N–H et C=O des liaisons peptidiques. L'atome d'hydrogène de chaque liaison peptidique établit un pont avec l'oxygène de la liaison peptidique située à 4 aminoacides du côté N. Un tour d'hélice s'obtient pour 3,6 résidus d'aminoacides, et le pas de l'hélice mesure 0,54 nm. Dans une hélice α, les dipôles constitués par les liaisons peptidiques sont orientés dans la même direction. Ces dipôles s'additionnent, et l'ensemble peut être considéré comme un macro-dipôle.

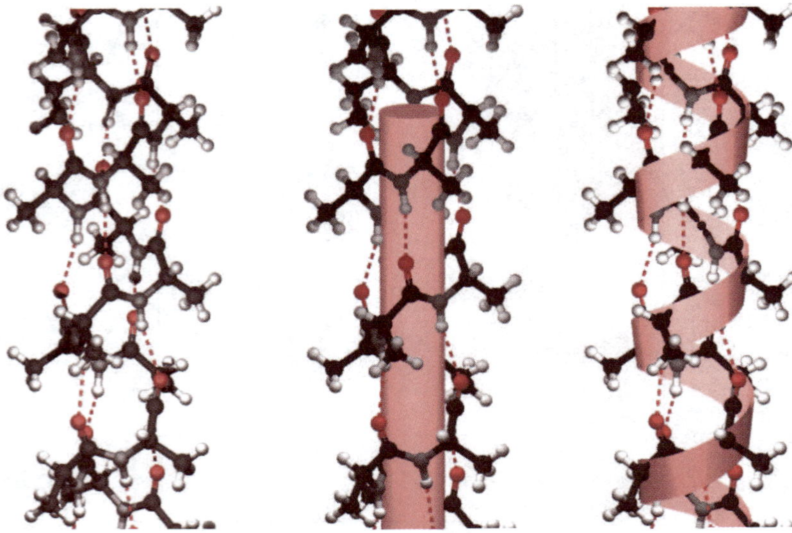

Figure 1.11 Hélice α.
Les liaisons hydrogène (pointillés rouges) qui stabilisent la structure sont pratiquement parallèles à l'axe de l'hélice. Le cylindre de l'image centrale souligne l'enroulement à pas droit (pour mémoire : pas droit ≡ escalier hélicoïdal que l'on gravit en plaçant la main droite sur la rampe). On symbolise souvent l'hélice par un ruban hélicoïdal qui souligne la succession des liaisons peptidiques.

La résistance des **α-kératines**, protéines fibreuses qui composent les cheveux, les poils, les ongles par exemple, résulte d'une association en torsades de plusieurs hélices α. Des liaisons de **Van der Waals** (cf. *MaxiFiches de Biochimie*, fiche 9) entre chaînes latérales hydrophobes et des ponts disulfure interchaîne consolident la structure torsadée.

Le deuxième type majeur de structure secondaire est représenté par les **feuillets plissés β** (*fig. 1.12*). Ces feuillets se forment lorsque deux segments étirés (brins β) se retrouvent à proximité l'un de l'autre et engagent mutuellement des liaisons hydrogène entre les groupements –NH et C=O des liaisons peptidiques. Les feuillets plissés β peuvent être formés de plusieurs manières. Lorsque l'orientation des chaînes est identique, on obtient un feuillet de brins parallèles ; si, au contraire, l'orientation des chaînes est alternée, il se forme un feuillet de brins β antiparallèles. On peut également trouver des feuillets mixtes, c'est-à-dire des feuillets contenant à la fois des brins parallèles et des brins antiparallèles. Dans tous les cas, les structures se stabilisent grâce au réseau des liaisons hydrogène transversales établies entre les brins étirés. Les combinaisons des angles Φ et Ψ correspondant à ce type de structures se retrouvent dans le même puits de stabilité du diagramme de Ramachandran (voir *fig. 1.10*).

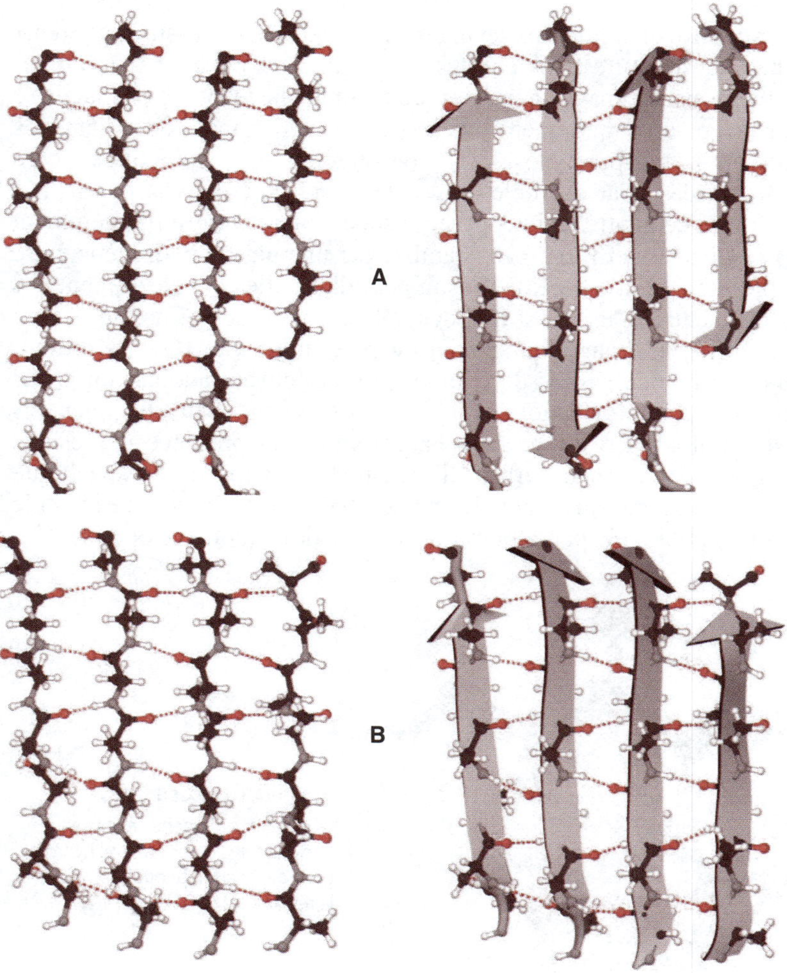

Figure 1.12 Structures en feuillets β.

Les structures en feuillets β sont stabilisées par des liaisons hydrogène transversales (pointillés rouges) contractées mutuellement par les brins. On symbolise les structures en feuillet β par un ruban plat orienté dans le sens N terminal → C terminal, qui matérialise la succession des carbones α ; on notera que les chaînes latérales (alanine dans le cas présent) se disposent alternativement en dessus et en dessous du plan moyen de la structure. **A** : feuillets anti-parallèles ; **B** : feuillets parallèles.

Les feuillets plissés β antiparallèles ont été découverts dans la fibroïne de la soie (séricine). Ces protéines composent les fils des cocons (bombyx du mûrier) et des toiles d'araignée ; elles doivent leur résistance à l'empilement compact de feuillets plissés β stabilisé par des liaisons de Van der Waals (cf. *MaxiFiches de Biochimie*, fiche 9).

Dans une protéine globulaire, la chaîne se replie sur elle-même, ce qui suppose de nombreux changements de direction, assurés par deux types de structures, les **coudes** longs de 3, 4 ou 5 résidus ou les **boucles,** comprenant un nombre de résidus plus élevé. Les coudes se retrouvent essentiellement aux extrémités de brins composant des feuillets anti-parallèles. Ils présentent des structures bien caractérisées ; par exemple, le coude représenté dans la *figure 1.13* est formé de quatre résidus parmi lesquels on rencontre fréquemment les résidus Gly et Pro ; il est stabilisé par une liaison hydrogène entre la première et la troisième liaison peptidique. Les boucles relient des hélices entre elles, ainsi que des hélices avec des brins, ou encore deux brins n'appartenant pas au même feuillet. Ces boucles présentent une grande variété de composition et peuvent adopter un grand nombre de conformations. En outre, les boucles peuvent jouer des rôles biologiques importants. Par exemple, la présence de résidus chargés négativement (Asp, Glu) assure la complexation spécifique de cations au niveau de boucles rencontrées dans des protéines liant le calcium comme la parvalbumine, la calmoduline, ou la troponine C.

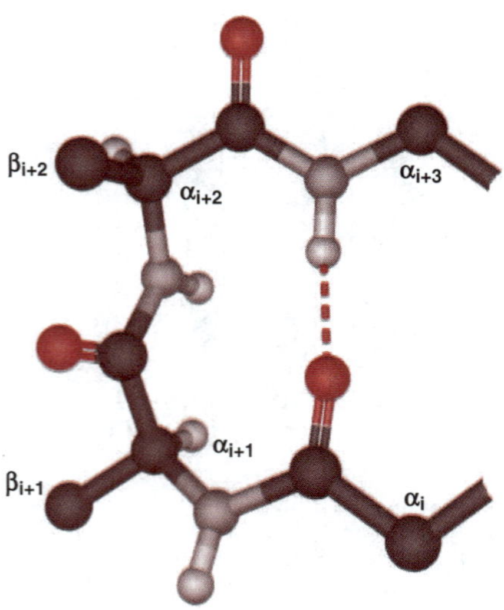

Figure 1.13 Coude β.
Une liaison hydrogène s'établit entre le carbonyle du résidu *i* et l'hydrogène de la liaison peptidique reliant le résidu *i* + 2 et le résidu *i* + 3.

Présent dans tous les organes, constituant essentiel des os, des cartilages, des tendons, de la peau, le **collagène** est la protéine la plus abondante du monde animal : une vache de 700 kg en renferme environ 50 kg. En fait, on dénombre dans un même organisme près d'une trentaine de variétés de collagènes ; ces molécules ont pour point commun une structure rigide et non extensible. Les chaînes de collagène se distinguent des autres protéines par des séquences répétées où la glycine apparaît tous les trois aminoacides, suivant le motif (Gly-X-Y)*n* où, très fréquemment, X = **proline** et Y = **hydroxyproline**.

La structure tridimensionnelle des molécules de collagène résulte de l'association de trois chaînes hélicoïdales pour former une torsade à pas droit (*fig. 1.14*). Cette structure très étirée est stabilisée par des liaisons hydrogène entre les chaînes. Ces triples hélices (ou protofibrilles) s'associent pour former les fibrilles, consolidées par des liaisons covalentes entre les protofibrilles.

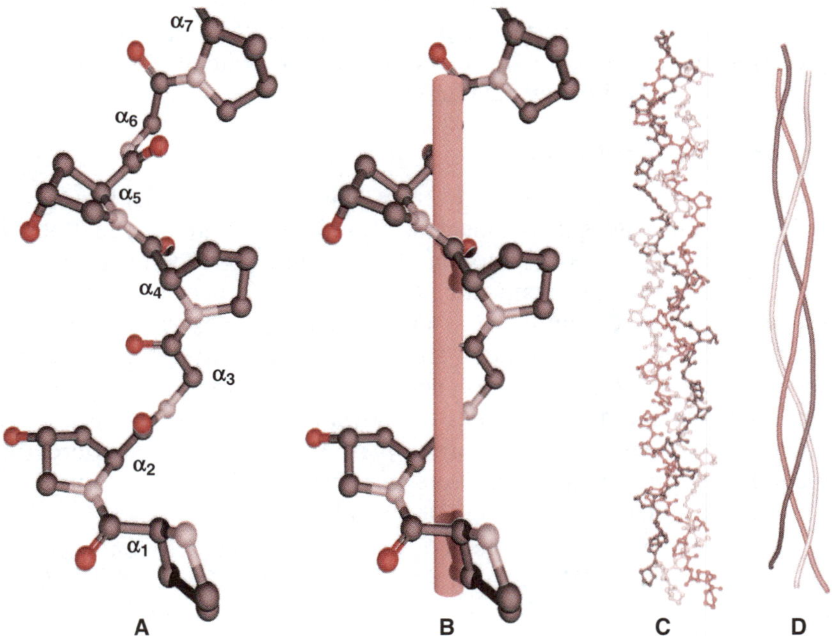

Figure 1.14 Structure du collagène.
Le collagène est constitué de trois chaînes hélicoïdales associées en torsade. Les chaînes individuelles (**A :** Pro-**Hyp** (**hydroxyproline**)-Gly-Pro-**Hyp**-Gly-Pro-) s'enroulent pour former une hélice à pas gauche (**B :** enroulement autour d'un axe imaginaire). Les chaînes s'associent par trois (**C**) en contractant des liaisons hydrogène ; les triples hélices forment des torsades à pas droit (**D**).

Conformation des protéines globulaires (structure tertiaire)

a) Principes généraux

L'organisation spatiale des chaînes polypeptidiques est révélée au moyen de deux techniques principales, la diffraction des **rayons X** par des cristaux de protéines et la résonance magnétique nucléaire (**RMN**) appliquée à des protéines en solution.

Les protéines adoptent des conformations uniques, spécifiées par la séquence des aminoacides. Il va sans dire que ces structures sont très complexes car elles comprennent quelques milliers d'atomes ; toutefois, quelques règles simples peuvent nous servir de guide. Par exemple, et pour ce qui concerne les protéines solubles, les chaînes se replient de manière à regrouper les aminoacides apolaires vers le centre de la molécule créant ainsi un **cœur hydrophobe**. À l'inverse, les aminoacides hydrophiles, et à plus forte raison ionisés, se retrouvent majoritairement à la périphérie de la molécule, en contact avec le solvant aqueux. Pour résumer, le repliement des protéines est gouverné par une **séparation de phase**, à l'image de la séparation des phases organique et polaire observées dans la vie courante (huile/eau, cf. *MaxiFiches de Biochimie*, fiche 9).

b) Domaines structuraux

La structure des protéines qui possèdent plus de 200 aminoacides (Mr > 22 kDa) présente généralement au moins deux régions que l'on appelle des domaines. La notion de domaine correspond à trois critères structuraux : la compacité, la taille et la présence de structures secondaires. Les **domaines** sont des régions très compactes de la molécule de protéine ; ces domaines sont reliés entre eux par de courts segments de la chaîne polypeptidique. Les domaines comprennent une centaine d'aminoacides en moyenne ; la chaîne polypeptidique traverse le domaine de part en part, en adoptant les structures secondaires trouvées dans les protéines fibreuses (hélice α, feuillets plissés β, parallèles ou anti-parallèles, coudes, boucles).

Les domaines d'une protéine exercent souvent des fonctions distinctes ; ainsi, l'ADN polymérase I de la bactérie *Escherichia coli* possède trois domaines ; chacun des trois domaines catalyse l'une des trois activités connues de l'enzyme : polymérase proprement dite, exonucléase 3'–5' et exonucléase 5'–3'.

L'examen attentif des structures protéiques connues révèle la présence, à l'intérieur des domaines, d'un nombre restreint de motifs. Ces motifs, constitués par l'assemblage d'éléments de structures secondaires (hélices, **coudes**, feuillets), sont suffisamment fréquents pour constituer un niveau supérieur de structure nommé parfois **structure supersecondaire** (*fig. 1.15*).

c) Repliement spécifique des chaînes de protéines

La conformation unique de chaque protéine résulte du repliement de la chaîne, lui-même spécifié par la séquence des aminoacides. **Christian Anfinsen**, étudiant la **ribonucléase A**, a montré que cette enzyme possédait dans sa structure primaire toutes les informations

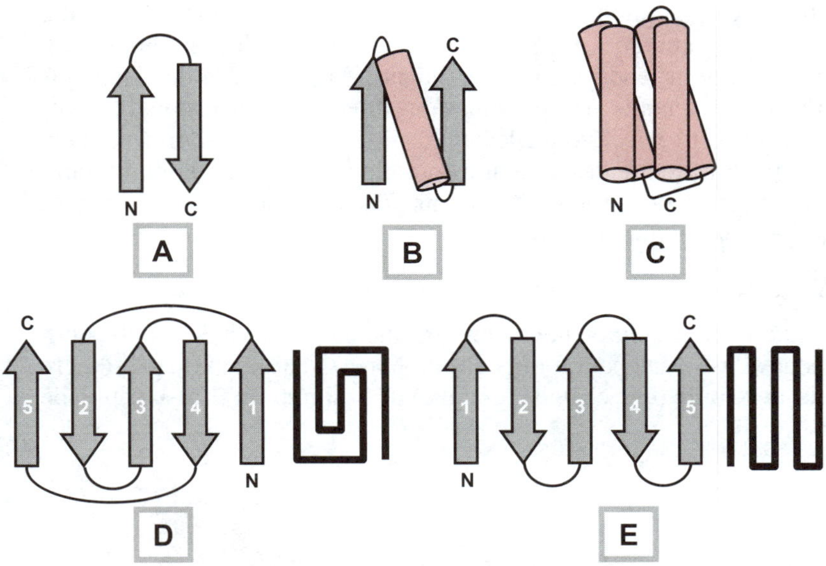

Figure 1.15 Structures supersecondaires.
Les brins β sont symbolisés par des flèches et les hélices par des cylindres. **A :** structure ββ antiparallèle ; **B :** structure βαβ ; **C :** faisceau de quatre hélices α ; **D :** feuillet β antiparallèle formé de brins alternés (disposition également nommée « grecque » par référence à ce motif de frise décorative) ; **E :** feuillet β antiparallèle formé de brins consécutifs (disposition également appelée « méandres » par référence au cheminement des cours d'eau).

nécessaires pour assurer son repliement spécifique et spontané (voir l'encart en fin de chapitre). Il en va probablement de même pour bon nombre de protéines. D'autres, et plus particulièrement les protéines de taille importante, ont néanmoins besoin d'être guidées pour adopter leur conformation active ; les enzymes responsables de ce pilotage appartiennent à la classe des chaperonnes moléculaires.

d) Structure des protéines membranaires

Les membranes biologiques sont constituées de lipides mais aussi de protéines qui assurent le transport à travers les membranes ou la transduction de signaux intercellulaires ; ces protéines possèdent des particularités de structure qui stabilisent leur association avec les membranes. Plusieurs situations peuvent se présenter, selon le type d'association : protéines périphériques extrinsèques ou protéines intrinsèques, souvent transmembranaires (*cf.* chapitre 4).

L'architecture des protéines qui s'intègrent intimement à la double couche lipidique se démarque nettement de l'organisation des protéines solubles par la répartition globale de leurs résidus hydrophiles ou hydrophobes. Du fait de l'environnement apolaire rencontré dans les membranes biologiques, on notera que les résidus hydrophobes auront tendance à se regrouper à la périphérie des segments transmembranaires des protéines intrinsèques ; les résidus chargés que l'on trouve occasionnellement dans ces segments se situent généralement au centre des structures protéiques où, la plupart du temps, ils remplissent des rôles déterminants dans les fonctions de transport ou de transduction de signal.

Structure quaternaire des protéines

On parle de structure quaternaire lorsque plusieurs chaînes polypeptidiques s'associent pour former une protéine. On distingue le **protomère** ou **sous-unité** (une chaîne protéique) de l'**oligomère** (l'association de

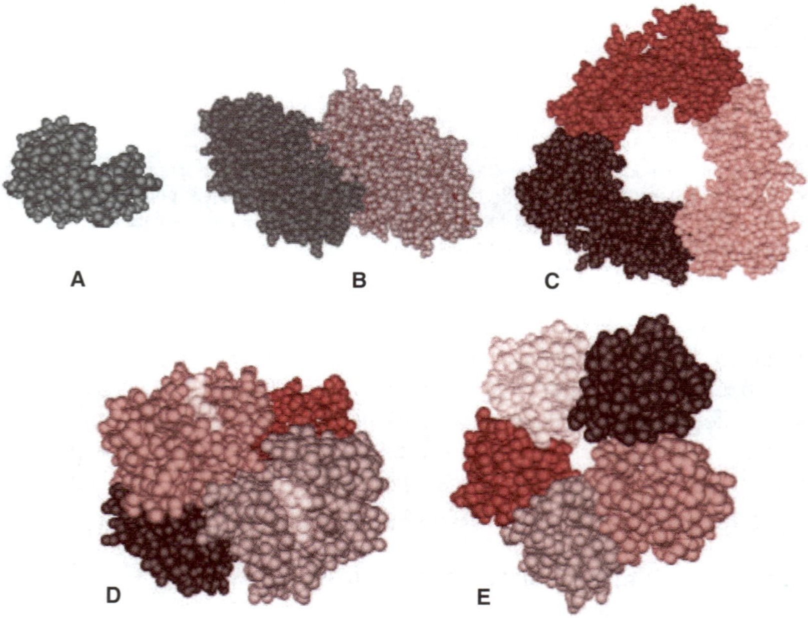

Figure 1.16 Apparence de quelques protéines globulaires.

A : lysozyme du blanc d'œuf de poule, protéine monomérique (129 résidus) ; **B :** alcool déshydrogénase de foie de cheval, homodimère (deux chaînes identiques de 374 résidus, symétrie diédrique résultant de deux symétries rotationnelles d'ordre 2) ; **C :** anneau coulissant de l'ADN polymérase du phage RB69, homotrimère (trois chaînes identiques de 217 résidus, symétrie rotationnelle d'ordre 3) ; **D :** hémoglobine humaine, hétérotétramère (deux chaînes α de 141 résidus, deux chaînes β de 146 résidus ; en blanc : deux des quatre noyaux hème, chaque dimère (α_2 ou β_2) présente une symétrie rotationnelle d'ordre 2, les deux dimères s'unissent pour former un assemblage tétraédrique) ; **E :** **entérotoxine** produite par la bactérie *Escherichia coli* O157 H7, homopentamère (cinq chaînes identiques de 69 résidus, symétrie rotationnelle d'ordre 5).

plusieurs chaînes). Les interactions entre chaînes sont de même nature que les interactions à l'intérieur des chaînes : **liaisons électrostatiques, liaisons hydrogène, liaisons de Van der Waals, interaction hydrophobe** (cf. *MaxiFiches de Biochimie*, fiche 9). Les protéines oligomériques sont constituées de sous-unités identiques (exemple, lactate déshydrogénase) ou de sous-unités différentes (exemple, hémoglobine). La structure des protéines oligomériques présente très fréquemment des éléments de symétrie, par exemple symétrie cycliques (ou de rotation) d'ordre 2, 3, …, n, selon le nombre de sous-unités associées ou symétries plus complexes (symétrie diédrique, tétraédrique, etc.) (*fig. 1.16*).

Malgré la nature compacte du repliement des chaînes polypeptidiques, les protéines ne sont pas figées. De nombreuses observations montrent que les conformations bénéficient d'un certain degré de flexibilité. Par exemple, la fixation d'un ligand sur une protéine (ou d'un substrat sur une enzyme) provoque des changements de conformation dans le polypeptide (notion d'« **ajustement induit** » ou « **induced fit** ») ; de même, la plupart des enzymes et autres protéines allostériques (*cf.* chapitre 2, *§ 2.4 p. 67*) subissent des changements de conformation (mais également de propriété, et parfois de fonction) lorsqu'elles fixent les substrats ou des ligands spécifiques.

1.4 PROPRIÉTÉS DES PROTÉINES

Au même titre que les aminoacides ou les petits peptides, les protéines sont des polyélectrolytes, possédant des groupements amine et des groupements carboxyle. Ces molécules ont en commun leur caractère amphotère. Les protéines se distinguent également par leur masse moléculaire, comprise entre dix mille pour les chaînes les plus courtes et plusieurs millions pour les assemblages les plus complexes. La taille des protéines conditionne en grande partie leurs propriétés physiques qui les différencient des peptides les plus simples.

Solubilité des protéines globulaires

On distingue de ce point de vue deux classes de protéines : les albumines et les globulines. À l'inverse des albumines qui sont solubles dans l'eau pure, les globulines nécessitent une certaine concentration saline pour être solubilisées (« **salting in** »). Au-delà d'une certaine **force ionique** ($\Gamma > 1$ mol.L^{-1}), toutes les protéines globulaires voient leur solubilité diminuer avec la concentration saline (« **salting out** » ou **relargage**). L'augmentation de la concentration saline, en abaissant l'activité de l'eau, accentue les interactions entre molécules de protéines ; celles-ci auront tendance à s'agglutiner et à précipiter à mesure qu'augmentera la concentration en sel.

Cette évolution dépendra, bien sûr, de la nature du polypeptide, et l'on pourra précipiter différentes fractions de protéines en jouant sur leurs différences de solubilité dans des solutions concentrées de sels (sulfate d'ammonium, par exemple). Cette séparation fractionnée constitue fréquemment le point de départ traditionnel de la purification d'une protéine.

À l'aide d'une solution de protéine pure, on peut vérifier expérimentalement que la solubilité d'une protéine est minimale autour de son **pH isoélectrique** (**p*I***). Plus le pH s'éloigne du p*I*, plus la charge globale augmente, et plus les molécules de protéines ont tendance à se repousser mutuellement ; cette répulsion favorise leur maintien en solution. À l'inverse, lorsque pH = p*I*, la charge globale devient nulle, et favorise les interactions multiples entre les charges superficielles opposées, les dipôles et les groupements hydrophobes ; les protéines ont tendance à former des agrégats, et peuvent éventuellement précipiter.

Purification des protéines

La purification d'une protéine particulière reste une tâche souvent délicate, puisque cette protéine n'est que l'une des nombreuses protéines présentes dans une cellule, et pas nécessairement la plus abondante. Pour atteindre le but, il faut tirer profit des propriétés particulières de la protéine recherchée : taille, p*I*, résistance à la chaleur, solubilité dans les solutions concentrées de sulfate d'ammonium. Parmi les méthodes les plus employées aujourd'hui, on compte la filtration sur gel et d'autres méthodes chromatographiques (*figure 1.17*). Il faut bien sûr disposer d'un test spécifique (par exemple, la mesure de l'activité d'une enzyme) pour détecter et apprécier la concentration de la protéine étudiée dans chacune des fractions, et calculer le rendement de chacune des étapes de purification.

Stabilité des protéines

Dans les pages précédentes nous avons décrit les niveaux d'organisation des protéines en soulignant à chaque occasion les interactions permettant de stabiliser la structure de ces macromolécules. La conformation des protéines est assurée, pour l'essentiel, par des forces faibles.

On ne s'étonnera pas de constater que les facteurs qui déstabilisent ces forces faibles agissent également sur la stabilité des protéines. Sous leur influence la protéine passera de la conformation repliée, ou « **native** », à une structure dépliée, qualifiée de « **dénaturée** », et dépourvue de ses propriétés initiales, par exemple l'activité catalytique dans le cas d'une enzyme. Parmi ces différents facteurs nous retiendrons l'action des fortes variations de pH, l'influence des **agents**

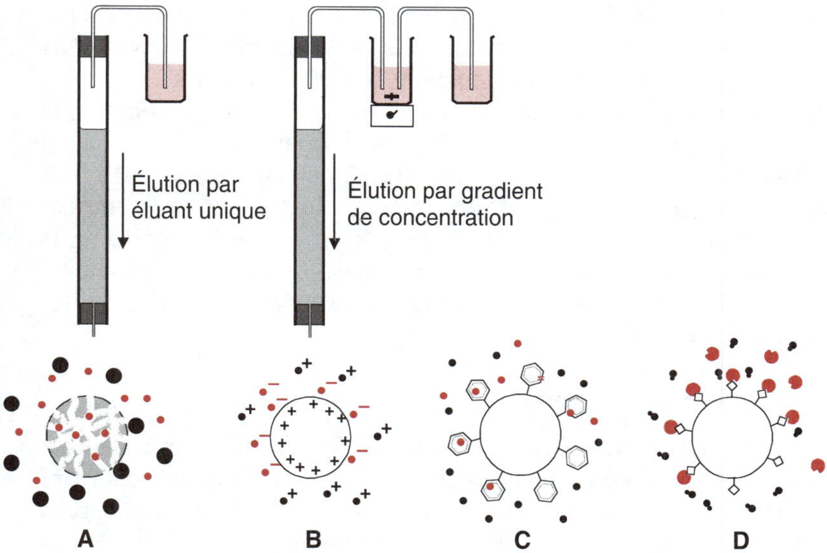

Figure 1.17 Principes de séparation des protéines par chromatographie.
Les principaux types de chromatographie utilisent des matrices hydrophiles insolubles généralement des polysaccharides modifiés chimiquement et conditionnés sous forme de billes de faible diamètre (quelques dizaines de µm). Les suspensions aqueuses de matrice prennent la consistance d'un gel. Les protéines en solution, déposées au sommet d'une colonne de gel, sont entraînées par un éluant. **A, filtration sur gel** : les polysaccharides forment des réseaux de mailles qui laissent pénétrer les molécules de taille réduite (rouge) mais d'où sont exclues les molécules de taille importante (noires) ; ayant accès au volume interne des réseaux, les protéines de taille réduite sont ralenties dans leur progression à l'intérieur de la colonne. **B, chromatographie d'échange d'ions** : modifiée par greffage de groupes ionisables (ici, de charge +), la matrice retient les molécules de charge opposée. Un gradient de force ionique croissante échange progressivement les protéines retenues par des ions de même charge (charge – dans le cas présent) ; on peut également envisager l'élution par gradient de pH. **C, chromatographie hydrophobe** : la matrice est modifiée par greffage de groupes apolaires (ici, groupes phényl). Adsorbées sur la matrice dans un tampon de force ionique élevée (qui renforce les interactions hydrophobes) les protéines retenues sont éluées par un gradient dont la **force ionique** décroissante affaiblit progressivement l'interaction protéine-matrice. **D, chromatographie d'affinité** : on greffe sur la matrice un groupement reconnu par la protéine d'intérêt (analogue de substrat, éventuellement un anticorps spécifique). Adsorbée fortement sur la matrice, la protéine recherchée (rouge) est par la suite décrochée par un tampon contenant l'analogue du substrat ou l'anticorps spécifique en solution.

dénaturants comme l'**urée**, le **chlorure de guanidinium** ou les **détergents**, et l'action de la température.

a) Variations de pH

La plupart des protéines sont dénaturées pour des valeurs de pH inférieures à 5 ou supérieures à 10. Ces valeurs extrêmes de pH provoquent le dépliement des protéines car elles modifient la charge électrique des chaînes latérales ionisables : la diminution du pH provoque la protonation des fonctions acides comme les carboxyles de l'aspartate et du glutamate et à l'inverse l'augmentation du pH amène la déprotonation de l'histidine, de la lysine et de la tyrosine (la chaîne latérale de l'arginine présente généralement un $pK_a > 12$). Les liaisons ioniques se trouvent donc modifiées dans l'un et l'autre cas pour ce qui concerne les résidus chargés exposés à la surface de la protéine, mais aussi pour les quelques liaisons ioniques présentes à l'intérieur des protéines ou à l'interface des sous-unités composant les protéines oligomériques.

b) Action de dénaturants

Un grand nombre de molécules sont capables d'influer sur la stabilité des protéines. Les dénaturants les plus étudiés étant l'**urée** et le **chlorure de guanidinium** (*figure 1.18*). Ces agents, aux concentrations comprises entre 6 et 10 M, exercent une action dénaturante sur les protéines en augmentant la solubilité de tous les groupements, qu'ils soient polaires ou apolaires, mais le mécanisme de cette dénaturation n'est pas encore entièrement compris. L'urée ou l'ion guanidinium peuvent bien sûr former des liaisons hydrogène avec les liaisons peptidiques ou les chaînes latérales polaires, mais cette action aurait une influence limitée sur la dénaturation des protéines. Par ailleurs, il est établi que l'un comme l'autre de ces deux agents augmentent la solubilité des aminoacides apolaires, et plus particulièrement aromatiques (Phe, Tyr, Trp). Ils diminuent ainsi l'énergie de l'interaction hydrophobe, et cette action semble déterminante dans le processus de dénaturation.

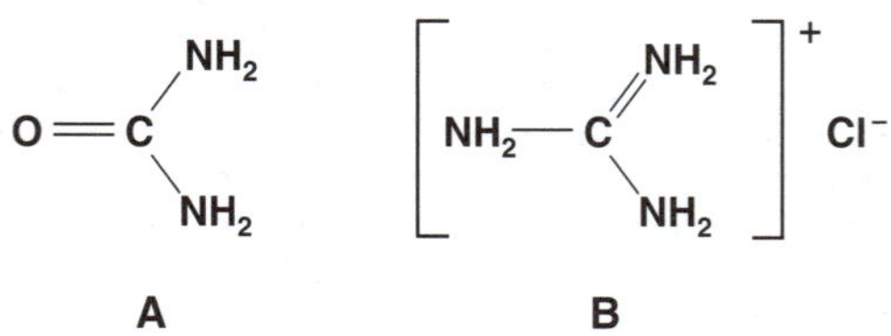

Figure 1.18 Formules de l'urée (**A**) et du chlorure de guanidinium (**B**).

D'action plus radicale que l'urée ou le chlorure de guanidinium, les détergents dénaturent les protéines par des mécanismes qui sont mieux connus. Par exemple, le **dodécyl sulfate** (ou **sulfate de lauryle**) (*figure 1.19*), utilisé sous la forme de son sel de sodium, désorganise les protéines en s'associant avec les groupes hydrophobes.

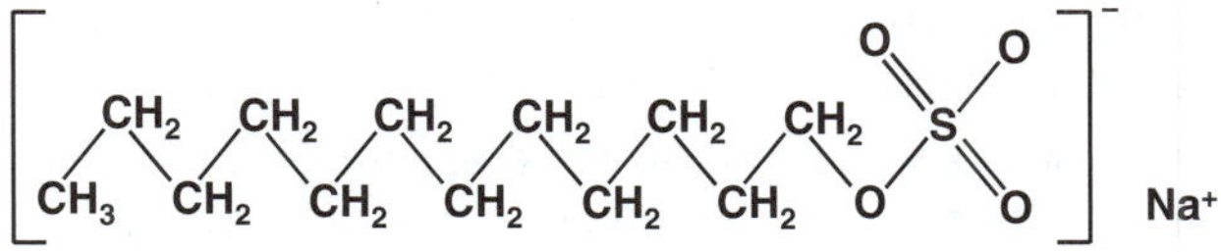

Figure 1.19 Formule développée du dodécylsulfate de sodium.

c) Action de la température

Pour leur grande majorité, les protéines sont dénaturées par une élévation de température ; on les qualifie donc de **thermosensibles** ou aussi mésophiles. On désigne par **Tm** (pour « melting temperature ») la température pour laquelle une protéine se trouve à moitié dénaturée (50 % de molécules natives et 50 % de molécules dénaturées). Compte tenu de la diversité des protéines, on observera une grande variété de valeurs de Tm ; cette température se situe aux environs de 70 °C pour les protéines d'environ 150 résidus constituées d'un seul domaine de repliement. Les protéines constituées de plusieurs domaines et, *a fortiori*, les protéines oligomériques, présentent généralement des Tm moins élevés.

Un certain nombre de protéines conservent leur structure tridimensionnelle à haute température ; on parlera de **protéines thermostables** ou thermophiles. L'**ADN polymérase** de la bactérie ***Thermus aquaticus*** est certainement l'enzyme thermostable la plus employée au laboratoire. Plus connue sous le nom de *Taq* polymérase, cette enzyme conserve son activité à plus de 90 °C ; on l'utilise pour cette raison dans les réactions de **polymérisation en chaîne (PCR)**. On connaît par ailleurs des protéines **cryosensibles**, c'est-à-dire des protéines dénaturées par un abaissement de la température ; il s'agit très souvent de protéines oligomériques.

Cette grande variété de sensibilité vis-à-vis de la température est un aspect supplémentaire de la diversité des protéines. L'examen attentif de la structure des protéines montre que ces dernières doivent leur caractère mésophile ou thermophile non pas à un facteur précis mais plutôt à la contribution de plusieurs caractéristiques structurales. Ainsi, comparées aux protéines mésophiles, des protéines thermophiles ont tendance à présenter une plus grande proportion de segments en hélice alpha, une réduction de la longueur des boucles entre les hélices ou bien une augmentation du nombre des liaisons ioniques ; mais il ne semble pas exister de règle simple ou universelle en la matière.

d) De la stabilité marginale des protéines et des avantages qu'elle procure

L'influence des trois facteurs précédents sur la stabilité des protéines – pH, dénaturants, température – souligne la **fragilité de la structure**

de la majorité des protéines. L'étude thermodynamique du repliement des protéines conduit à la même conclusion.

Observons par exemple une protéine dénaturée à une température pour laquelle cette dernière se replie et forme une structure stable (ou « native ») ; mesurons la variation d'enthalpie libre $\Delta_r G'$ qui accompagne le passage de la protéine de l'état totalement dénaturé (protéine dépliée) à l'état natif (repliée). Nous trouverons une valeur de $\Delta_r G'$ effectivement négative, mais très faible en valeur absolue, de l'ordre de – 40 à – 60 $kJ.mol^{-1}$ pour une protéine globulaire constituée d'environ 150 résidus. Si l'on compare ces valeurs à l'énergie des liaisons faibles (cf. *MaxiFiches de Biochimie*, fiche 9) on constate que l'énergie de stabilisation d'une protéine est comparable à l'énergie d'une simple liaison hydrogène ou de quelques liaisons de van der Waals. Ainsi, la stabilité des protéines est-elle souvent qualifiée de « **marginale** » en raison de cette faible valeur de l'enthalpie libre de repliement ; la simple modification d'un paramètre physique comme la température ou le pH peut entraîner le basculement, parfois irréversible, de la structure protéique native vers une structure dénaturée et dépourvue d'activité biologique.

Qu'une telle précarité soit le résultat de quelque 3,8 milliards d'années d'évolution ne manque pas de surprendre à première vue : pourquoi donc la sélection naturelle aurait-elle éliminé d'une manière systématique des séquences de résidus conférant aux protéines une plus grande stabilité thermodynamique?

En fait, il faut comprendre que la relative stabilité des protéines va de pair avec leur flexibilité, une qualité indispensable qui conditionne leur fonction biologique. Par exemple, et comme nous le verrons dans le chapitre suivant, une enzyme doit effectivement posséder une **structure tridimensionnelle précise** pour être en mesure de reconnaître son substrat spécifique, mais elle doit posséder également un **degré de flexibilité suffisant** pour en assurer la transformation au cours des étapes catalytiques. Cette remarque tient également pour la fixation d'un ligand sur son récepteur spécifique et la transduction de signal que cette fixation induit, par exemple au niveau d'une membrane biologique. Il en va de même pour toute reconnaissance de structures ou de séquences, par exemple la reconnaissance de séquences de nucléotides par les facteurs de transcription ou par les enzymes et protéines nécessaires à l'expression des gènes.

La stabilité marginale des protéines se révèle donc indissociable de leur nécessaire flexibilité. Des protéines très stables et, par voie de conséquence plus rigides ou figées, se montreraient beaucoup moins adaptées aux fonctions de reconnaissance ou de catalyse.

Dénaturation réversible de la ribonucléase A

La conformation d'une protéine globulaire est déterminée par sa structure primaire, la séquence des résidus d'aminoacides. C'est ce que montrent les expériences que Christian Anfinsen a conduites à l'aide de la ribonucléase A. Cette enzyme est constituée de 124 résidus, dont 8 cystéines (symbolisées par des disques dans les figures ci-après) qui forment quatre ponts disulfure dans l'enzyme native. L'action conjuguée de l'urée 8M et du β-mercaptoéthanol conduit à la dénaturation de la chaîne polypeptidique et à la perte totale de l'activité enzymatique. Le β-mercaptoéthanol réduit les ponts disulfure et l'urée déstabilise les liaisons faibles, liaisons hydrogène et interactions hydrophobes :

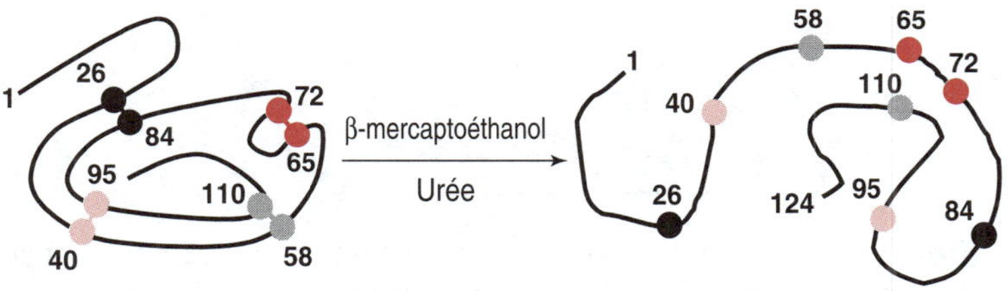

RNase A native (active à 100 %) | **RNase dénaturée (inactive)**

Dans un deuxième temps, Anfinsen dialyse la solution de ribonucléase inactive. La dialyse consiste à placer la solution, contenue dans un sac de cellophane, en contact avec une solution tamponnée, dans le but d'éliminer les petites molécules, en l'occurrence, l'urée et le β-mercaptoéthanol. À la fin de l'expérience, la solution d'enzyme retrouve son activité initiale. Les molécules d'enzyme dénaturée enroulées au hasard ont donc repris spontanément leur structure native :

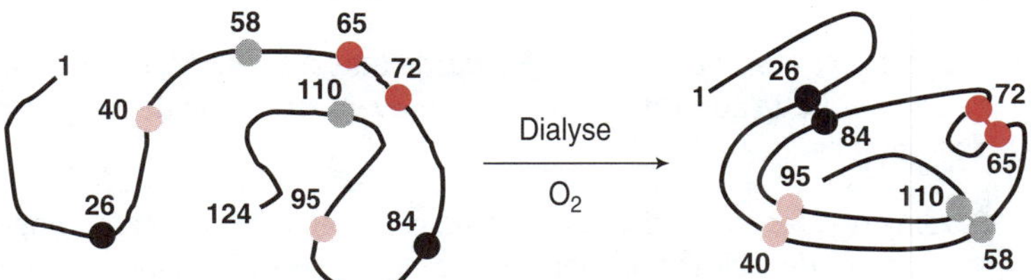

RNase dénaturée (inactive) | **RNase A native (active à 100 %)**

Cette expérience montre plus précisément qu'en l'absence du dénaturant, le polypeptide adopte spontanément la conformation qui lui permet de reformer spécifiquement les ponts disulfure de la protéine native (les cystéines réduites s'oxydent spontanément en présence de l'oxygène naturellement dissous dans la solution tampon). Si les ponts disulfure s'étaient reformés d'une manière purement aléatoire, la bonne combinaison, celle de la structure native et active, ne serait que l'une des 105 combinaisons possibles ($7 \times 5 \times 3 \times 1 = 105$) ; le rendement serait alors inférieur à 1 %. Au lieu des 100 % effectivement observés !

La leçon de cette expérience est que la séquence des résidus de la ribonucléase détient suffisamment d'information pour guider le repliement de la chaîne polypeptidique vers la conformation de l'enzyme active.

POINTS CLEFS

- L'extrême diversité des protéines tient à trois facteurs. En premier lieu le nombre astronomique des séquences polypeptidiques théoriquement possibles, ensuite la grande variété des modifications covalentes apportées aux protéines et enfin leur association avec d'autres types de molécules ou des ions.
- Les aminoacides qui entrent dans la constitution des polypeptides sont au nombre de 20. Il faut leur adjoindre deux aminoacides rares, la sélénocystéine et la pyrrolysine.
- Dix-neuf des vingt aminoacides possèdent un centre chiral, le carbone alpha ; ces dix-neuf aminoacides appartiennent tous à la série L (la glycine fait exception, ne possédant pas de chaîne latérale à proprement parler). La thréonine et l'isoleucine possèdent deux carbones asymétriques.
- Les protéines absorbent la lumière ultra-violette, avec un maximum autour de 280 nm. Cette absorption est le plus souvent redevable de la présence de tryptophane.
- Les aminoacides en solution sont des molécules amphotères. Ils se comportent comme des acides (fonction aminée chargée positivement) et comme des bases (fonction carboxylique dissociée, chargée négativement).
- La liaison peptidique est plane. Cette géométrie particulière conditionne le repliement et la conformation des chaînes de polypeptides.

- La stabilisation des structures secondaires des polypeptides – hélices alpha à pas droit, feuillets bêta parallèles et anti-parallèles – résulte d'interactions entre liaisons peptidiques au moyen de liaisons hydrogène. Ces structures sont également nommées structures périodiques en raison de la répétition monotone des angles Φ et Ψ.

- Les protéines en solution adoptent des conformations dictées par leur structure primaire (séquence des résidus d'aminoacides). La structure primaire d'une protéine contient l'information (complexe) nécessaire pour assurer ce repliement spécifique. Les structures protéiques jouissent néanmoins d'une certaine flexibilité.

- La stabilité des protéines en solution peut être qualifiée de « marginale », les protéines « natives » pouvant subir une dénaturation, souvent irréversible, à la suite de changements de paramètres physiques (température, pH, etc.).

- La stabilité relative des protéines présente néanmoins un avantage certain au regard de la flexibilité requise pour fixer les ligands et, dans le cas des enzymes, catalyser la transformation des substrats en produits.

EXERCICES

1.1 Quelle devrait être la charge globale des peptides suivants à pH 7 ?
a) AFDERLE ; **b)** ADRKEYG ; **c)** HGNKRDT.

1.2 Calculer le pH d'une solution constituée de chlorhydrate de glycine (NH_2–CH_2–COOH, HCl) 0,1 M et de soude (NaOH) :
a) 0,04 M ; **b)** 0,06 M ; **c)** 0,14 M.

1.3 Calculer le pH d'une solution constituée de dichlorhydrate de lysine (NH_2–CH[$(CH_2)_4$–NH_2]–COOH, 2 HCl) 0,1 M et de soude (NaOH) :
a) 0,04 M ; **b)** 0,14 M ; **c)** 0,24 M.

1.4 La *figure 1.14* représente un court segment de chaîne de collagène. Préciser l'isomérie *cis-trans* de chaque liaison peptidique.

1.5 On trouvera dans les figures a, b, c, d ci-dessous les diagrammes de Ramachandran correspondant aux quatre résidus D-alanine, glycine, L-leucine, L-proline :

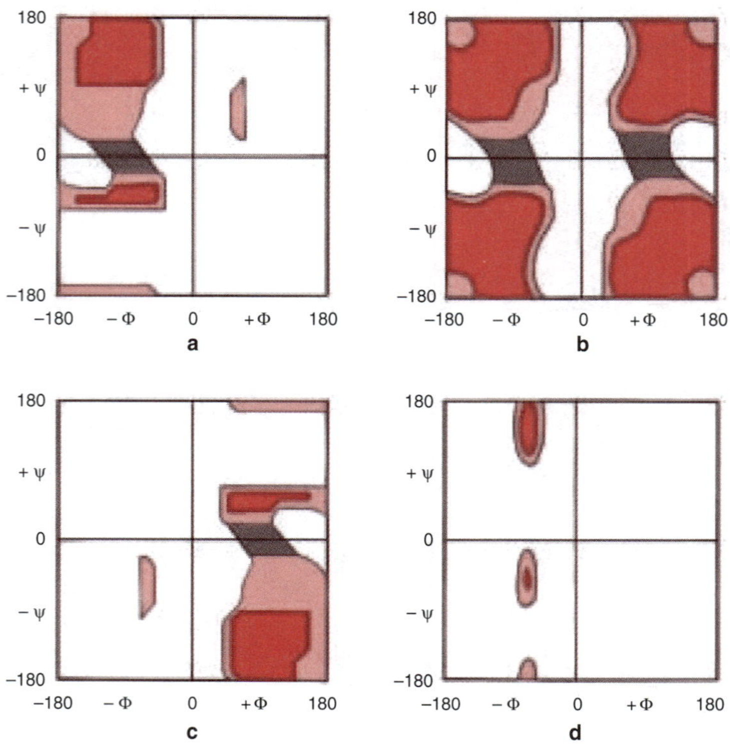

Indiquez pour chaque diagramme le résidu correspondant, et justifier votre choix.

1.6 On supposera que l'équilibre entre une protéine native et sa forme dénaturée, à pH = 7, se décrit simplement par la formule :

$$K'_{eq} = \frac{[\text{protéine native}]}{[\text{protéine dénaturée}]}$$

Si le repliement de la protéine s'accompagne d'une variation d'enthalpie libre $\Delta_r G'^{\circ}$ égale à – 40 kJ.mol^{-1}, calculer la constante d'équilibre à la température de 25 °C (R = 8,31 J.K^{-1}.mol^{-1}).

SOLUTIONS

1.1 Indication : *Tableau 1.2.*

a) : – 2 ; **b)** : 0 ; **c)** : > 1 mais < 2 (pK_a de l'histidine). Commentaire : les pK_a des résidus peuvent subir des variations importantes en fonction de leur environnement dans les protéines natives.

1.2 Indications : formules 1.2 et 1.4.

a) 2,12 ; **b)** 2,48 ; **c)** 9,42.

1.3 **a)** 2,02 ; **b)** 9,02 ; **c)** 10,42.

1.4 La première liaison peptidique est *cis*, les autres sont *trans*.

1.5 D-Alanine : diagramme c (du fait de l'inversion de configuration par rapport à la L-Alanine, voir *figure 1.9*). Glycine : diagramme b (en raison de l'absence de chaîne latérale ; noter l'étendue des puits de stabilité et le centre de symétrie de la figure à $\Phi = 0$, $\Psi = 0$). L-Proline : diagramme d (l'angle Φ est pratiquement bloqué autour de – 60°). L-Leucine : diagramme a, par déduction (diagramme quasiment identique à celui de la L-alanine – *fig. 1.10* – et valide pour la majorité des autres résidus).

1.6 Indication : (cf. *MaxiFiches de Biochimie*, fiche 25).

$1{,}04.10^7$, soit ~ 10^7 molécules sous forme native pour une molécule sous forme dénaturée.

CHAPITRE 2

Enzymes

PLAN

OBJECTIFS

- Comprendre les principes généraux de la catalyse enzymatique
- Déterminer les paramètres cinétiques d'une réaction enzymatique
- Caractériser les différents types d'inhibition des enzymes
- Comprendre les bases moléculaires du contrôle de l'activité des enzymes

2.1 CARACTÈRES GÉNÉRAUX DES ENZYMES

Constitution des enzymes

Les réactions chimiques qui se déroulent dans un organisme vivant sont, sans beaucoup d'exceptions, catalysées par des **enzymes**. Mis à part les ARN doués de propriétés catalytiques (**ribozymes**), toutes les réactions enzymatiques sont catalysées par des protéines. Les enzymes possèdent deux propriétés remarquables : leur **spécificité** et leur **pouvoir catalytique**. Elles sont capables de fixer spécifiquement les molécules de substrat et de les transformer en produits, en multipliant la vitesse de réaction par un facteur 10^6, en moyenne, par rapport à la vitesse d'une même réaction non catalysée.

Les enzymes sont des polypeptides dont les masses moléculaires peuvent aller de 10 000 (ribonucléase A : 13 700) à un million ou plus (complexes multienzymatiques comme la pyruvate déshydrogénase : 4 600 000).

Si beaucoup d'enzymes sont constituées uniquement de chaînes polypeptidiques, bon nombre d'entre elles doivent leur activité à la présence d'un composant non protéique, un **cofacteur**. Ce dernier se distingue par son caractère thermostable, alors que la protéine est thermolabile. Ce sont des **ions métalliques** (*voir chapitre 1, tableau 1.2*), ou des **coenzymes**, molécules organiques le plus souvent dérivées de **vitamines** (*tableau 2.1*). Lorsque le coenzyme est lié à la protéine, par exemple par covalence, il reçoit le nom de **groupement prosthétique** : c'est l'exemple des **fer-tétrapyrroles** que l'on trouve dans les cytochromes ; partie intégrante de l'enzyme, le groupement prosthétique reste inchangé à la fin de la réaction enzymatique. À l'inverse, les **coenzymes mobiles**, tels le **NAD⁺** (voir *MaxiFiches de Biochimie*, fiches 26 et 29) ou le **coenzyme A**, se fixent réversiblement à la protéine par des liaisons faibles ; ils peuvent être qualifiés de cosubstrats. Les cosubstrats se retrouvent modifiés à l'issue de la réaction : par exemple, le NAD^+ est réduit en NADH, le coenzyme A, transformé en thioester.

TABLEAU 2.1 COENZYMES : LES VITAMINES DONT ILS DÉRIVENT, LES RÉACTIONS AUXQUELLES ILS PARTICIPENT.

Coenzyme	Précurseur vitaminique	Type de réaction
Nicotinamide adénine dinucléotide (NAD^+)	Acide nicotinique (vitamine PP ou B_3)	Oxydoréduction (transfert d'ion hydrure H^-)
Flavine adénine dinucléotide (FAD)	Riboflavine (vitamine B_2)	Oxydoréduction (transfert d'électrons)
Coenzyme A	Acide pantothénique (vitamine B_5)	Acylation
Phosphate de pyridoxal	Pyridoxine (vitamine B_6)	Synthèse, transformation des aminoacides
5' désoxyadénosyl cobalamine (coenzyme B_{12})	Cobalamine (vitamine B_{12})	Réarrangements intramoléculaires
Tétrahydrofolate	Acide folique (vitamine B_9)	Transfert de groupements monocarbonés
Thiamine diphosphate	Thiamine (vitamine B_1)	Décarboxylation d'acides α-cétoniques, transfert de carbonyles
Biocytine	Biotine (vitamine B_8 ou H)	Réactions de carboxylation

Classification des enzymes

Malgré leur grande diversité, les réactions biochimiques peuvent être regroupées en **six classes distinctes** (*tableau 2.2*). Chacune de ces classes est subdivisée, et chaque enzyme reçoit un numéro d'ordre à l'intérieur de la subdivision. Le nom systématique d'une enzyme tient compte de son classement dans la nomenclature. Ainsi, la **β-galactosidase**, enzyme qui catalyse la réaction d'hydrolyse du lactose :

$$\text{Lactose} + H_2O \rightarrow \text{Glucose} + \text{Galactose},$$

porte le numéro systématique EC 3.2.1.23 : **EC** pour **Enzyme Commission**, le premier nombre (3) est le numéro d'ordre de la classe des hydrolases, le deuxième (2) celui de la sous-classe des glycosidases,

Tableau 2.2 Nomenclature des enzymes.

Classe	Type de réaction	Exemple
1. Oxydoréductases	Transfert d'électrons	Alcool déshydrogénase (EC 1.1.1.1) Alcool + $NAD^+ \rightleftharpoons$ Aldéhyde ou cétone + NADH + H^+
2. Transférases	Transfert de groupes fonctionnels	Hexokinase (EC 2.7.1.1) Hexose + ATP $\rightleftharpoons$ hexose-6-phosphate + ADP
3. Hydrolases	Hydrolyse	β-Fructofuranosidase ou invertase (EC 3.2.1.26) Saccharose + $H_2O \rightleftharpoons$ Glucose + Fructose
4. Lyases	Coupure d'une liaison covalente par d'autres moyens que l'hydrolyse ou l'oxydation	Histidine décarboxylase (EC 4.1.1.22) Histidine $\rightleftharpoons$ Histamine + CO_2
5. Isomérases	Transposition intramoléculaire	Triose phosphate isomérase (EC 5.3.1.1) Glycéraldéhyde-3-phosphate $\rightleftharpoons$ Dihydroxyacétone phosphate
6. Ligases ou synthétases	Formation de liaison covalente couplée à une dépense d'énergie (ATP)	Glutamine synthétase (EC 6.3.1.2) Glutamate + NH_4^+ + ATP $\rightleftharpoons$ Glutamine + ADP + Pi

le troisième (1) celui de la sous-sous-classe des hydrolases catalysant l'hydrolyse d'une liaison *O*-glycosidique, et le quatrième (23), le numéro d'ordre de cette enzyme dans la sous-sous-classe 1.

2.2 LA CATALYSE ENZYMATIQUE

Notion de site actif

Pour que l'enzyme fonctionne, elle doit se combiner avec son (ou ses) substrat(s). Chaque enzyme présente un **site actif**, poche ou crevasse accessible de l'extérieur, capable de fixer spécifiquement le substrat, et contenant les groupements catalytiques responsables de la transformation de ce dernier en produit. Le site actif jouera donc deux rôles :

- rôle de fixation du substrat ;
- rôle catalytique.

Caractères communs à tous les catalyseurs

Comme tous les catalyseurs, les enzymes se retrouvent intactes à la fin de la réaction, identiques à ce qu'elles étaient avant de lier le(s) substrat(s). De même, comme tous les catalyseurs, les enzymes ne modifient en rien le bilan énergétique des réactions qu'elles catalysent. L'**enthalpie libre réactionnelle** ($\Delta_r G'$) reste la même, qu'une réaction soit catalysée ou non. Seule, l'**enthalpie libre d'activation** ($\Delta G^{\ddagger}$) est modifiée (diminuée) ce qui a pour conséquence l'augmentation de la vitesse la réaction (*fig. 2.1*). La théorie de l'état de transition établit la relation entre l'enthalpie libre d'activation et la vitesse de réaction.

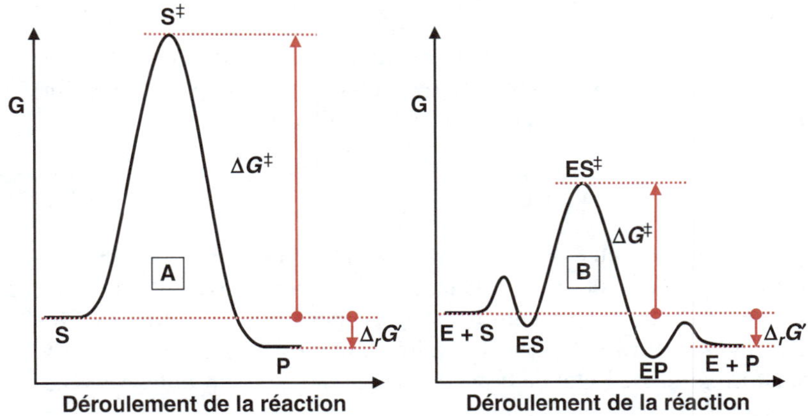

Figure 2.1 Influence d'un catalyseur sur l'enthalpie libre d'activation $\Delta G^{\ddagger}$.
A : en absence d'enzyme ; **B :** en présence d'enzyme ; Le catalyseur (E : enzyme) diminue l'enthalpie libre d'activation $\Delta G^{\ddagger}$, mais l'enthalpie libre réactionnelle $\Delta_r G'$ reste inchangée. On notera que la formation des complexes *ES* et *EP* met en jeu une (faible) énergie d'activation.

a) Théorie de l'état de transition

Pour qu'une molécule de substrat se transforme en produit, il faut qu'elle passe par un état activé, de contenu énergétique plus élevé, l'état de transition de la réaction. La différence d'énergie entre l'**état de transition** et l'énergie des molécules de substrat reçoit le nom d'**enthalpie libre d'activation** $\Delta G^{\ddagger}$. Si l'on montre sur un diagramme l'évolution énergétique du substrat S au cours de la réaction (*fig. 2.1*), on réalise que $\Delta G^{\ddagger}$ représente une **barrière énergétique** dont le franchissement s'avère nécessaire pour la formation du produit.

L'**état de transition** représente l'état de plus haute énergie, la conformation la plus improbable du système : seule une faible proportion des molécules de substrat possède la conformation des molécules à l'état de transition $S^{\ddagger}$. La théorie de l'état de transition suppose l'existence d'un équilibre entre les molécules à l'état de transition et les molécules de substrat, ce qui est traduit par la constante d'équilibre $K_{eq}{}^{\ddagger}$ entre les concentrations de ces deux formes :

$$K^{\ddagger}_{eq} = \frac{[S^{\ddagger}]}{[S]} \tag{2.1}$$

Cette constante d'équilibre est liée à l'enthalpie libre d'activation par la relation :

$$\Delta G^{\ddagger} = -RT \ln K^{\ddagger}_{eq} \tag{2.2}$$

on en déduit la concentration de l'état de transition en fonction de l'enthalpie libre d'activation :

$$[S^{\ddagger}] = [S]K^{\ddagger}_{eq} = [S]e^{-\left(\frac{\Delta G^{\ddagger}}{RT}\right)} \tag{2.3}$$

Selon la théorie de l'état de transition, la vitesse de la réaction est égale au produit d'une **constante de vitesse universelle**, σ ($\sigma = k_B T/h$) par la concentration des molécules à l'état de transition :

$$v = \sigma[S^{\ddagger}] = \frac{k_B T}{h}[S]e^{-\left(\frac{\Delta G^{\ddagger}}{RT}\right)} \tag{2.4}$$

On retrouve dans cette formule k_B, la constante de Boltzmann ($1{,}38.10^{-23}$ J.K^{-1}) et h la constante de Planck ($6{,}62.10^{-34}$ J.s). La théorie de l'état de transition est également nommée **théorie des vitesses absolues** car, dans le cadre de cette théorie, la vitesse de transformation de l'état de transition est la même pour toutes les réactions à une température donnée.

Cette vitesse absolue est extrêmement élevée, et l'on en déduit que l'état de transition est particulièrement fugace : à 25 °C (298 K) la constante de vitesse σ est égale à $6{,}2\ 10^{12}$ s^{-1}, ce qui revient à dire que l'état de transition ne dure que 10^{-13} s environ, le temps nécessaire à la rupture (ou la formation) de la liaison covalente spécifiquement concernée par la réaction.

b) Rôle des catalyseurs

Les catalyseurs diminuent l'énergie d'activation des réactions et, par conséquent, augmentent la vitesse de ces réactions (*équation 2.4*). Vu sous l'angle de la théorie de l'état de transition, le catalyseur possède comme rôle essentiel d'augmenter la proportion des molécules de substrat dans la conformation de l'état de transition (état activé). Il faut toutefois bien comprendre que ces molécules de substrat peuvent suivre beaucoup de chemins différents : il n'existe pas un seul et unique état de transition pour une molécule donnée, mais plutôt autant d'états de transition que de chemins réactionnels (*fig. 2.2*).

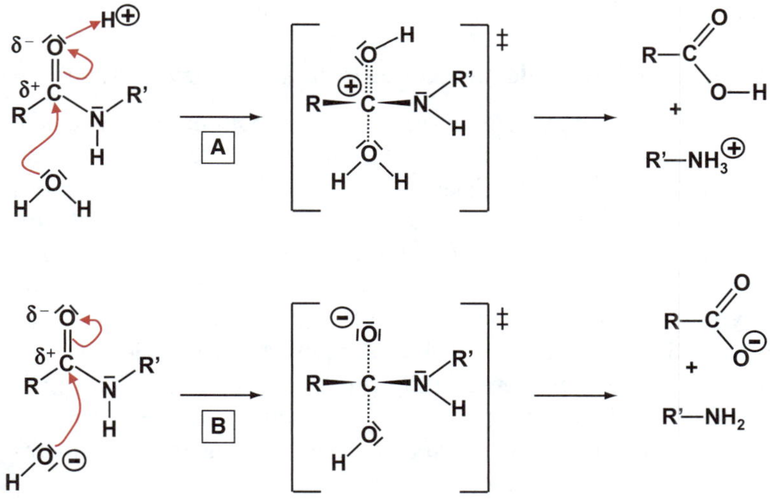

Figure 2.2 Mécanismes d'hydrolyse chimique de la liaison peptidique.
La figure souligne les différences entre les états de transition probables des deux mécanismes d'hydrolyse ; **A :** catalyse acide ; **B :** catalyse alcaline.

Au vu de l'équation (2.4), le catalyseur le plus efficace est celui qui conduit le substrat au sommet de la barrière énergétique la moins élevée ; considérant les équations (2.2) et (2.3), on peut aussi dire que le catalyseur le plus efficace est celui qui stabilise la plus grande proportion de molécules de substrats dans la conformation d'un état de transition.

Ces caractéristiques sont communes à l'action de tous les catalyseurs. Les enzymes possèdent en outre des propriétés particulières qui justifient leur pouvoir catalytique exceptionnel.

Caractères spécifiques de la catalyse enzymatique

a) Reconnaissance et fixation spécifique du substrat – ajustement induit

En premier lieu, les enzymes reconnaissent un substrat spécifique. En se liant au substrat, elles forment un complexe « ES » dans lequel la molécule de substrat « S » se trouve liée à l'enzyme « E » par des **liaisons faibles** : liaisons de van der Waals, liaisons hydrogène ou liaisons ioniques. La spécificité de la fixation vient de la **complémentarité** entre le substrat et son site de fixation sur l'enzyme. En première approximation, on peut imaginer que le site de fixation constitue un moule en négatif de la molécule de substrat. En plus de cela, la fixation du substrat sur l'enzyme s'accompagne d'une modification des deux participants ; cette adaptation mutuelle appelée « ajustement induit »[1], a pour effet de renforcer la fixation du substrat sur l'enzyme.

b) Caractère « intramoléculaire » de la catalyse enzymatique

Une fois fixé sur l'enzyme, le substrat se retrouve dans un environnement très particulier. Dans la plupart des cas, le substrat se trouve dans un milieu de **faible constante diélectrique**, ce qui favorise les interactions avec les groupes réactifs de la protéine ; de plus, il est **isolé du solvant**, des molécules et des ions en solution, ce qui élimine toute possibilité de réaction secondaire. Plus important encore, séquestré au sein de l'enzyme, le substrat est maintenu, le temps de la catalyse, dans des **conformations favorables au déroulement de la réaction**. Il sera modifié par les **groupements catalytiques** disposés et orientés spécifiquement dans le site actif ; l'action spécifique de ces groupements s'exercera d'une **manière concertée**, et non d'une manière plus ou moins aléatoire comme dans le cas d'une réaction en milieu homogène.

Durant l'acte catalytique, (*fig. 2.3*) on peut considérer le complexe enzyme-substrat comme étant une seule et unique molécule engagée dans un réarrangement interne ; la transformation de *ES* en *EP* peut donc s'apparenter à une **catalyse intramoléculaire** puisque le substrat ne quitte pas l'enzyme pendant la catalyse. On peut aussi comparer l'enzyme à une **machine-outil** effectuant une succession d'actions élémentaires sur une ou plusieurs pièces (coupures, soudures) : pendant la transformation, pièces et machine ne font qu'un, et la machine-outil, à l'instar de l'enzyme, est programmée de manière à effectuer, dans un ordre déterminé, les modifications spécifiques de la pièce à transformer.

---

1. Traduction de l'anglais *induced fit.*

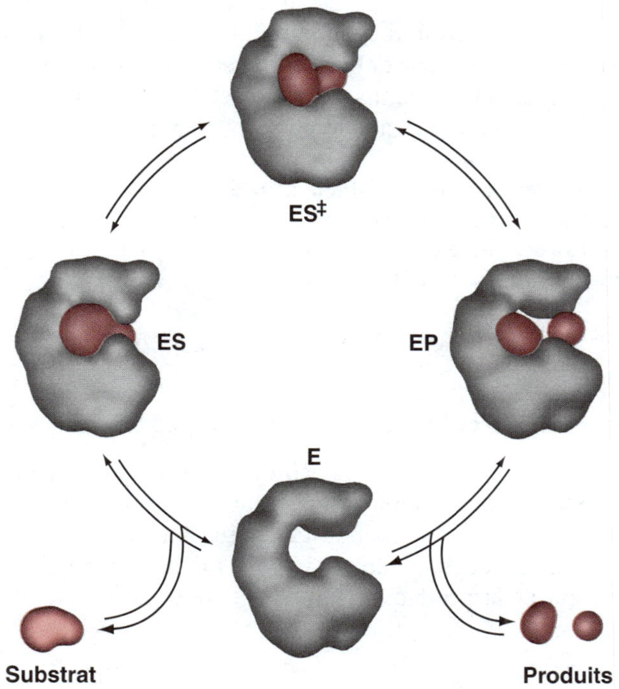

Figure 2.3 Représentation schématique d'une réaction enzymatique.

La formation du complexe enzyme-substrat *ES* précède l'apparition du complexe enzyme-substrat activé *ES*‡ (état de transition), elle-même suivie de la formation du complexe enzyme-produit *EP* dont la dissociation restaure l'enzyme libre. Par principe, la réaction inverse peut s'envisager. Dans les expériences de cinétique enzymatique, la concentration de produit étant nulle au départ, la réaction se déroulera dans le sens substrat → produit, jusqu'à l'établissement de l'équilibre thermodynamique.

c) Les sites actifs adoptent une conformation complémentaire de celle de l'état de transition

L'affinité de l'enzyme pour le substrat subit des variations au cours de la catalyse. L'enzyme et le substrat s'adaptent l'un à l'autre et l'enzyme conduit progressivement le substrat jusqu'à l'état de transition. Au sommet de la barrière énergétique, le site actif présente une **conformation complémentaire de celle de l'état de transition**. Cette complémentarité de structure est probablement **la propriété la plus importante des enzymes**, propriété qui permet de justifier l'essentiel de leur pouvoir catalytique.

Qui dit complémentarité suppose affinité particulièrement élevée : les enzymes doivent présenter une très grande affinité pour l'état de transition. Malheureusement, et comme nous l'avons déjà souligné au *§ 2.2 p. 42*, l'état de transition est un état transitoire, de très courte durée de vie ; par définition il est impossible de l'isoler, et son observation directe reste une tâche délicate. On peut au moins imaginer que des molécules de structures comparables aux états de transition supposés présentent une affinité remarquable pour les enzymes concernées.

Des **analogues des états de transition**, naturels ou synthétiques, présentent effectivement une affinité très prononcée pour les enzymes cibles ; leur pouvoir inhibiteur et leur spécificité d'action justifient l'utilisation de certains d'entre eux en thérapeutique (voir *§ 2.3 p. 60* et *tableau 2.5 p. 62*).

Un exemple de catalyse : l'hydrolyse de la liaison peptidique

a) Hydrolyses acide et basique de la liaison peptidique

Dans le but de comparer la **catalyse chimique** et la **catalyse enzymatique**, nous analyserons quelques processus d'hydrolyse de la liaison peptidique. Quel que soit le chemin parcouru, la réaction se résume à l'addition d'une molécule d'eau sur une liaison peptidique, la rupture de cette liaison et la production d'une fonction carboxyle et d'une fonction amine :

$$-C_{\alpha 1}-CO-NH-C_{\alpha 2}- + H_2O \rightarrow -C_{\alpha 1}-COOH + NH_2-C_{\alpha 2}-$$

Or, la liaison peptidique est très stable et présente, à température ambiante et pH neutre, un temps demi-vie long de plusieurs années. Son seul point faible est le groupement acyl, $-C_{\alpha}-CO-$, dont la polarisation fait apparaître une charge partielle négative sur l'oxygène et une charge partielle positive sur le carbone. Les agents électrophiles (par exemple, H^+) pourront protoner l'oxygène, alors que les agents nucléophiles (par exemple, OH^-) pourront attaquer le carbone. Quel que soit le chemin réactionnel, on arrive à la formation d'un composé intermédiaire tétraédrique, l'**état de transition**, à partir duquel le carbone de la fonction acyl pourra évoluer spontanément vers l'état final, par séparation du carbone et de l'azote. C'est ainsi que l'on imagine l'hydrolyse de la liaison peptidique, catalysée par les protons (**hydrolyse acide**) ou les ions hydroxyle (**hydrolyse alcaline**) (*fig. 2.2*). Dans les deux cas, l'attaque de la liaison peptidique est rendue possible par la combinaison de pH extrêmes : pH < 0 (HCl 6 $mol.L^{-1}$) ou pH > 14 (NaOH 4 $mol.L^{-1}$), et par l'augmentation de l'agitation moléculaire (T = 110 °C). Les deux réactifs attaquent les liaisons peptidiques des polypeptides sans distinction par rapport à la nature des résidus d'aminoacides ; ces hydrolyses sont donc « non spécifiques ». De plus, elles s'accompagnent d'un certain nombre de réactions secondaires. Le tryptophane est totalement détruit pendant l'hydrolyse acide, et l'hydrolyse alcaline provoque la **racémisation** progressive des aminoacides : on obtiendra dans ce dernier cas un mélange d'aminoacides de configurations L et D en proportions égales.

b) Hydrolyse enzymatique de la liaison peptidique par la trypsine

L'hydrolyse enzymatique contraste avec l'hydrolyse chimique sur un grand nombre de points. Prenons pour exemple l'hydrolyse par la **trypsine** (*fig. 2.4*). Cette réaction s'effectue à un pH voisin de la neutralité (pH 7,6), à température ambiante, et sans apparition de produits secondaires. De plus, cette enzyme est rigoureusement spécifique des fonctions acyl portées par les aminoacides basiques, **arginine** et **lysine**. Cette spécificité provient de l'aspartate en position 189 dans la chaîne polypeptidique de l'enzyme, dont la charge négative stabilise les groupements basiques au fond d'une poche hydrophobe, la **poche de spécificité**. À l'image de la catalyse basique, la réactivité de la trypsine provient d'un nucléophile puissant, la chaîne latérale déprotonée de la sérine 195 (alcoolate).

Une fois fixé, le substrat se trouve dans une disposition favorable à l'attaque de la fonction **alcoolate** sur le carbone de la liaison peptidique. La fonction alcool de la sérine est, en temps normal, très peu réactive ; à l'inverse, au niveau du site actif de la trypsine, les trois chaînes latérales des résidus Asp102, His57 et Ser195 forment, à la faveur de deux liaisons hydrogène, un **relais de charge**, appelé également **triade catalytique** : l'attraction du proton de l'histidine par le carboxylate de l'aspartate se transmet à la sérine et transforme la fonction alcool ($-CH_2-OH$) en fonction alcoolate ($-CH_2-O^-$) un nucléophile puissant. Dans un premier temps, la liaison peptidique est rompue au profit d'une liaison ester avec Ser195 (**acyl-enzyme**) ; puis, après l'intervention d'une molécule d'eau, le peptide se détache et l'enzyme initiale est restaurée. Les propriétés d'enzymes modifiées au niveau de la triade catalytique (par **mutagénèse dirigée**) confirment l'importance et le rôle essentiel de ces trois aminoacides dans la catalyse.

L'hydrolyse de la liaison peptidique par la trypsine s'effectue donc en deux étapes : coupure de la liaison peptidique et formation de l'acyl-enzyme, étape suivie de l'hydrolyse de l'acyl-enzyme et restitution de l'enzyme dans son état initial. Chacune des deux étapes fait apparaître un **état de transition**, dans les deux cas un **intermédiaire tétraédrique** appelé également « oxyanion » ; la stabilisation transitoire de cet intermédiaire est assurée par une structure particulière de l'enzyme, la « **poche de l'oxyanion** » au fond de laquelle pointent deux groupes –NH des résidus 193 et 195 de l'enzyme qui sont en mesure de former des liaisons hydrogène avec l'oxygène chargé négativement porté par l'état de transition tétraédrique.

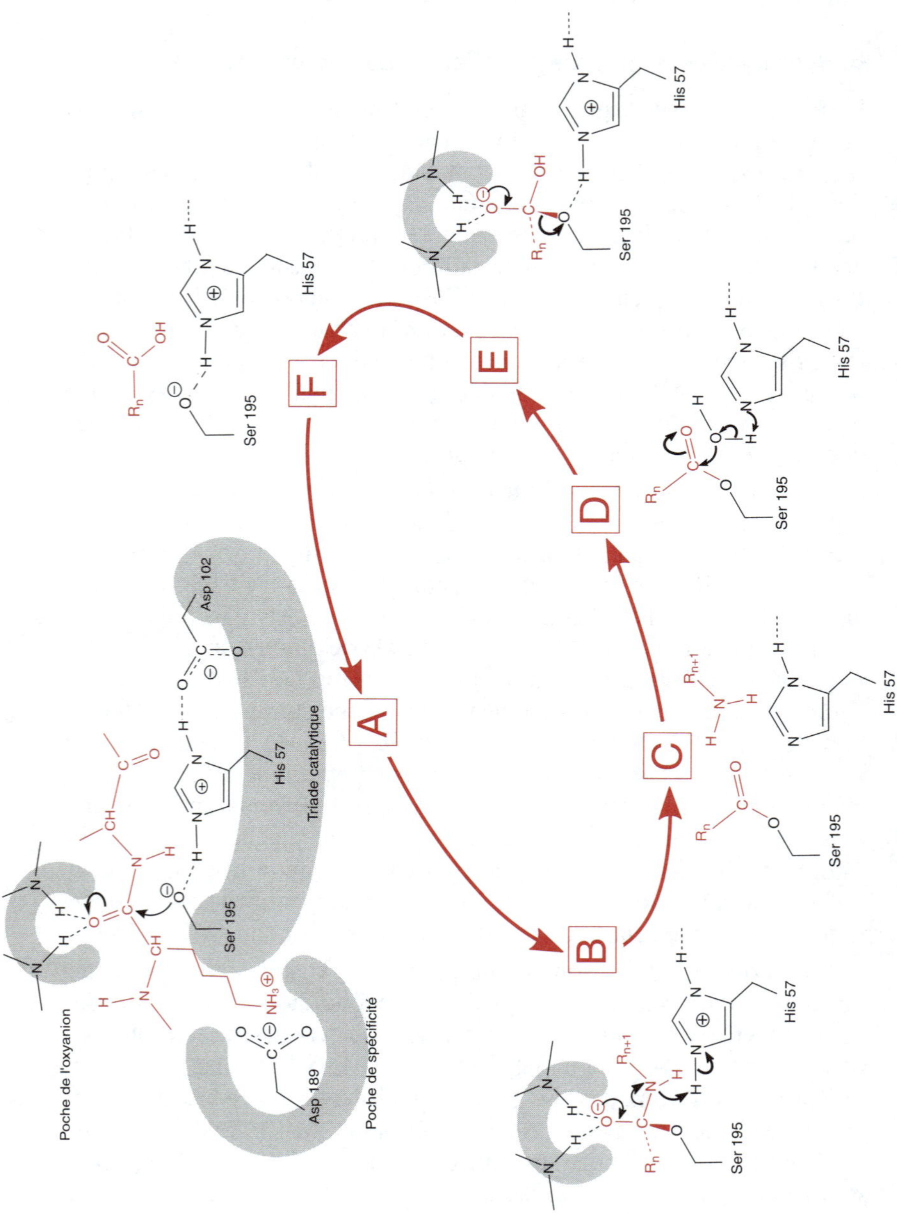
Poche de l'oxyanion
Poche de spécificité
Triade catalytique
Asp 102
Asp 189
His 57
Ser 195
A
B
C
D
E
F

c) Autres protéases à sérine

La trypsine fait partie de la famille des protéases à sérine, famille dans laquelle toutes les enzymes ont des structures voisines, et possèdent la même triade catalytique (ex : **chymotrypsine** et **élastase**) ainsi que la poche de l'oxyanion. Ces enzymes diffèrent de la **trypsine** par les chaînes latérales présentes dans la poche de spécificité, ce qui conditionne la nature des liaisons peptidiques hydrolysées.

Dans la **chymotrypsine**, une sérine remplace l'aspartate 189 de la trypsine, et la poche se trouve particulièrement dégagée ; la chymotrypsine hydrolyse de préférence les liaisons peptidiques dont l'acyl est porté par les résidus aromatiques (Phe, Tyr, Trp), mais aussi, bien que plus lentement, au niveau des résidus Leucine.

La poche de spécificité de l'**élastase** est obstruée par des chaînes latérales encombrantes (Val216, Thr226) ; cette enzyme coupe des liaisons peptidiques dont les acyls sont portés par des aminoacides à courte chaîne, Gly ou Ala. Le remplacement des glycines 216 et 226 de la molécule de trypsine par des alanines a pour conséquence de diminuer la stabilité du complexe enzyme-substrat, mais également de réduire considérablement la vitesse de catalyse.

S'il est utile de dissocier l'affinité pour le substrat de l'activité catalytique, ces deux paramètres restent intimement liés à la conformation de l'enzyme et à sa capacité de stabiliser l'**état de transition**. Des changements discrets dans la structure primaire peuvent donc avoir des conséquences majeures au niveau du fonctionnement des enzymes.

2.3 CINÉTIQUE ENZYMATIQUE MICHAELIENNE

L'étude de la cinétique des réactions enzymatiques regroupe un ensemble de méthodes qui donne aux biochimistes les premiers outils dans la compréhension du fonctionnement des enzymes. Si l'analyse cinétique fournit relativement peu de renseignements sur les mécanismes catalytiques, elle permet néanmoins de dégager des paramètres fondamentaux relatifs à la spécificité des enzymes, à l'affinité pour les substrats et les inhibiteurs, au pouvoir catalytique et à l'efficacité.

Figure 2.4 Mécanisme de l'hydrolyse de la liaison peptidique par la trypsine.

A : Le carbone du carbonyle subit une attaque nucléophile de la part de l'alcoolate de Ser195. **B** : L'état de transition, constitué d'un carbone tétraédrique comprenant l'oxyanion, subit un réarrangement électronique qui conduit à la scission de la liaison peptidique. **C** : La scission de la liaison peptidique libère le premier produit, laissant le reste du substrat lié à l'enzyme sous la forme d'un acyl-enzyme. **D** : L'acyl-enzyme subit l'attaque nucléophile d'une molécule d'eau. **E** : Cette attaque conduit à la formation d'un second état de transition tétraédrique dont le réarrangement libère le second produit et restaure l'enzyme libre (**F**).

Conditions expérimentales

L'enzyme, de préférence purifiée, est introduite dans un milieu dont le pH est maintenu constant par un tampon, et qui contient le substrat à une concentration déterminée $[S]_0$. La concentration du produit est nulle avant la mesure de la vitesse de la réaction. L'une des conditions essentielles pour que l'analyse des résultats expérimentaux relève des calculs qui suivent est que la concentration d'enzyme soit bien plus faible que la plus petite concentration de substrat utilisée.

Les expériences utilisent généralement des concentrations d'enzyme de l'ordre de 10^{-8}-10^{-9} mol.L^{-1}, et des concentrations de substrats comprises entre 10^{-6} et 10^{-3} mol.L^{-1}. En fait, la situation créée dans le tube à essai est bien différente des conditions trouvées *in vivo*, car la concentration cellulaire des enzymes est souvent du même ordre de grandeur que la concentration de leurs substrats. La cinétique enzymatique ne prétend pas simuler les réactions dans les conditions exactes où elles se déroulent dans les organismes, elle se propose plus modestement de décrire le fonctionnement des enzymes en tant que catalyseurs, *in vitro*.

Notion de « vitesse initiale »

Au cours des études cinétiques l'expérimentateur mesure les vitesses des réactions et analyse leurs variations en fonction des modifications du milieu : concentrations de substrats, pH, température, présence d'inhibiteurs ou d'activateurs. Chaque fois que l'on parle de vitesse, il s'agit de **vitesse initiale**.

Lorsqu'on met l'enzyme en présence du substrat, on observe la formation du produit. La courbe qui représente la variation de la concentration du produit en fonction du temps permet de mesurer la vitesse initiale (*fig. 2.5*). On entend par vitesse initiale d'une réaction enzymatique la pente de la partie rectiligne de la courbe $[P] = f(t)$: pratiquement, on mesure la tangente à la courbe expérimentale près de l'origine du diagramme.

La vitesse expérimentale $v = \Delta[P]/\Delta t$ (vitesse initiale) est censée reproduire la vitesse théorique $v = d[P]/dt$ avec une approximation raisonnable.

Influence de la concentration d'enzyme sur la vitesse initiale

Si, pour une concentration constante de substrat, on mesure la vitesse initiale en présence de concentrations différentes d'enzyme, on constate que cette vitesse est proportionnelle à la concentration d'enzyme (*fig. 2.6*). On peut donc écrire :

$$v = [E] \times C^{ste} \tag{2.5}$$

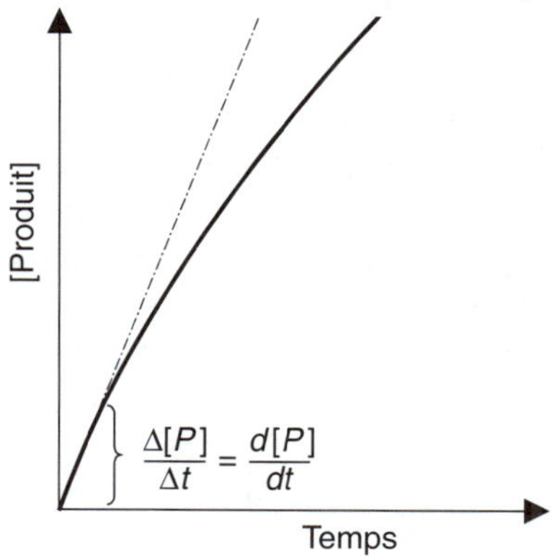

Figure 2.5 Détermination de la vitesse initiale d'une réaction enzymatique.
La vitesse initiale correspond à la valeur de la pente de la courbe [P] = *f*(*t*), près de l'origine, tant que cette courbe peut être assimilée à une droite ; dans la pratique on accepte cette approximation tant que la concentration du produit ne dépasse pas 10 % de la concentration initiale de substrat.

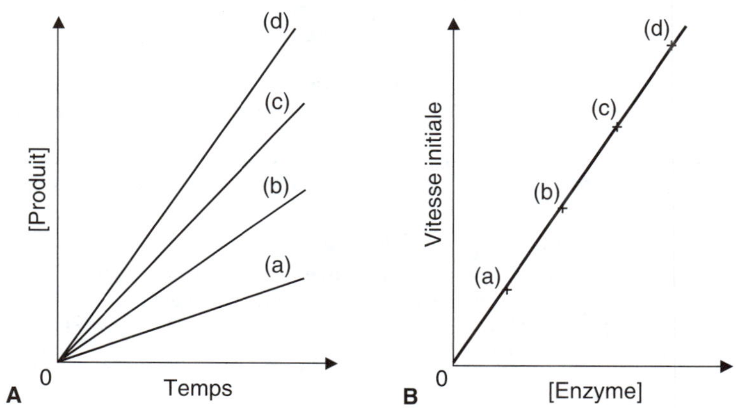

Figure 2.6 Influence de la concentration d'enzyme sur la vitesse initiale.
A : Les droites (a), (b), (c) et (d) correspondent à des concentrations croissantes d'enzyme ; les pentes de ces droites représentent les vitesses initiales pour chaque concentration d'enzyme correspondante. Le report des pentes de ces quatre droites dans le graphique **B** montre que la vitesse initiale est proportionnelle à la concentration d'enzyme.

Ce résultat s'avère important car il permet de mesurer, par le dosage de son activité, la quantité d'enzyme présente dans un simple homogénat cellulaire, en respectant des conditions expérimentales codifiées (il faut s'assurer que la solution d'enzyme non purifiée n'est pas la source d'artefacts). Ces dosages sont couramment en usage dans les laboratoires d'analyse médicale.

Influence de la concentration de substrat sur la vitesse initiale

Si, maintenant, on effectue une série de mesures de vitesses initiales en présence d'une concentration constante d'enzyme, mais en présence de concentrations variables de substrat, les différentes mesures, portées sur un graphique $v = f[S]$ (*fig. 2.7*) font apparaître une courbe d'allure différente. Cette courbe indique l'existence d'une **vitesse maximale**, V_{max} qui ne peut être dépassée, même en augmentant indéfiniment la concentration de substrat.

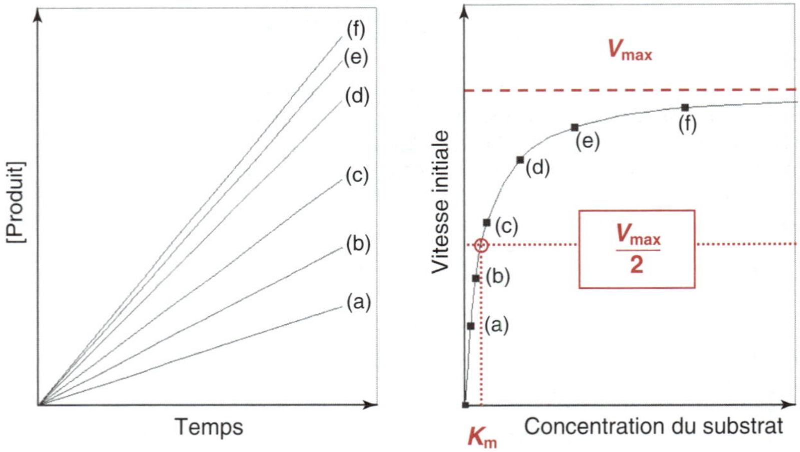

Figure 2.7 Influence de la concentration de substrat sur la vitesse initiale.
A : mesure de la vitesse initiale pour des concentrations différentes de substrat. **B :** report des vitesses initiales en fonction de la concentration du substrat. La courbe $v = f[S]$ est asymptote à l'horizontale d'ordonnée V_{max} ; la concentration de substrat pour laquelle $v = V_{max}/2$ est numériquement égale à K_m.

C'est justement cette vitesse maximale qui a suggéré l'existence d'un complexe enzyme-substrat. Si l'idée du **complexe enzyme-substrat** revient à **Victor Henri** (1903), le schéma général de la cinétique enzymatique fut proposé par **Leonor Michaelis** et **Maud Menten** (1913). On suppose que la réaction enzymatique nécessite la formation – réversible – d'un complexe enzyme-substrat (*ES*) ; le schéma réactionnel suivant s'impose :

$$E + S \underset{k_{-1}}{\overset{k_1}{\rightleftarrows}} ES \xrightarrow{k_{cat}} E + P \qquad (2.6)$$

Dans ce schéma, k_1 est la constante de vitesse de formation du complexe enzyme-substrat, k_{-1} la constante de vitesse de dissociation de ce complexe en $E + S$, et k_{cat} la **constante catalytique** ou constante de vitesse de formation du produit, avec restitution de l'enzyme initiale.

La première partie de ce mécanisme cinétique met en évidence la formation réversible du complexe enzyme-substrat ; la deuxième propose que la vitesse de la réaction enzymatique est proportionnelle à la concentration de ce complexe. Pour saisir le sens du schéma, supposons dans un premier temps que la transformation de ES en $E + P$ soit l'étape limitante de la réaction ; dans ces conditions, il s'établit un quasi-équilibre entre E, S et ES :

$$E + S \underset{k_{-1}}{\overset{k_1}{\rightleftharpoons}} ES \qquad (2.7)$$

équilibre dont dépendra la concentration de ES, et finalement la vitesse de formation du produit :

$$ES \xrightarrow{k_{cat}} E + P \qquad (2.8)$$

Si l'augmentation de la concentration du substrat élève effectivement la concentration du complexe ES, celle-ci ne peut augmenter indéfiniment ; elle est maximale lorsqu'elle devient égale à la concentration d'enzyme présente. On dit alors que l'enzyme est **saturée par le substrat** : la vitesse de la réaction est alors maximale et atteint le plateau (V_{max}) de la courbe présentée dans la *figure 2.7*.

Expression algébrique de la vitesse d'une réaction enzymatique

L'expression générale de la vitesse de la réaction a été formulée par **George E. Briggs** et **John B. S. Haldane** en 1922. Elle tient compte d'un **état stationnaire** au cours de la mesure de la vitesse de la réaction : en effet, lors de la mesure de la vitesse initiale, la concentration du complexe ES peut être tenue pour constante (*fig. 2.8*). Autrement dit, la vitesse à laquelle le complexe se forme est égale à sa vitesse de disparition. Cette hypothèse, dite de l'état stationnaire, soutient le calcul de la vitesse initiale présenté dans l'encart de fin de chapitre. Ce calcul conduit à l'expression de la vitesse de la réaction :

$$\boxed{v = \frac{V_{max}[S]}{[S] + K_m}} \qquad (2.9)$$

Dans cette équation, apparaissent :

- la **vitesse maximale** : $V_{max} = k_{cat}[E]_T$, produit de la constante catalytique par la concentration totale d'enzyme, somme de la concentration d'enzyme libre et de la concentration du complexe enzyme substrat $[E]_T = [E] + [ES]$;

➤ la **constante de Michaelis** K_m :

$$K_m = \frac{k_{-1} + k_{cat}}{k_1} \qquad (2.10)$$

La constante de Michaelis est fonction de trois constantes de vitesse : k_{-1} la constante de vitesse de dissociation du complexe enzyme-substrat ES, k_{cat}, la constante catalytique, et k_1, la constante de vitesse de formation du complexe enzyme-substrat. La signification physique de K_m sera fonction des valeurs relatives de ces trois constantes de vitesse (voir ci-dessous).

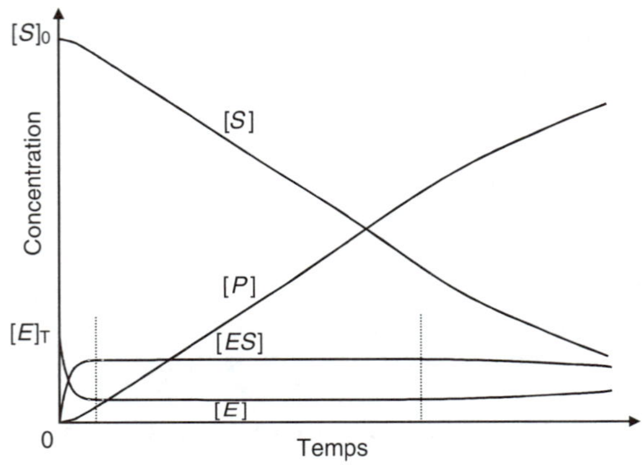

Figure 2.8 Evolution des concentrations de substrat [S], de produit [P], de complexe enzyme-substrat [ES] et d'enzyme libre [E] au cours de la mesure de la vitesse initiale.

La vitesse de formation du produit demeure pratiquement constante au cours de la mesure, ce qui correspond à une concentration stable du complexe ES, dès que le régime d'état stationnaire est atteint ; la baisse progressive de la concentration de substrat conduit à la diminution concomitante de la vitesse. Les échelles de concentration de E et ES sont considérablement amplifiées par rapport aux échelles de concentration du substrat et du produit. On a également dilaté considérablement l'échelle de temps près de l'origine (jusqu'à la première barre verticale en pointillés) de manière à faire apparaître l'intervalle de temps durant lequel s'établit le régime stationnaire. $[S]_0$ représente la concentration initiale de substrat et $[E]_T$ la concentration totale d'enzyme ($[E]_T = [E] + [ES]$).

Interprétation des paramètres cinétiques

a) k_{cat}, l'activité catalytique

V_{max} représente la vitesse de la réaction lorsque les sites actifs de toutes les molécules d'enzyme en solution sont occupés par le substrat ($V_{max} = k_{cat} [E]_T$). La constante catalytique k_{cat} est une simple constante de vitesse dans le seul cas où la transformation de ES en $E + P$ ne nécessite qu'une seule étape. La constante catalytique est le plus souvent une fonction de plusieurs constantes de vitesse, mais la valeur de k_{cat} nous renseigne néanmoins sur le pouvoir catalytique de l'enzyme. La constante k_{cat}, constante de vitesse d'ordre 1 dont la dimension est l'inverse d'un temps (s^{-1}), représente le « **turn-over** » de l'enzyme, ou son **activité catalytique**, c'est-à-dire le nombre (théorique) de molécules de substrat transformées par molécule d'enzyme et par unité de temps lorsque l'enzyme est saturée par le substrat.

b) K_m, l'affinité pour le substrat

La signification de K_m s'avère différente, selon les enzymes, et plus particulièrement selon les valeurs relatives des constantes k_1, k_{-1} et k_{cat}. K_m a la dimension d'une concentration ($mole.L^{-1}$).

La plupart du temps $k_{cat} << k_{-1}$, et la transformation de ES en $E + P$ représente l'étape limitante de la réaction. On peut alors négliger k_{cat} devant k_{-1} dans l'équation 2.10. L'expression de K_m devient :

$$K_m = \frac{k_{-1}}{k_1} \qquad (2.11)$$

K_m correspond alors à la constante de dissociation du complexe ES, et indique simplement l'affinité du substrat pour l'enzyme ; ainsi une valeur élevée de K_m indique une affinité faible et, à l'inverse, une valeur faible de K_m indique une affinité forte de l'enzyme pour le substrat. Souvent, k_{cat} est du même ordre de grandeur que k_{-1}, et la signification de K_m n'est pas aussi simple.

K_m, la constante de Michaelis, est numériquement égale à la concentration de substrat pour laquelle on enregistre une vitesse initiale égale à la moitié de la vitesse maximum. Pour vérification, remplacer v par $V_{max}/2$ dans l'équation 2.9 ; la simplification de l'expression conduit à $K_m = [S]$ (voir aussi la *figure 2.7*).

c) k_{cat}/K_m, mesure de « l'efficacité catalytique » d'une enzyme

Chaque enzyme est caractérisée par une valeur de K_m et une activité catalytique k_{cat}. Que représentent ces valeurs en termes de performances catalytiques *in vivo* ? K_m témoigne en quelque sorte de l'affinité de l'enzyme pour le substrat, mais la valeur de K_m ne préjuge en rien de l'activité catalytique de l'enzyme. De son côté, la valeur de k_{cat} indique la vitesse de transformation du substrat en produit lorsque l'enzyme est saturée par le substrat, mais cette situation est loin d'être réalisée *in vivo*, où, bien souvent, la concentration de substrat et celle de l'enzyme sont du même ordre de grandeur. Dans ces conditions, le rapport $\mathbf{k_{cat}/K_m}$ nous fournit une mesure de l'efficacité des enzymes.

Lorsque la concentration de substrat est très faible, et négligeable devant K_m, l'équation de Michaelis se réduit à :

$$v = \frac{k_{cat}}{K_m}[E][S] \qquad (2.12)$$

De plus, si $[S] << K_m$, la saturation de l'enzyme devient très faible, et $[E] \cong [E]_T$, la vitesse de la réaction s'obtient alors en effectuant le produit du rapport k_{cat}/K_m par les concentrations d'enzyme totale et de substrat :

$$v = \frac{k_{cat}}{K_m}[E]_T[S] \qquad (2.13)$$

Dans ces conditions, comparer les enzymes entre elles revient à comparer les valeurs de k_{cat}/K_m. Ce rapport, qui a les dimensions d'une constante de vitesse d'ordre 2 ($M^{-1}.s^{-1}$), a pour expression :

$$\frac{k_{cat}}{K_m} = \frac{k_1 k_{cat}}{k_{-1} + k_{cat}} \qquad (2.14)$$

Le rapport k_{cat}/K_m ne peut être plus élevé que k_1. Or, k_1 représente la constante de vitesse de formation du complexe ES ; les valeurs limites de cette constante de vitesse, fonctions de la vitesse de diffusion des molécules de substrat et d'enzyme, se situent entre 10^8 et 10^9 $M^{-1}.s^{-1}$ (dans un milieu aqueux à température voisine de 37 °C).

En résumé, quel que soit le degré de perfection d'une enzyme, le rapport k_{cat}/K_m ne pourra jamais dépasser cette valeur limite ; c'est en quelque sorte pour les enzymes l'équivalent de la vitesse de la lumière ! Si on examine le *tableau 2.3*, on voit que des enzymes possédant des valeurs très variées de K_m et k_{cat}, sont caractérisées par des valeurs de k_{cat}/K_m voisines et très élevées, proches de la limite théorique. En d'autres termes, ces enzymes ont atteint un très haut degré d'**efficacité catalytique**.

d) k_{cat}/k_{non}, facteur d'accélération des réactions

Comparons la constante de vitesse d'une réaction non catalysée (k_{non}) avec la constante catalytique de la réaction enzymatique correspondante (k_{cat}) :

$$S \xrightarrow{k_{non}} P \qquad (2.15)$$

$$ES \xrightarrow{k_{cat}} E + P \qquad (2.16)$$

On peut apprécier l'accélération de vitesse provoquée par l'enzyme en faisant le quotient de ces deux constantes de vitesse :

$$\frac{k_{cat}}{k_{non}} \qquad (2.17)$$

TABLEAU 2.3 PARAMÈTRES CINÉTIQUES DE QUELQUES ENZYMES REMARQUABLES PAR LA VALEUR DE L'EFFICACITÉ CATALYTIQUE OU DU FACTEUR D'ACCÉLÉRATION.

Enzyme	Réaction catalysée	k_{cat} (s^{-1})	K_m (M)	k_{non} (s^{-1})	$\frac{k_{cat}}{K_m}$ ($M^{-1}\,s^{-1}$)	$\frac{k_{cat}}{k_{non}}$
Anhydrase carbonique	$CO_2 + OH^- \rightleftharpoons HCO_3^-$	$1,4.10^6$	$1,2.10^{-2}$	10^{-1}	$1,2.10^8$	$1,4.10^7$
Cytidine désaminase	$Cytidine + 2\,H_2O \rightleftharpoons Uridine + NH_4^+ + OH^-$	3.10^1	10^{-5}	3.10^{-10}	3.10^6	10^{11}
Fructose 1,6 bisphosphatase	$F1,6bisP + H_2O \rightleftharpoons F6P + H_2PO_4^-$	$2,2.10^1$	$1,5.10^{-6}$	4.10^{-14}	$1,5.10^7$	$5,5.10^{14}$
Fumarase	$Fumarate + H_2O \rightleftharpoons L\text{-}Malate$	8.10^2	5.10^{-6}	2.10^{-14}	$1,6.10^8$	4.10^{16}
Orotidine décarboxylase	$5'OMP + H_2O \rightleftharpoons 5'UMP + CO_2 + OH^-$	5.10^1	10^{-7}	$2,8.10^{-16}$	6.10^7	$1,8.10^{17}$
Phosphatase alcaline	$R\text{-}O\text{-}PO_3^{2-} + H_2O \rightleftharpoons R\text{-}OH + HPO_4^{2-}$	2.10^1	8.10^{-6}	$4\ 10^{-14}$	$2,5.10^6$	5.10^{14}
Triose phosphate isomérase	$GAP \rightleftharpoons DAP$	10^4	$3,3.10^{-5}$	$4\ 10^{-6}$	3.10^8	$2,5.10^9$
Trypsine	$R\text{-}Arg\text{-}NH\text{-}R' + H_2O \rightleftharpoons R\text{-}Arg\text{-}COO^- + R'\text{-}NH_3^+$	$1,2.10^2$	6.10^{-5}	$5\ 10^{-11}$	2.10^7	$2,4.10^{12}$

L'examen des valeurs portées dans le *tableau 2.3* démontre l'utilité de ce facteur. En effet, les constantes catalytiques de certaines réactions enzymatiques, par exemple les phosphatases, peuvent paraître bien modestes comparées à celles de l'anhydrase carbonique ou de la triose phosphate isomérase. Toutefois, les facteurs d'accélération de ces phosphatases se rangent parmi les plus élevés du *tableau 2.3* du fait des valeurs extrêmement faibles des constantes k_{non} correspondantes ; les fonctions ester de phosphate sont effectivement très stables : en solution aqueuse à pH neutre et température ambiante, leurs temps de demi-vie se chiffrent en centaines de milliers d'année.

Détermination de K_m et V_{max}

Si l'on veut déterminer graphiquement V_{max} et K_m, la courbe $v = f[S]$ se révèle trop imprécise. On préfère placer les points expérimentaux sur un diagramme où ils s'alignent sur une droite. Parmi les différentes transformations de l'équation de Michaelis réalisées dans ce but, la représentation de **Lineweaver** et **Burk** et celle de **Eadie** et **Hofstee** offrent chacune des avantages particuliers.

La représentation de Lineweaver et Burk consiste à porter les variations de $1/v$ en fonction de $1/[S]$. À partir de l'équation de Michaelis, on obtient l'expression de $1/v$:

$$\frac{1}{v} = \frac{K_m + [S]}{V_{max}[S]} \tag{2.18}$$

ou bien :

$$\boxed{\frac{1}{v} = \frac{K_m}{V_{max}} \times \frac{1}{[S]} + \frac{1}{V_{max}}} \tag{2.19}$$

Cette dernière équation est de la forme $y = ax + b$, et les variations de $1/v$ en fonction de $1/[S]$ sont représentées par une droite (*fig. 2.9 A*). Cette droite rencontre l'axe des ordonnées à $1/V_{max}$ et l'axe des abscisses à $-1/K_m$. L'intérêt de cette représentation réside dans les déterminations séparées du paramètre de vitesse maximale et du paramètre d'affinité.

Une transformation différente de l'équation de Michaelis conduit à la formule de **Eadie** et **Hosftee** (*fig. 2.9 B*) :

$$\boxed{v = V_{max} - \frac{v}{[S]}K_m} \tag{2.20}$$

La représentation de v en fonction de $v/[S]$ est une droite qui rencontre l'axe des ordonnées en V_{max} et dont la pente est égale à $-K_m$. Cette représentation présente l'avantage de répartir les points expérimentaux d'une manière uniforme sur le diagramme, et de donner une meilleure idée de la dispersion des résultats, et donc de la qualité des mesures.

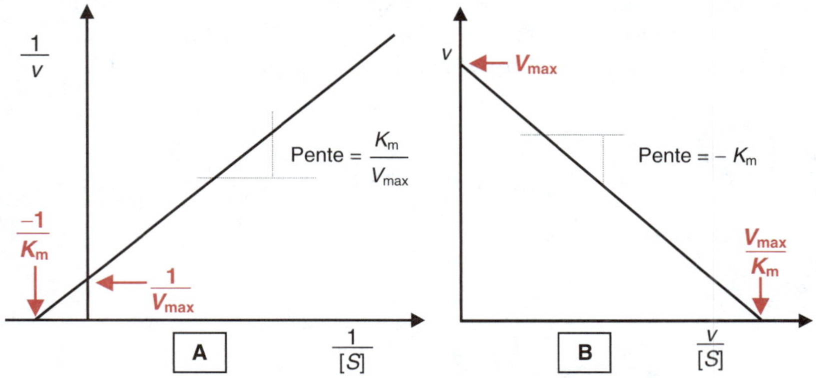

Figure 2.9 Détermination graphique de la vitesse maximale (V_{max}) et de la constante de Michaelis (K_m).
A : Représentation de Lineweaver et Burk. **B :** Représentation de Eadie et Hofstee.

Action des inhibiteurs sur les réactions enzymatiques

L'étude de l'action des inhibiteurs est d'une grande importance en biologie. Nombre d'antibiotiques, de médicaments et de molécules toxiques sont, à divers titres, des inhibiteurs de réactions enzymatiques. Les inhibiteurs sont également des outils précieux pour étudier le mécanisme d'action des enzymes. On ne parle ici que d'inhibitions spécifiques, et non de l'effet d'agents dénaturants (solvants, détergents, détersifs) sur la structure des enzymes. On distingue deux catégories d'inhibitions spécifiques, les **inhibitions réversibles** et les **inhibitions irréversibles**.

a) Inhibitions réversibles

Nous retiendrons trois types d'inhibition réversible, l'**inhibition compétitive**, l'**inhibition non compétitive** et l'**inhibition anti-compétitive**.

■ Inhibition compétitive

On observe l'inhibition compétitive lorsque l'inhibiteur et le substrat possèdent une analogie structurale qui est reconnue par le site de fixation sur l'enzyme (*fig. 2.10, tableau 2.4*) : K_i représente la constante de dissociation du complexe *EI*. La fixation de l'inhibiteur diminue la concentration de l'enzyme libre pouvant fixer le substrat ; toutefois, l'augmentation de la concentration de ce dernier déplace l'équilibre en faveur du complexe *ES*. C'est pourquoi l'augmentation de la concentration de substrat finit par saturer l'enzyme : la vitesse maximale reste inchangée, et seule l'affinité apparente de l'enzyme pour le substrat diminue en présence d'inhibiteur compétitif (augmentation de K_m en présence d'inhibiteur). L'expression de la vitesse devient $v = V_{max}[S]/([S] + K_m app)$, équation dans laquelle K_m apparent est relié à la concentration d'inhibiteur par la relation $K_m app = K_m(1 + [I]/K_i)$.

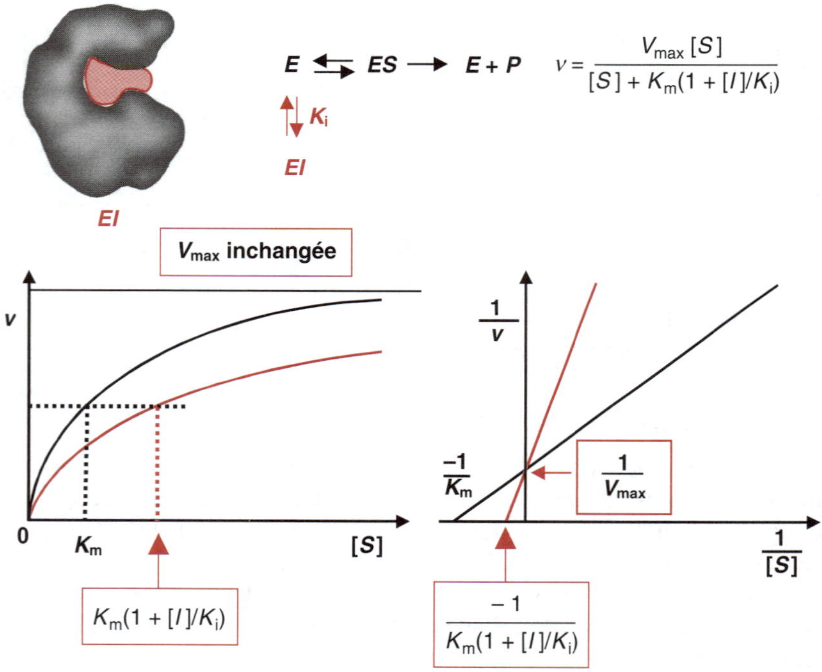

Figure 2.10 Inhibition compétitive.

L'inhibiteur, analogue du substrat, se fixe sur le site enzymatique. Le schéma réactionnel et l'équation de vitesse qui en dérive montrent que le substrat peut déplacer l'inhibiteur et restituer la vitesse maximale qui reste donc inchangée. La courbe montrant la variation de la vitesse en fonction de la concentration de substrat en absence (courbe noire) et en présence d'inhibiteur (courbe rouge), et le diagramme de Lineweaver-Burk permettent de déterminer les valeurs de K_m et de K_i, constante de dissociation du complexe enzyme-inhibiteur.

Les **analogues de l'état de transition** se comportent également comme des **inhibiteurs compétitifs**. Ils se démarquent toutefois des simples analogues du substrat par deux propriétés remarquables. En premier lieu par leur affinité très élevée car les valeurs des constantes d'inhibition (K_i) se situent généralement en dessous de 10^{-9} M (comparer les valeurs de K_i mentionnées dans les *tableaux 2.4* et *2.5*). De plus, les analogues de l'état de transition se caractérisent par une

TABLEAU 2.4 QUELQUES INHIBITEURS COMPÉTITIFS REMARQUABLES.

Inhibiteur compétitif (famille de composés analogues)	**Enzyme cible (voie métabolique)**	**K_i (M)**	**Substrat analogue (remarque)**	**Utilisation (remarque)**
Allopurinol	Xanthine oxydase (catabolisme des purines)	$2{,}5.10^{-8}$	Hypoxanthine, xanthine	Traitement de l'hyperuricémie
Chloramphénicol	Peptidyltransférase (synthèse des protéines)	10^{-6}	Extrémité 3' des aminoacyl-tRNA	Antibactérien topique
Glyphosate	5-Enolpyruvylshikimate-3-phosphate synthase ou EPSP synthase (biosynthèse des aminoacides aromatiques)	2.10^{-7}	Phosphoénol-pyruvate (PEP)	Herbicide systémique
Malonate	Succinate déshydrogénase (chaîne respiratoire)	3.10^{-5}	Succinate	Poison métabolique (utilisation au laboratoire de recherche)
Sulfanilamide (sulfamides)	Dihydroptéroate synthase (synthèse de l'acide folique)	2.10^{-7}	Acide *p*-aminobenzoïque (présent dans l'acide folique)	Antibactérien (historiquement la première molécule synthétique utilisée comme antibactérien)

TABLEAU 2.5 QUELQUES ANALOGUES D'ÉTATS DE TRANSITION ET LEUR DOMAINE D'UTILISATION.

Analogue d'état de transition (molécules de la même famille)	Enzyme cible	K_i (M)	Effet biologique	Utilisation
Captopril (Analapril, Lisinopril)	Enzyme de conversion de l'**angiotensine I** en **angiotensine II**	2.10^{-10}	Inhibition de la production d'**angiotensine II**	Lutte contre l'hypertension, lutte contre l'insuffisance cardiaque.
Fenpropimorphe (Fenpropidine)	Δ8-7 stérol isomérase et 14-stérol réductase	5.10^{-11} [a]	Inhibition de la biosynthèse des stérols	Fongicide agricole
Immucilline-G (Immucilline-H)	Purine nucléoside phosphorylase	4.10^{-11}	Inhibition de la récupération des purines par les protozoaires	Antipaludéen potentiel
Lovastatine (Simvastatine, Provastatine)	Hydroxyméthyl glutaryl CoA réductase	3.10^{-10}	Inhibition de la biosynthèse des stérols	Hypocholestérolémiant [c]
Oseltamivir ou Tamiflu®	Neuraminidase du virus de la grippe	10^{-9} - 10^{-10} [b]	Inhibition de la propagation du virus de la grippe	Antigrippal [d]
Saquinavir (Ritonavir, Nelfinavir)	Protéase du VIH	8.10^{-10}	Inhibition de la maturation du VIH	Antirétroviral

[a] Δ8-7 stérol isomérase.

[b] Variable selon les souches de virus.

[c] les statines deviennent actives après l'hydrolyse de leur fonction lactone.

[d] l'hydrolyse de la fonction ester d'éthyle conduit à la molécule active

fixation lente sur la molécule d'enzyme ; alors que la fixation d'un simple analogue de substrat demande tout au plus quelques millisecondes pour que l'équilibre s'établisse, la fixation des analogues de l'état de transition réclame un temps plus long qui se chiffre en minutes, voire même en heures. Cette cinétique particulière est la conséquence autant des modifications de conformation imposées par la formation du complexe que de la stabilité de ce dernier dont la dissociation se révèle bien plus lente encore que la formation.

Les techniques de **modélisation moléculaire**, aidées par la connaissance de l'architecture des sites actifs permettent de concevoir des inhibiteurs spécifiques construits « sur mesure », qu'ils possèdent, ou non, une structure semblable à l'état de transition. La conception des inhibiteurs des protéases de rétrovirus comme la **protéase du VIH** (*tableau 2.5*) illustre parfaitement cette démarche qui se généralise à mesure que grandit le nombre de structures macromoléculaires déterminées et déposées dans les banques spécialisées.

Inhibition non compétitive

Les **inhibiteurs non compétitifs** se lient aussi bien à l'enzyme libre qu'au complexe *ES*, mais ils bloquent néanmoins l'activité de l'enzyme (*fig. 2.11*) : dans le cas présent, et contrairement à l'inhibition compétitive, l'addition de substrat ne permet pas de restituer la vitesse maximale en présence d'inhibiteur, car il ne peut déplacer ce dernier du complexe ternaire *EIS* dépourvu d'activité catalytique ; la valeur de K_m reste alors inchangée, et l'inhibition se manifeste uniquement par la diminution de la vitesse maximale. L'expression de la vitesse devient $v = V_{max}app[S]/([S] + K_m)$, où $V_{max}app$, la vitesse maximale apparente, est reliée à la concentration d'inhibiteur par la relation $V_{max}app = V_{max}/(1 + [I]/K_i)$. Toutefois, on observe rarement une inhibition purement non compétitive : une modification de K_m accompagne souvent la diminution de la vitesse maximale, et l'on parle alors d'inhibition mixte.

L'**inhibiteur non compétitif** peut également se fixer sur un site éloigné du site actif et induire un changement de conformation de l'enzyme, ce qui détermine une diminution de l'activité sans modifier l'affinité pour le substrat ; ce dernier mécanisme est peu rencontré chez les enzymes constituées d'une seule chaîne polypeptidique alors qu'il est plus fréquent chez les enzymes constituées de plusieurs chaînes et responsables de régulations métaboliques (**enzymes allostériques**, voir *§ 2.4 p. 67*).

Lorsqu'un ion métallique fait partie intégrante du site actif d'une enzyme, des **chélateurs** (**EDTA**, par exemple) peuvent déplacer l'ion métallique, inactiver plus ou moins totalement l'enzyme et donc se comporter comme des inhibiteurs non-compétitifs sans toutefois se fixer sur la protéine.

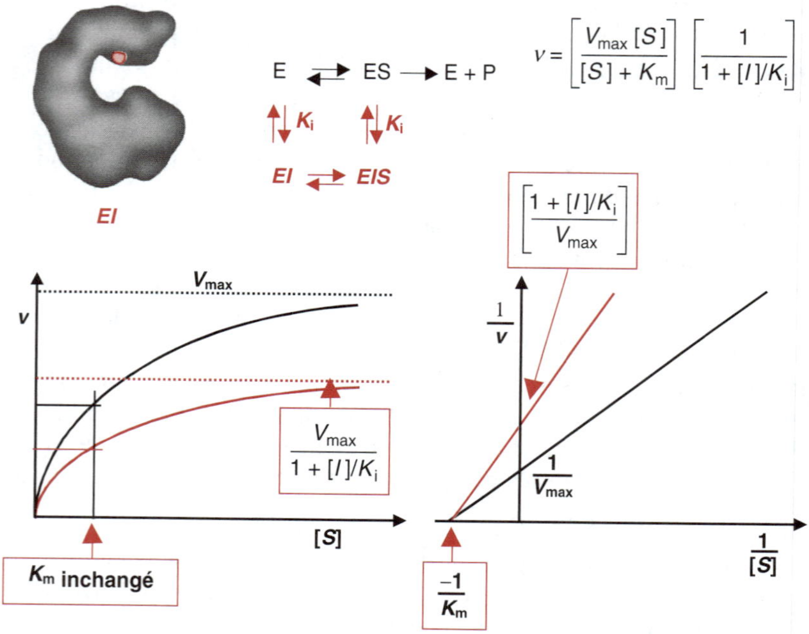

Figure 2.11 Inhibition non compétitive.

L'inhibiteur se fixe réversiblement sur l'enzyme et l'inactive sans affecter la fixation du substrat : la même constante K_i règle la fixation du substrat sur l'enzyme libre comme sur le complexe *ES* (on peut envisager d'autres modes de fixation qui aboutissent au même schéma réactionnel et aux mêmes équations, voir *§ 2.3 p. 62*). Le schéma réactionnel et l'équation de vitesse montrent que l'augmentation de la concentration de substrat ne peut déplacer l'inhibiteur fixé sur l'enzyme ; seule la constante de Michaelis K_m reste inchangée. La courbe montrant la variation de la vitesse en fonction de la concentration de substrat en absence (courbe noire) et en présence d'inhibiteur (courbe rouge), et le diagramme de Lineweaver-Burk qui en dérive permettent de déterminer les valeurs de V_{max} et de K_i, la constante de dissociation du complexe enzyme-inhibiteur.

Inhibition anti-compétitive

Un **inhibiteur anti-compétitif**[1] est une molécule qui se fixe réversiblement au complexe enzyme-substrat, *ES*, et forme un complexe enzyme-substrat-inhibiteur, *ESI*, dépourvu d'activité catalytique ; l'inhibiteur anti-compétitif ne se fixe pas à l'enzyme libre (*fig. 2.12*). L'inhibition se répercute à la fois sur la vitesse maximale apparente V_{max}app = Vmax/(1 + $[I]/K_i$) et sur l'affinité apparente $K_m$app = K_m/(1 + $[I]/K_i$) : V_{max} et K_m sont divisés par le même facteur (1 + $[I]/K_i$),

1. On dit également « **incompétitif** » ; en anglais : ***uncompetitive*** ou ***anti-competitive***.

ce qui apparaît plus clairement dans le diagramme $1/v = f(1/[S])$, dans lequel la droite traduisant la cinétique en présence d'inhibiteur est parallèle à la droite obtenue en absence de ce dernier. La vitesse maximale est diminuée, mais la réduction du K_m traduit une augmentation de l'affinité pour le substrat en présence d'inhibiteur ; en effet, celui-ci déplace l'équilibre vers le complexe *ESI* et donc renforce en apparence la fixation du substrat sur l'enzyme.

L'inhibition anti-compétitive se rencontre rarement dans les réactions enzymatiques à un seul substrat. Ce type d'inhibition est plus fréquent dans les réactions nécessitant la fixation séquentielle de deux substrats sur l'enzyme : l'inhibiteur se fixe alors sur le complexe formé par l'enzyme et le premier substrat de la réaction.

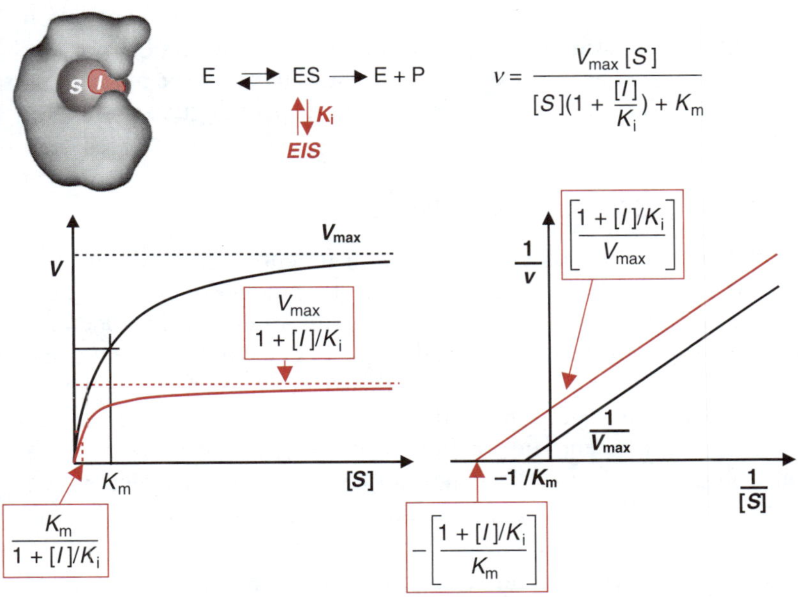

Figure 2.12 Inhibition anti-compétitive.
L'inhibiteur se fixe réversiblement sur le complexe ES et conduit au complexe ternaire inactif ESI. L'action de l'inhibiteur se traduit par une diminution conjointe de la vitesse maximale et de la constante de Michaelis : ces deux paramètres se retrouvent divisés par le même facteur $(1 + [I]/K_i)$, ce qui est mis en évidence dans le diagramme de Lineweaver-Burk par le parallélisme des deux droites obtenues en absence et en présence d'inhibiteur.

b) Inhibitions irréversibles

Un réactif pouvant former une liaison covalente avec un groupement réactionnel d'un site actif provoque une **inhibition irréversible**, car la liaison entre l'enzyme et cet inhibiteur est très stable. Par exemple l'iodoacétamide, un réactif spécifique des groupements –SH, inhibe irréversiblement les enzymes dont l'activité dépend d'une fonction thiol (ex. : la papaïne, une protéase à cystéine). Les produits mercuriels comme le *para*-hydroxymercuribenzoate réagissent également sur les fonctions thiol.

D'autres réactifs présentent en plus une affinité spécifique pour certains groupes d'enzymes ; c'est par exemple le cas des fluorophosphates organiques comme le di-isopropylfluorophosphate qui forme une liaison covalente avec les résidus sérine des sites actifs des protéases à sérine ou de l'acétylcholine estérase. Certains inhibiteurs irréversibles possèdent des spécificités très étroites car ils sont reconnus comme des substrats par les enzymes-cibles. Ils se fixent dans un premier temps au niveau du site enzymatique puis en assurent l'inactivation permanente ; en raison de ce mécanisme d'inhibition, ils ont reçu la qualification d'« **inhibiteurs suicide** ». : l'**aspirine** inhibe irréversiblement la **prostaglandine H synthase** ; les **pénicillines** inhibent spécifiquement les transpeptidases participant à la synthèse de peptidoglycane chez les bactéries.

2.4 CONTRÔLE DE L'ACTIVITÉ DES ENZYMES

Le métabolisme d'une cellule résulte du fonctionnement de milliers d'activités enzymatiques qui assurent la production de l'énergie chimique et son utilisation dans les biosynthèses et dans les fonctions cellulaires spécialisées. Il va sans dire que ces enzymes agissent d'une manière coordonnée. La modulation de chacune des étapes métaboliques est assurée à deux niveaux : la concentration et l'activité des enzymes. La concentration cellulaire de chacune des enzymes est fonction de l'expression des gènes qui les codent, mais également de leur vitesse de dégradation. Nous nous intéresserons ici aux différents mécanismes qui régulent l'activité des enzymes.

D'un point de vue général, les enzymes soumises à régulation subissent des changements de structure qui modifient la conformation du site actif, qu'ils interviennent à la suite d'une modification covalente du polypeptide ou de l'association de la protéine avec un ligand.

Changements de structure par protéolyse limitée

Certaines enzymes sont synthétisées sous la forme de **précurseurs inactifs** qui subissent une hydrolyse partielle pour apparaître sous la forme active. Ce mode de régulation est illustré par la production des enzymes protéolytiques chez les animaux. Par exemple, la digestion des protéines chez l'homme est assurée par des protéases sécrétées par l'estomac (pepsine) et par le pancréas (chymotrypsine et trypsine).

Les cellules sécrétrices synthétisent des polypeptides inactifs appelés **zymogènes**, qui sont ensuite transformés en enzymes actives à la suite d'une protéolyse limitée et spécifique.

Il suffit que la chaîne polypeptidique du **chymotrypsinogène** soit coupée entre l'arginine 15 et l'isoleucine 16 pour que l'activité de la **chymotrypsine** apparaisse. L'hydrolyse de cette unique liaison peptidique déclenche une modification de la structure tertiaire de la chaîne qui conduit au dévoilement du site actif. Ce mode d'activation permet d'éviter que les enzymes protéolytiques n'exercent une action dommageable sur les organes qui les sécrètent, en l'occurrence, le pancréas. Ces modes d'activation sont irréversibles ; il n'existe aucun système enzymatique capable de transformer en retour l'enzyme active en précurseur inactif. Le blocage de l'activité de ces enzymes est réalisé par la liaison irréversible avec des protéines inhibitrices spécifiques (inhibiteur trypsique du sérum, inhibiteur chymotrypsique du pancréas, etc.).

Ce mode d'activation se rencontre également dans les processus cellulaires. Par exemple, les **caspases** sont des protéases responsables de protéolyse étendue des protéines cellulaires lors de l'**apoptose**, processus de mort cellulaire programmée ; ces protéases existent normalement dans les cellules viables sous des formes inactives, les **pro-caspases**, transformées en caspases actives par protéolyse limitée lors du déclenchement de l'apoptose.

Modification covalente des résidus

Les protéines responsables de la régulation des voies métaboliques peuvent être transformées par addition d'un groupement, le plus souvent un phosphate. Ces **phosphorylations** sont assurées par des **protéines kinases** spécifiques. La modification covalente des enzymes cibles provoque un changement de structure et une modification des propriétés cinétiques. La glycogène phosphorylase est activée par un tel système : la glycogène phosphorylase b, enzyme de faible activité est transformée en glycogène phosphorylase a, active après phosphorylation.

Ces modifications covalentes sont réversibles, et la transformation inverse est catalysée par une enzyme qui détache le groupement ajouté. Par exemple, l'action de phosphatases spécifiques qui enlèvent les groupements phosphate fixés par les protéines kinases.

Modifications non covalentes : régulation de l'activité des enzymes allostériques

Les enzymes allostériques présentent des cinétiques différentes des cinétiques michaeliennes : contrairement à ces dernières, les courbes de saturation des enzymes allostériques témoignent d'une **fixation**

coopérative des molécules de substrats. De plus, la cinétique de ces enzymes peut être modifiée par des ligands (effecteurs allostériques) dont la structure est différente de celle du (ou des) substrat(s) (*allos* = différent, *stereos* = solide, volume, forme). Ces enzymes catalysent des réactions placées à des positions stratégiques du métabolisme et le contrôle de leur activité contribue à la régulation des flux métaboliques. Des modèles théoriques reposant sur la nature oligomérique et sur la flexibilité structurale des protéines peuvent rendre compte des propriétés des enzymes allostériques en fonction des substrats et des effecteurs.

a) Cinétiques coopératives

Coopérativité positive

Pour la grande majorité des enzymes allostériques, la variation de la vitesse en fonction de la concentration de substrat est décrite par une courbe sigmoïde (*fig. 2.13 A*). Ce type de cinétique est le signe d'une coopérativité positive. L'enzyme est un oligomère qui peut accepter plusieurs molécules de substrat et son affinité pour ce substrat augmente à mesure que la saturation progresse : la fixation d'une molécule de substrat favorise la fixation d'une deuxième molécule, et ainsi de suite jusqu'à l'occupation de tous les sites disponibles. Ainsi, une faible variation de concentration de substrat agit comme un **signal** auquel l'enzyme répond par une forte variation d'activité. Ces courbes sigmoïdes se démarquent des cinétiques michaeliennes pour lesquelles une variation importante de la concentration de substrat est requise pour obtenir une modification conséquente de l'activité enzymatique (*fig. 2.13 B*).

En règle générale, ces enzymes catalysent les **premières réactions irréversibles spécifiques** des voies métaboliques. Il s'agit par exemple de la phosphofructokinase-1 (PFK-1), qui catalyse la première réaction irréversible spécifique de la glycolyse, de l'isocitrate déshydrogénase, qui catalyse la première réaction irréversible spécifique du cycle tricarboxylique, de l'aspartate transcarbamylase, qui catalyse la première étape de la biosynthèse des nucléotides pyrimidiques, ou de la thréonine déshydratase, responsable de la première réaction spécifique de la voie de biosynthèse de l'isoleucine. Les positions stratégiques occupées par ces réactions justifient les propriétés de ces enzymes qui, en répondant aux différents signaux, se comportent comme autant de vannes qui ajustent les flux métaboliques en fonction des besoins cellulaires.

La régulation de ces activités enzymatiques devient particulièrement utile lorsque plusieurs réactions concurrentes, partageant les mêmes substrats ou donnant les mêmes produits, se déroulent dans le même compartiment cellulaire. Cette nécessité devient encore plus évidente lorsque deux enzymes catalysent des réactions inverses l'une de l'autre, comme par exemple la phosphofructokinase-1 et la fructose 1,6 bisphosphatase, enzymes-clés, respectivement, de la glycolyse et de la néoglucogenèse (voir § *5.2 Glycolyse* et § *7.2 Biosynthèse des glucides*).

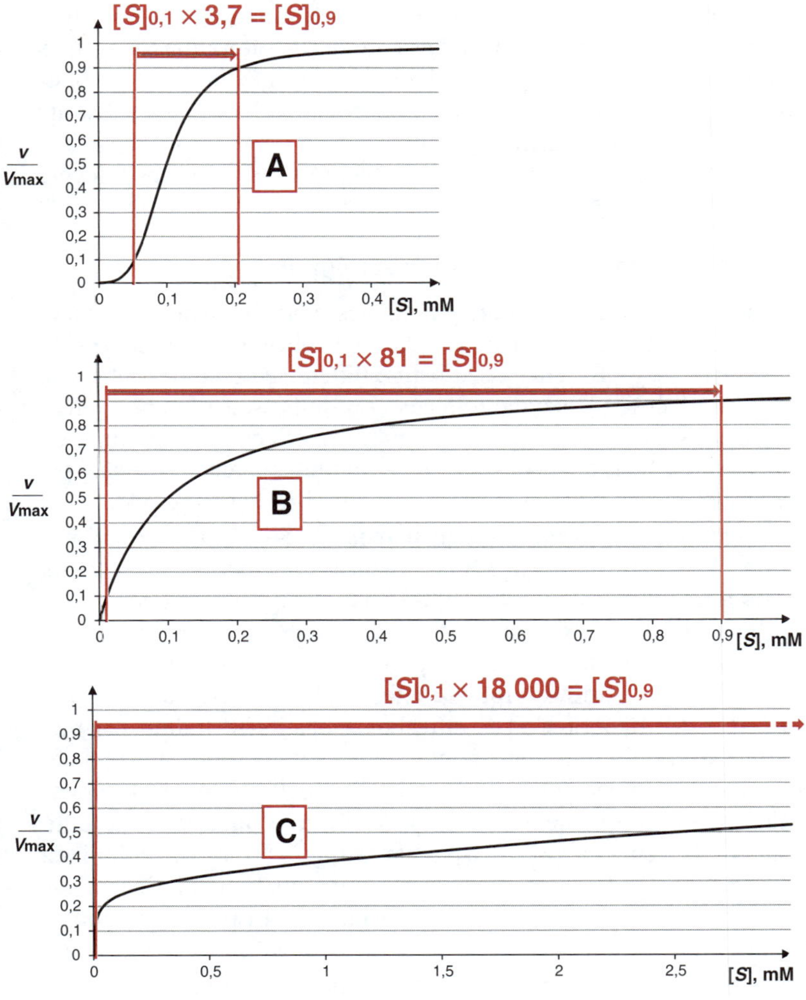

Figure 2.13 Cinétiques coopératives et cinétique michaelienne.

On a mentionné dans chaque diagramme le facteur multiplicatif de la concentration de substrat qui permet de passer de 0,1 v/V_{max} ($[S]_{0,1}$) à 0,9 v/V_{max} ($[S]_{0,9}$). Ce facteur est égal à 81 en absence de coopérativité (B : cinétique michaelienne), inférieur à 81 lorsque la coopérativité est positive (A : 3,7, cinétique de la PFK-1 de muscle strié en fonction de la concentration de fructose-6-phosphate) et supérieur à 81 lorsque la coopérativité est négative (C : 18 000, cinétique de la fructose 1,6 bisphosphate aldolase de la bactérie *Thermus aquaticus*).

Coopérativité négative

On observe une coopérativité négative lorsque l'affinité de l'enzyme pour les molécules de substrat diminue lorsque la saturation augmente : la fixation d'une molécule de substrat rend plus difficile la fixation de la deuxième molécule de substrat, et ainsi de suite jusqu'à l'occupation de tous les sites accessibles. Les courbes de saturation, de formes aplaties, laissent prévoir que l'activité de telles enzymes est particulièrement insensible aux variations de concentrations des substrats (*fig. 2.13 C*). La coopérativité négative est une propriété assez répandue, mais la signification physiologique de cette propriété est moins évidente que dans le cas de la coopérativité positive.

b) Effecteurs allostériques positifs et négatifs

L'action des **effecteurs allostériques** intéresse principalement les enzymes allostériques dont la cinétique présente le phénomène de coopérativité positive. Ces effecteurs, de structure différente du ou des substrats, peuvent soit activer l'enzyme (effecteurs positifs) soit l'inhiber (effecteurs négatifs) ; en outre, ils peuvent agir soit sur l'activité catalytique de l'enzyme soit, bien plus souvent, sur l'affinité apparente de l'enzyme pour le substrat (ou pour les substrats, ou pour l'un des substrats).

La cinétique de l'**aspartate transcarbamylase** (**ATCase**) en fonction de l'aspartate illustre très clairement les attributs des effecteurs allostériques positifs et négatifs. L'ATCase catalyse la première étape spécifique de la voie de biosynthèse des nucléotides pyrimidiques. Cette enzyme est inhibée par les produits terminaux de la voie de biosynthèse, la **cytidine triphosphate** (**CTP**) et l'**uridine triphosphate** (**UTP**) ; l'action de ces effecteurs négatifs se traduit par une diminution de l'affinité apparente de l'enzyme pour l'aspartate. L'enzyme est également sous le contrôle de l'**adénosine triphosphate** (**ATP**), un effecteur positif qui à son tour augmente l'affinité apparente de l'enzyme pour l'aspartate (*fig. 2.14*). L'action combinée des deux types d'effecteurs contribue à la modulation et à l'harmonisation des flux de production de nucléosides triphosphates en rapport avec la synthèse d'ARN.

En comparant la structure des substrats de l'ATCase avec celle des effecteurs allostériques, on conçoit aisément que ces derniers doivent se fixer sur des sites différents du site actif (*fig. 2.15*).

c) Simulation des courbes de saturation

Équation de Hill

On définira la saturation *Y* (ou **fraction de saturation**) comme étant le rapport du nombre de sites occupés par un ligand au nombre total

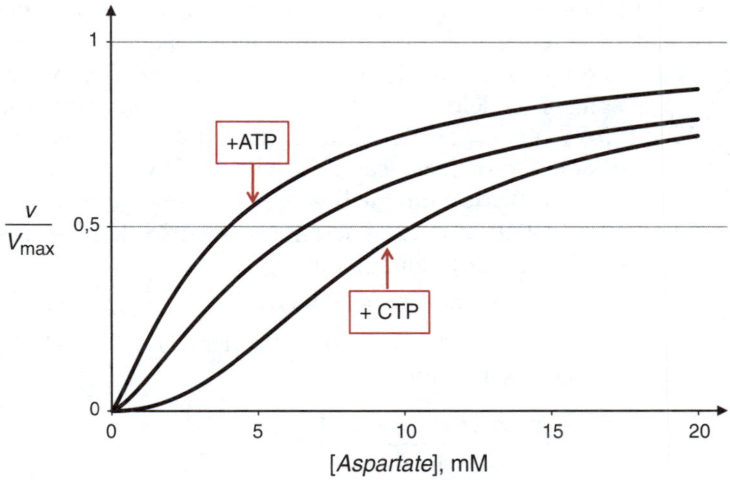

Figure 2.14 Cinétique de l'aspartate transcarbamylase en fonction de l'aspartate. L'ATP, effecteur allostérique positif, a pour effet d'augmenter l'affinité apparente de l'enzyme pour l'aspartate (diminution du $[S]_{0,5}$ observée en présence d'ATP 2 mM), et à l'inverse, la CTP, effecteur allostérique négatif diminue l'affinité apparente (augmentation du $[S]_{0,5}$ en présence de CTP 0,5 mM) ; l'UTP exerce son action exclusivement en présence de CTP, et en renforce l'effet sur l'affinité apparente.

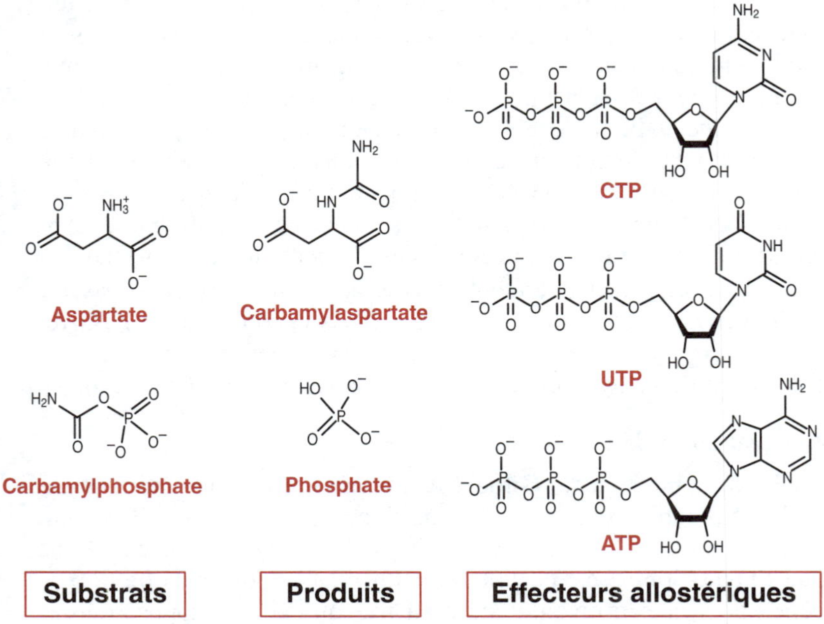

Figure 2.15 Comparaison des structures des substrats, des produits et des effecteurs allostériques de l'aspartate transcarbamylase.

de sites accessibles ($0 < Y < 1$). Une courbe de saturation représente l'évolution de Y en fonction de la concentration de ligand.

Toutes les théories concernant les propriétés des enzymes allostériques ont pris comme modèles de référence l'hémoglobine (Hb) et la myoglobine (Mb) pour justifier les différences entre les courbes de saturation de ces deux protéines : **coopérativité positive** dans le cas de l'hémoglobine, **saturation michaelienne** pour la myoglobine.

Archibald Hill (1910) propose la fixation réversible de plusieurs molécules de dioxygène sur l'hémoglobine :

$$Hb + nO_2 \rightleftharpoons Hb(O_2)_n \tag{2.21}$$

Cet équilibre, décrit par la constante $K = [Hb][O_2]^n/[Hb(O_2)_n]$, conduit à la fraction de saturation Y :

$$Y = \frac{\text{Nombre de sites occupés}}{\text{Nombre total de sites}} = \frac{[O_2]^n}{[O_2]^n + K} \tag{2.22}$$

Il est possible de déterminer les deux paramètres n et K à partir du diagramme en doubles coordonnées logarithmiques, dit diagramme de Hill (*fig. 2.16*) :

$$\log\frac{Y}{1-Y} = n\log[O_2] - \log K \tag{2.23}$$

Ce modèle ne repose en fait sur aucune réalité physique. En effet, la réaction décrite par l'*équation 2.21* suppose que les n molécules de dioxygène se fixent *simultanément* sur l'hémoglobine et, de la même manière, que la dissociation voit les n molécules de dioxygène quitter *simultanément* la molécule de protéine ; un modèle plus réaliste supposerait la fixation successive de 1, puis 2,…n molécules sur la protéine. En outre, la constante K ne peut être considérée comme une simple constante de dissociation, et la valeur de n est proche de 2,8, alors que l'hémoglobine possède 4 sites de fixation du dioxygène.

Le diagramme de Hill est toutefois très utile, car il permet de mesurer n, l'indice de coopérativité : $n > 1$ caractérise la coopérativité positive, $n < 1$, la coopérativité négative ; la saturation michaelienne (par exemple, dans le cas de la myoglobine) est caractérisée par $n = 1$ (*fig. 2.16*).

Équation d'Adair

En 1925, le biochimiste **Gilbert Adair** mesure le poids moléculaire de l'hémoglobine (68 000). Comme l'hémoglobine détient la même proportion de fer[1] que la myoglobine (PM 17 000) Adair en déduit que l'hémoglobine est capable de fixer quatre molécules de dioxygène, alors que la myoglobine n'en fixe qu'une. Il suppose que la

1. Sour forme de fer tétrapyrrole (noyau hème, site de fixation du dioxygène).

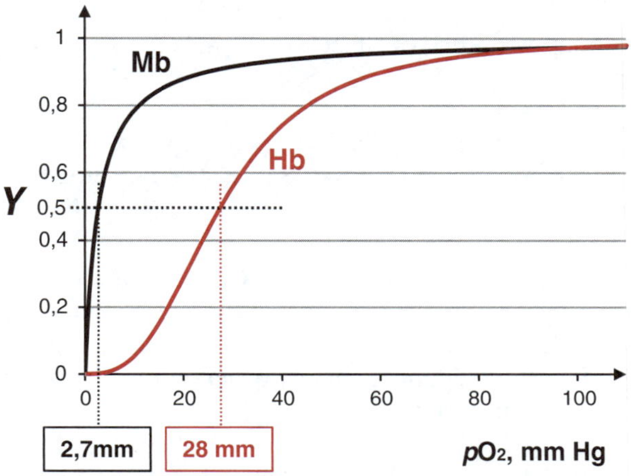

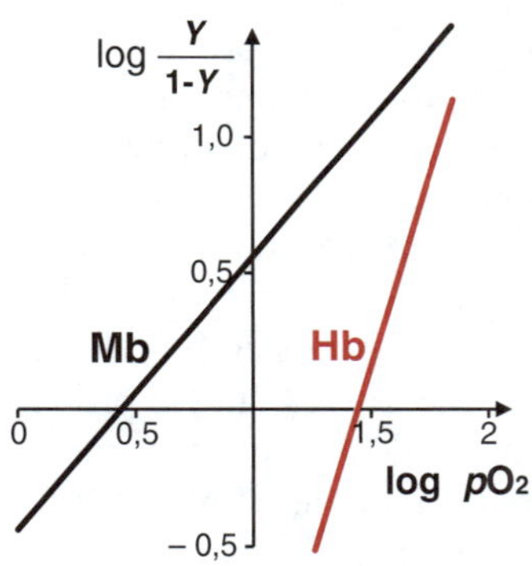

Figure 2.16 Courbes de saturation de l'hémoglobine (Hb) et de la myoglobine (Mb) ; diagrammes de Hill.

La courbe de saturation de la myoglobine est de nature michaelienne, et conduit à une droite de pente $n = 1$ dans le diagramme de Hill. La courbe sigmoïde obtenue avec l'hémoglobine conduit à une droite de pente $n = 2,8$ dans la représentation de Hill.

saturation partielle de l'hémoglobine induit des interactions qui favorisent la fixation ultérieure de molécules d'oxygène supplémentaires. Adair propose alors de décrire la fixation successive des quatre molécules par une équation de la forme suivante :

$$Y = \frac{\dfrac{[O_2]}{K_1} + 2\dfrac{[O_2]^2}{K_1K_2} + 3\dfrac{[O_2]^3}{K_1K_2K_3} + 4\dfrac{[O_2]^4}{K_1K_2K_3K_4}}{4\left\{1 + \dfrac{[O_2]}{K_1} + \dfrac{[O_2]^2}{K_1K_2} + \dfrac{[O_2]^3}{K_1K_2K_3} + \dfrac{[O_2]^4}{K_1K_2K_3K_4}\right\}} \qquad (2.24)$$

Cette équation fait apparaître les constantes de dissociation K_1, K_2, K_3 et K_4 des quatre complexes successifs formés par l'hémoglobine et le dioxygène :

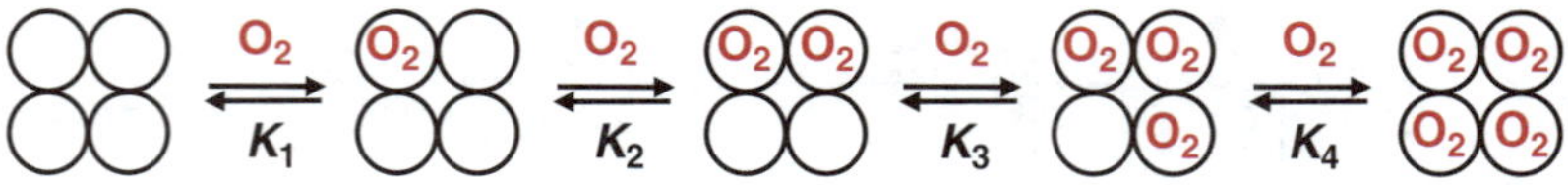

En prenant soin de donner aux quatre constantes des valeurs décroissantes ($K_1 > K_2 > K_3 > K_4$), on arrive par tâtonnements à reproduire assez fidèlement la saturation de l'hémoglobine par le dioxygène. Toutefois, à cette époque, aucune observation expérimentale ne pouvait justifier ces propriétés.

d) Modèles de transitions allostériques

Max Perutz a montré que la structure de l'hémoglobine évolue au cours de l'oxygénation. Des différences se manifestent à la fois au niveau de la conformation des sous unités (structure tertiaire) qu'au niveau de leur disposition relative (structure quaternaire). Une transition de conformation accompagne donc la fixation de l'oxygène ; des modifications de structure (tertiaire et quaternaire) sont également observées chez l'ensemble des enzymes et protéines allostériques au cours de la fixation des substrats et des effecteurs.

Plusieurs modèles théoriques ont été proposés pour rendre compte de ces propriétés. Nous décrirons brièvement le modèle de **Monod, Wyman** et **Changeux** (modèle **MWC**, 1965) et celui de **Koshland, Nemethy** et **Filmer** (modèle **KNF**, 1966). Ces deux modèles décrivent les protéines et les enzymes allostériques comme des oligomères constitués d'un nombre défini d'unités identiques appelées **protomères**. Un protomère est l'entité capable de fixer une molécule de chacun des substrats et une molécule de chacun des effecteurs allostériques, positifs (activateurs) ou négatifs (inhibiteurs). Le protomère peut être constitué d'une chaîne protéique unique, comme dans le cas de la PFK-1 de muscle, un homotétramère, ou bien de plusieurs chaînes, comme dans le cas de l'ATCase constituée de six protomères, chacun d'eux comprenant une sous-unité catalytique fixant les substrats et une sous-unité régulatrice fixant les effecteurs. Les deux modèles se distinguent l'un de l'autre par le type de transition allostérique : **transition concertée** pour le modèle MWC, **transition séquentielle** pour le modèle KNF.

■ Modèle concerté de Monod, Wyman et Changeux

Ce modèle propose que l'enzyme, ou la protéine, existe sous deux états conformationnels différents, notés T et R (exemple d'un dimère, *fig. 2.17*) dans lesquels les protomères jouent des rôles équivalents ; ce modèle exclut toute structure hybride contenant à la fois des protomères sous la forme T et d'autres sous la forme R. La molécule de protéine possède au moins un axe de symétrie, conservé dans l'une et l'autre des deux conformations. Chaque conformation présente des affinités particulières pour les substrats et pour les effecteurs.

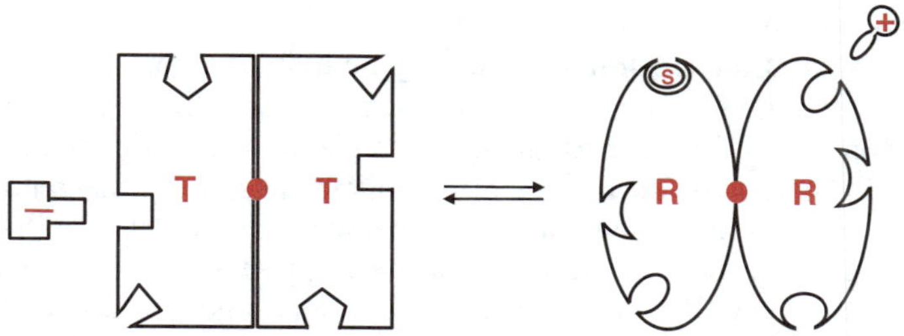

Figure 2.17 Transition allostérique : modèle concerté (Monod, Wyman et Changeux). L'enzyme prise comme exemple consiste en deux protomères, chacun pouvant fixer une molécule de substrat et une molécule de chacun des effecteurs, ici, un effecteur positif (désigné par le signe +) et un effecteur négatif (désigné par le signe –). L'enzyme existe sous deux conformations où les deux protomères jouent des rôles équivalents, ce qui implique la présence d'au moins un axe de symétrie rotationnelle (axe symbolisé par le point rouge central). La conformation T présente une affinité élevée pour l'effecteur négatif, alors que la conformation R est capable de fixer le substrat ou l'effecteur positif. Le modèle exclut toute présence de forme hybride (RT).

Supposons qu'en absence de substrat ou d'effecteurs la protéine existe principalement sous la forme TT pour laquelle le substrat présente une affinité réduite. Si l'on ajoute alors du substrat, ce dernier se fixera sur les protomères de conformation R, ce qui déplacera l'équilibre vers la forme RR pour laquelle il présente une forte affinité. Ce déplacement d'équilibre aura donc pour conséquence l'augmentation de la proportion de sites à forte affinité (R), aux dépens des sites dont l'affinité pour le substrat est réduite (T). Cette **transition conformationnelle**, conséquence de la fixation du substrat, est à l'origine de la coopérativité positive.

Un effecteur positif agira de la même manière sur l'équilibre conformationnel : il facilitera la fixation du substrat et augmentera donc l'affinité apparente de l'enzyme pour ce dernier. À l'inverse, un effecteur négatif, se fixant de préférence sur les protomères de conformation T, rendra plus difficile la fixation du substrat et aura l'effet opposé sur l'affinité apparente.

■ Modèle séquentiel de Koshland, Nemethy et Filmer

Dans ce modèle, les protomères peuvent également exister sous deux conformations différentes (T ou R) possédant des affinités particulières pour les substrats et les effecteurs. La symétrie, implicite dans le modèle concerté, n'est plus indispensable dans le cas présent ; en contrepartie, le modèle doit tenir compte de la géométrie particulière de l'assemblage des sous-unités, car les interactions au niveau des interfaces jouent des rôles essentiels dans la stabilisation des différentes conformations de l'enzyme. La transition allostérique trouve ici son origine dans un changement de conformation induit par la fixation, par exemple, du substrat.

La fixation d'un substrat sur une enzyme induit un changement de conformation local, une adaptation tridimensionnelle des groupements constituant le site enzymatique ; ce phénomène est connu sous le nom d'**ajustement induit**[1]. Dans le modèle allostérique séquentiel, on suppose en premier lieu que ce changement de conformation local se répercute sur l'ensemble du protomère qui passe alors sous la conformation R ; l'enzyme apparaît alors sous une forme hybride (hybride RT dans l'exemple d'un dimère, *fig. 2.18*). Les interactions entre les protomères R et T au niveau de leur interface jouent un rôle déterminant dans les propriétés de l'enzyme. Si ces interactions déstabilisent la conformation T au profit de la forme R, l'enzyme bascule facilement vers la forme RR ce qui a pour conséquence de faire apparaître des molécules d'enzyme avec une forte affinité pour le substrat ; l'enzyme présentera donc une coopérativité positive. À l'inverse, une forte stabilisation de la forme hybride RT aura pour conséquence une coopérativité négative.

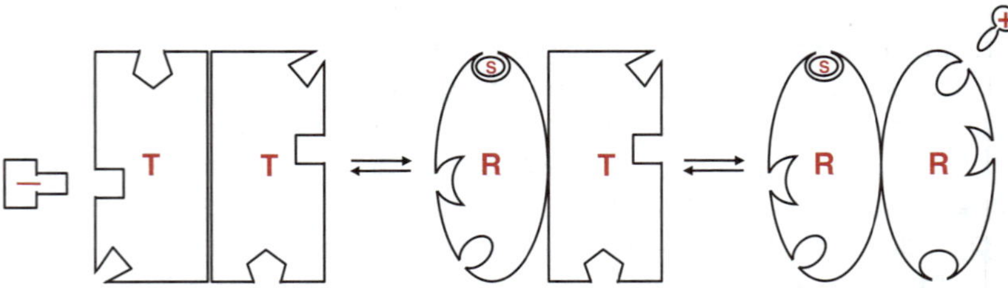

Figure 2.18 Transition allostérique : modèle séquentiel (Koshland, Nemethy et Filmer).

Le schéma reprend la figure précédente à laquelle on a joint la forme hybride RT. Noter la disparition de l'axe de symétrie. La forme hybride est obtenue après fixation du substrat sur l'un des protomères qui voit sa conformation passer de T à R (conséquence de l'ajustement induit). La stabilité de la forme hybride joue un rôle déterminant dans l'apparition de la coopérativité, positive si la forme hybride est moins stable que la forme RR, négative dans le cas inverse.

1. Traduction de l'anglais ***induced fit***.

L'action des effecteurs se décrit de la même manière, selon leur affinité pour les conformations T ou R de chaque protomère.

Comparaison des deux modèles

Dans le modèle concerté, la fixation de substrat (ou d'effecteur) provoque invariablement le déplacement de l'équilibre vers la forme pour laquelle cette molécule possède l'affinité la plus élevée. Ce modèle permet donc de décrire des phénomènes de **coopérativité positive**, mais se révèle incapable de rendre compte de la **coopérativité négative**.

Dans le modèle séquentiel, la présence simultanée de protomères T et R dans la même molécule (structures hybrides) permet d'envisager plusieurs éventualités ; par exemple, coopérativité positive ou négative pour un dimère (*fig. 2.18*). Lorsque l'enzyme contient un plus grand nombre de protomères, la saturation peut revêtir des aspects plus complexes qui ne peuvent être décrits, une fois encore, que par le modèle séquentiel. Par exemple, la fixation des quatre molécules de NAD^+ sur la **glycéraldéhyde-3-phosphate déshydrogénase** montre une coopérativité positive pour les deux premières, et négative pour les deux dernières molécules de coenzyme.

Si le modèle séquentiel peut décrire des systèmes plus variés que le modèle concerté, il faut toutefois considérer ces deux modèles comme des prototypes car chaque protéine présente son originalité propre et doit être traitée a priori comme un cas particulier. Pour ne parler que de l'hémoglobine, si les deux modèles permettent de décrire ses propriétés d'une manière satisfaisante, ils ignorent néanmoins que cette protéine est composée de deux chaînes α et de deux chaînes β dont les affinités pour l'oxygène sont fondamentalement différentes. En effet, l'oxygène se fixe en premier lieu sur les noyaux hèmes des chaînes α, ce qui déclenche la transition $T \rightarrow R$ des chaînes β, permettant la fixation du dioxygène sur ces dernières pour des pressions partielles plus élevées. Un modèle plus réaliste de l'hémoglobine tiendrait donc à la fois du modèle concerté et du modèle séquentiel.

Équation de Michaelis-Menten établie en condition d'état stationnaire

Si l'on adopte le schéma réactionnel :

$$E + S \underset{k_{+1}}{\overset{k_1}{\rightleftarrows}} ES \xrightarrow{k_{cat}} E + P$$

L'hypothèse de l'état stationnaire impose :

$$\frac{d[ES]}{dt} = 0 = k_1[E][S] - k_{-1}[ES] - k_{cat}[ES] \qquad (*)$$

Puisque la concentration totale d'enzyme $[E]_T$ est égale à la somme de $[ES]$ et $[E]$, la concentration d'enzyme libre :

$$[E] = [E]_T - [ES]$$

reportée dans (*), permet d'écrire :

$$k_1\{[E]_T - [ES]\}[S] - k_{-1}[ES] - k_{cat}[ES] = 0 \qquad (**)$$

On déduit de l'équation (**) la relation entre $[ES]$ et $[S]$:

$$[ES] = \frac{k_1[E]_T[S]}{k_1[S] + k_{-1} + k_{cat}} = \frac{[E]_T[S]}{[S] + \dfrac{k_{-1} + k_{cat}}{k_1}}$$

La vitesse initiale de la réaction : $v = k_{cat}[ES]$

se traduit donc par : $$v = \frac{k_{cat}[E]_T[S]}{[S] + \dfrac{k_{-1} + k_{cat}}{k_1}}$$

ou bien : $$\boxed{v = \frac{V_{max}[S]}{[S] + K_m}}$$

où $V_{max} = k_{cat}[E]_T$ et $K_m = \dfrac{k_{-1} + k_{cat}}{k_1}$

POINTS CLEFS

- Les enzymes, comme tous les autres catalyseurs, diminuent l'enthalpie libre d'activation des réactions qu'elles catalysent ($\Delta G^{\ddagger}$).

- Chaque enzyme fixe un substrat spécifique et assure sa transformation spécifique en produit. On n'observe pas de réaction secondaire, contrairement à beaucoup de réactions non enzymatiques.

- La catalyse enzymatique, transformation du complexe Enzyme-Substrat en complexe Enzyme-Produit, peut être assimilée à une réaction intramoléculaire (analogie avec le fonctionnement d'une machine-outil).

- Des analogues supposés des états de transition se révèlent être de très puissants inhibiteurs compétitifs des réactions enzymatiques concernées ; certains d'entre eux sont même utilisés à des fins thérapeutiques.

- La constante de Michaelis (K_m) est numériquement égale à la concentration de substrat pour laquelle on observe la moitié de la vitesse maximum d'une réaction catalysée par une enzyme.

- L'efficacité catalytique k_{cat}/K_m permet de comparer les performances des enzymes en présence de faibles concentrations de substrat ($[S] << K_m$).

- Les enzymes multiplient les vitesses de réaction, par un facteur d'accélération, k_{cat}/k_{non} en moyenne voisin de 10^6 mais qui peut monter jusqu'à ~ 10^{17}.

- Les enzymes allostériques doivent leurs propriétés à l'existence de plusieurs conformations dont les affinités sont différentes pour les substrats et effecteurs allostériques positifs (activateurs) ou négatifs (inhibiteurs).

EXERCICES

2.1 L'étude de la cinétique d'une enzyme donne les résultats mentionnés dans le tableau suivant où l'on indique en regard de chaque concentration de substrat la vitesse initiale en micromole de produit par litre et par minute.

[S] (mol.L^{-1})	v µmole.L^{-1}.min^{-1}	[S] (mol.L^{-1})	v µmole.L^{-1}.min^{-1}
5.10^{-5}	8	10^{-3}	71
10^{-4}	15	2.10^{-3}	89
2.10^{-4}	27	5.10^{-3}	105
5.10^{-4}	50	10^{-2}	112

a) Déterminer K_m et V_{max}.
b) La concentration d'enzyme était égale à 5.10^{-10} mole.L^{-1}. Calculer k_{cat} et le rapport k_{cat}/K_m.
c) Quelle serait la vitesse de la réaction pour une concentration de substrat égale à 2.10^{-2} M ?

2.2 On dispose d'une série de glycosidases spécifiques du même glycoside et caractérisées par les paramètres suivants :

Enzyme	k_{cat} (s^{-1})	K_m (mole.L^{-1})
1	3.10^3	3.10^{-3}
2	4.10^3	2.10^{-3}
3	6.10^2	6.10^{-5}
4	7.10^2	7.10^{-3}
5	2.10^4	2.10^{-2}

Laquelle de ces enzymes doit-on choisir, à concentration égale, pour obtenir l'activité la plus élevée en présence du substrat à la concentration de : **a)** 10^{-6} M ; **b)** 10^{-1} M ?

2.3 On désire prévoir l'activité d'une enzyme pour différentes concentrations de substrat, sachant qu'elle sera soumise à l'action d'un inhibiteur compétitif. Compte tenu des paramètres suivants :

$$[E]_T = 4.10^{-10}\text{ M} ; k_{cat} = 6.10^3\text{ s}^{-1} ; K_m = 2.10^{-4}\text{ M} ; K_i = 3.10^{-4}\text{ M},$$

a) Évaluer la vitesse de la réaction en mole.L^{-1}.min^{-1} pour les concentrations suivantes du substrat en l'absence d'inhibiteur :

$$5.10^{-5}, 10^{-4}, 2.10^{-4}, 5.10^{-4}, 10^{-3}, 2.10^{-3}\text{ M}.$$

b) Évaluer de nouveau la vitesse de la réaction, mais cette fois-ci en présence de l'inhibiteur compétitif à la concentration de 4.10^{-4} M. Pour quelle concentration de substrat retrouve-t-on 90 % de la vitesse maximale en présence de cette concentration d'inhibiteur compétitif ?

c) Comment évolueraient les vitesses de réaction calculées en **b)** si l'inhibiteur était en fait un inhibiteur non compétitif ? Serait-il alors possible de retrouver 90 % de la vitesse maximale en augmentant la concentration du substrat ? Justifier votre réponse.

2.4 On mesure l'activité d'une protéase en fonction de la concentration d'un peptide synthétique, en absence puis en présence d'un inhibiteur. Le tableau suivant indique la vitesse de la réaction (en μmole.L^{-1}.min^{-1}) pour les différentes concentrations de substrat et d'inhibiteur :

[*S*] mM	***v* ([*I*] = 0)**	***v* ([*I*] = 2,5 µM)**	***v* ([*I*] = 5 µM)**	***v* ([*I*]) = 10 µM)**
0,1	11,3	6,1	4,1	2,5
0,2	20,0	11,3	7,9	4,9
0,5	37,0	23,6	17,3	11,3
1,0	51,5	37,0	28,8	20,0
2,0	64,2	51,5	43,0	32,4
5,0	75,2	67,5	61,2	51,5
10,0	79,8	75,2	71,1	64,2

a) De quel type d'inhibition s'agit-il ? Justifier votre réponse.

b) Déterminer les paramètres V_{max}, K_m et K_i.

c) Dans cette série d'essais la concentration d'enzyme était égale à 5.10^{-8} M. Calculer la vitesse de la réaction pour les conditions suivantes :

$$[E]_T = 6.10^{-7} \text{ M} ; [S] = 8.10^{-4} \text{ M} ; [I] = 4.10^{-6} \text{ M}.$$

2.5 On effectue une série d'essais pour évaluer l'activité enzymatique de conversion de l'**angiotensine I** en **angiotensine II** (ACE) du sérum sanguin, au moyen d'une méthode spectrophotométrique utilisant un dérivé de tripeptide, le furylacroyl-Phe-Gly-Gly (FAPGG). L'hydrolyse de ce tripeptide au niveau de la liaison Phe-Gly s'accompagne d'une augmentation de l'absorbance à 345 nm. Les résultats sont convertis en milliunités d'ACE par millilitre de sérum.

Le tableau suivant indique l'activité d'un sérum en fonction de la concentration du substrat FAPGG et de différentes concentrations de trois inhibiteurs : Tuna1, un peptide isolé du thon (conc. 5 µM), HOE 498, un inhibiteur synthétique (conc. 10 pM), et l'**EDTA**, un chélateur des ions divalents (conc. 20 mM) :

FAPGG mM	v mU.mL^{-1}	v Tuna1	v HOE 498	v EDTA
0,01	1,75	0,67	0,75	0,66
0,02	3,29	1,27	1,46	1,24
0,05	7,00	2,69	3,38	2,63
0,10	11,20	4,31	6,03	4,20
0,20	16,00	6,15	9,92	6,00
0,50	21,54	8,28	16,20	8,08
1,00	24,35	9,36	20,52	9,13
2,00	26,05	10,02	23,69	9,77

a) Déterminer V_{max}, K_m, les types d'inhibition et les constantes K_i pour chaque inhibiteur.

b) L'effet inhibiteur de HOE 498 ne se manifeste pleinement qu'à condition d'incuber le sérum avec l'inhibiteur au minimum 40 minutes avant de commencer la mesure d'activité, alors que les deux autres molécules exercent leur action dès l'addition des solutions d'inhibiteur. Quelle conclusion pouvez-vous tirer de cette observation ?

c) L'ACE est une métalloprotéase dont l'activité dépend de la présence de deux ions Zn^{2+} dans le site actif. Justifier le mode d'action de l'EDTA.

d) En présence d'EDTA, l'enzyme retrouve son activité initiale si l'on introduit également des concentrations suffisantes des ions suivants dans le milieu : Zn^{2+}, Mg^{2+}, Ca^{2+}. Donner une justification de l'action de ces cations métalliques.

2.6 Les sels de lithium sont utilisés dans le traitement des troubles bipolaires, et la myo-inositol-1-phosphatase (IMPase) semble constituer la cible principale de l'ion Li^+. Pour mettre en évidence le mode d'action de Li^+, on mesure l'activité de l'IMPase, purifiée de cerveau de vache, en fonction de la concentration de l'inositol monophosphate (IMP) et en présence de différentes concentrations de chlorure de lithium (vitesse de production de phosphate en nmol.min^{-1}) :

[IMP] mM	[LiCl]			
	0	0,1 mM	0,2 mM	0,5 mM
0,05	0.044	0,041	0,039	0,032
0,1	0,063	0,057	0,052	0,041
0,5	0,095	0,081	0,071	0,052
1	0,101	0,086	0,075	0,054
2	0,104	0,088	0,077	0,055
5	0,106	0,090	0,078	0,056

a) Déterminer les vitesses maximales et les K_m apparents pour chaque série de mesure.

b) De quel type d'inhibition s'agit-il ? Déterminer la valeur de K_i.

2.7 Justifiez le facteur 81 qui caractérise les cinétiques michaeliennes (*fig. 2.13*).

2.8 On désire observer l'effet du L-maléate, analogue structural du L-aspartate, sur l'activité de l'aspartate transcarbamylase.

L-maléate 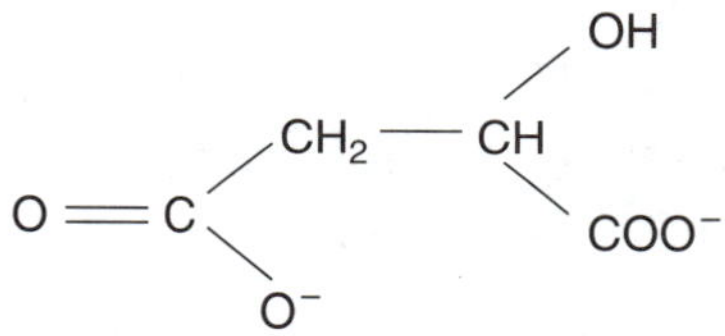

L'activité de cette enzyme est mesurée au cours de deux expériences différentes :

a) L'enzyme est placée dans un milieu contenant 4 mM d'ATP, effecteur positif de l'ATCase, et l'activité (nanomoles de carbamylaspartate par minute) est mesurée en fonction de la concentration d'aspartate en présence de différentes concentrations de L-maléate :

[Aspartate] mM	Sans maléate	Maléate 1 mM	Maléate 2 mM	Maléate 5 mM
0,5	0,20	0,11	0,08	0,04
1	0,34	0,20	0,15	0,08
2	0,51	0,34	0,26	0,15
5	0,73	0,57	0,46	0,30
10	0,85	0,73	0,64	0,46

b) L'activité de l'enzyme, à la même concentration que précédemment, est essayée dans le même milieu, cette fois-ci en l'absence d'ATP, et en présence d'aspartate à la concentration de 1 mM. On mesure les variations de l'activité en fonction de la concentration de maléate :

[Maléate] mM	Activité nmol/min	[Maléate] mM	Activité nmol/min
0	0,06	0,7	0,23
0,2	0,11	0,8	0,21
0,3	0,14	1	0,19
0,4	0,18	2	0,13
0,5	0,21	10	0,04

Quel est le rôle joué par l'ATP dans la première série de mesures ? Comment qualifier la cinétique de l'ATCase en fonction de l'aspartate, et comment se comporte le L-maléate ? Comment expliquez-vous la variation de l'activité en fonction du L-maléate dans la seconde série de mesures ?

SOLUTIONS

2.1 **a)** Indication : porter $1/v$ en fonction de $1/[S]$.

$$V_{max} = 1{,}2.10^{-4} \text{ mole.L}^{-1}.\text{min}^{-1} \text{ ; } K_m = 7.10^{-4} \text{ mole.L}^{-1}.$$

b) $k_{cat} = 4.10^3$ s^{-1} ; $k_{cat}/K_m = 5{,}7.10^6$ L.mole^{-1}.s^{-1}

c) $v = 1{,}16.10^{-4}$ mole.L^{-1}.min^{-1}

2.2 **a)** La concentration de substrat étant très inférieure à tous les K_m de la série, choisir l'enzyme n° 2, celle dont l'efficacité catalytique est la plus élevée.

b) la concentration de substrat est saturante pour toutes les enzymes, il faut donc choisir celle dont la constante catalytique est la plus élevée, l'enzyme n° 5.

2.3 Prévision des vitesses de réaction (formules des *figures 2.10* et *2.11*) ; en **b)**, la concentration de substrat permettant de restituer 90 % de la vitesse maximale est de $4{,}2.10^{-3}$ M, restitution impossible si l'inhibition est de type non compétitif comme en **c)**.

[S] mole.L^{-1}	A sans inhibiteur mole.L^{-1}.min^{-1}	B + inhibiteur compétitif mole.L^{-1}.min^{-1}	C + inhibiteur non compétitif mole.L^{-1}.min^{-1}
5.10^{-5}	$2{,}9.10^{-5}$	$1{,}4.10^{-5}$	$1{,}2.10^{-5}$
1.10^{-4}	$4{,}8.10^{-5}$	$2{,}5.10^{-5}$	$2{,}1.10^{-5}$
2.10^{-4}	$7{,}2.10^{-5}$	$4{,}3.10^{-5}$	$3{,}1.10^{-5}$
5.10^{-4}	$1{,}0.10^{-4}$	$7{,}4.10^{-5}$	$4{,}4.10^{-5}$
1.10^{-3}	$1{,}2.10^{-4}$	$9{,}8.10^{-5}$	$5{,}1.10^{-5}$
2.10^{-3}	$1{,}3.10^{-4}$	$1{,}2.10^{-4}$	$5{,}6.10^{-5}$

2.4 **a)** Il s'agit d'une inhibition compétitive car l'augmentation de la concentration de substrat restitue la vitesse maximale en présence d'inhibiteur (*fig. 2.10*).

b) $V_{max} = 8{,}5.10^{-5}$ mole.L^{-1}.min^{-1} ; $K_m = 6{,}5.10^{-4}$ mole.L^{-1} ;
$K_i = 2{,}5.10^{-6}$ mole.L^{-1}.

c) Calculer en premier lieu $k_{cat} = 28{,}3$ s^{-1} ; $v = 3{,}28.10^{-4}$ mole. L^{-1}.min^{-1}.

2.5 a) V_{max} = 28 mU.mL^{-1} ; K_m = 1,5.10^{-4} mole.L^{-1} ; Tuna 1 : non compétitif, K_i = 2,5.10^{-6} mole.L^{-1} (*fig. 2.11*) ; HOE 498 : compétitif, K_i = 7.10^{-12} mole.L^{-1} (*fig. 2.10*) ; EDTA : non compétitif, K_i = 1,2.10^{-2} mole.L^{-1} (*fig. 2.11*).

b) Compte tenu du type d'inhibition, de la valeur du K_i et de la lenteur de son action, le HOE 498 pourrait être un analogue de l'état de transition.

c) L'EDTA déplace les ions zinc complexés par l'enzyme, et diminue la concentration d'enzyme active, d'où l'inhibition apparemment non compétitive (voir *§ 2.3, p. 62*).

d) L'addition d'ions zinc permet de restituer la structure du site actif et donc également l'activité de l'enzyme. Les ions calcium et magnésium ne se fixent probablement pas sur le site actif de l'enzyme, mais étant complexés par l'EDTA ils en diminuent la concentration libre capable de complexer le zinc ; ils exerceraient donc une réactivation indirecte de l'enzyme.

2.6 Le diagramme en doubles inverses $1/v = f(1/[S])$ fournit une série de cinq droites parallèles, montrant que de l'inhibition de l'IMPase par le lithium est de type anti-compétitif. Les variations de la vitesse maximale apparente, comme les variations du K_m apparent permettent de mesurer la valeur expérimentale de K_i : 0,54 mM.

2.7 On obtient 10 % de la vitesse maximum pour $[S] = K_m/9$, et 90 % pour $[S] = 9 \times K_m$. Le rapport $[S]_{0,9}/[S]_{0,1}$ est donc égal à $9 \times 9 = 81$.

2.8 L'ATP maintient l'enzyme dans la conformation possédant une forte affinité pour l'aspartate (conformation R_6, l'ATCase est constituée de six protomères) ; la cinétique est de type michaelien, et le maléate se comporte comme un inhibiteur compétitif de l'aspartate. En absence d'ATP, la proportion de formes R est moins élevée, l'activité en présence d'aspartate 1 mM est réduite ; dans une première phase, pour les concentrations inférieures à ~0,7 mM, le maléate se fixe sur les sites de liaison de l'aspartate (sites vacants), et provoque la transition allostérique vers la forme R_6 et donc une augmentation de l'activité ; aux concentrations plus élevées, l'enzyme étant maintenue sous la forme R_6, le maléate se comporte de nouveau comme inhibiteur compétitif.

CHAPITRE 3

Glucides

PLAN

OBJECTIFS

- Connaître la structure des glucides les plus courants et leurs propriétés essentielles.
- Réaliser que cette classe de substances naturelles est extrêmement diversifiée.

3.1 INTRODUTION

Les **glucides** sont des composés universellement répandus dans la nature. Le glucose est présent dans toutes les cellules vivantes, tel quel ou sous forme de dérivés. Les polymères de glucose jouent également des rôles de premier plan. L'**amidon** et le **glycogène** comme réserves de carbone organique ; la cellulose – le polymère de glucose le plus abondant de la nature – assurant le soutien des tissus végétaux. La **chitine**, polymère de la N-acétylglucosamine, deuxième en importance après la cellulose, est le principal constituant de l'**exosquelette** des **Arthropodes**. Le **ribose** et le **désoxyribose** entrent dans la composition des acides nucléiques. Les glucides jouent également des rôles de molécules signal (glycoprotéines des substances de groupes sanguins et de groupes tissulaires). On distinguera les **oses** ou glucides simples, des **osides**, glucides composés de plusieurs molécules, dont l'hydrolyse fournira au moins une molécule d'ose.

3.2 LES OSES

Dénomination des oses

Les oses sont des molécules à chaîne carbonée non ramifiée, qui comportent nécessairement une fonction carbonyle, aldéhyde ou cétone, et dont tous les autres atomes de carbone portent des fonctions alcool, alcool primaire ou alcool secondaire.

La classification des oses tient compte à la fois de la nature de la fonction carbonyle et du nombre d'atomes de carbone. Ainsi, on distinguera les **aldoses** (aldéhydes) des **cétoses** (cétones) ; les glucides les plus simples comportent trois atomes de carbone : le **glycéraldéhyde**, aldose, et le **dihydroxyacétone**, cétose. Les glucides comportant quatre, cinq, six et sept atomes de carbone sont nommés respectivement **tétrose**s, **pentose**s, **hexoses** et **heptoses**. La combinaison des deux préfixes permettra de nommer plus précisément les glucides et de les distinguer : **aldotétrose**, **cétotétrose**, **aldopentose**, **cétopentose**, etc.

Isomérie des oses

Si l'on excepte le dihydroxyacétone, tous les oses comportent au moins un carbone asymétrique (**centre chiral**). Le carbone central du glycéraldéhyde est un centre chiral : ses quatre substituants sont différents. Il existe donc deux molécules de glycéraldéhyde, qui sont l'image l'une de l'autre dans un miroir, et qui ne peuvent se superposer. Si l'on représente la projection de ces molécules sur un plan d'après la convention de la *figure 1.3* (chapitre 1), on distinguera le **D-glycéraldéhyde**, dont la fonction alcool secondaire (carbone 2) est projetée à droite de la chaîne carbonée, du **L-glycéraldéhyde**, dont la fonction alcool secondaire est projetée à gauche. Ces deux molécules sont des **isomères optiques**, ou encore **énantiomères**. La configuration de ces deux molécules définit les deux familles d'oses.

Pour connaître l'appartenance d'un ose à la famille D ou L, on compare la configuration du carbone asymétrique le plus éloigné de la fonction carbonyle avec celle du carbone 2 du glycéraldéhyde. Si la fonction alcool est projetée à droite, l'ose appartient à la série D, et si la fonction alcool est projetée à gauche, il appartient à la série L.

Les molécules qui portent *n* centres chiraux peuvent être écrites de 2^n manières différentes.

Chez les oses, toutes les fonctions alcool secondaire sont portées par des centres chiraux. Les aldotétroses possèderont donc deux centres chiraux, et pourront s'écrire de quatre manières différentes : deux pour la série D et deux pour la série L. Les oses de la série D, présentés dans la *figure 3.1* regroupent essentiellement des oses communs ; l'**arabinose** et le **sorbose** le plus souvent trouvés dans la nature appartiennent à la série L, et sont les isomères optiques respectifs du D-arabinose et du D-sorbose, beaucoup moins fréquents. Certains oses ne diffèrent que par la configuration d'un carbone asymétrique ; ces molécules sont appelées **épimères**. Ainsi, le **D-galactose** est épimère du **D-glucose** : ils ne diffèrent que par la configuration du carbone 4 ; par ailleurs, le **D-mannose** et le D-glucose, également épimères, ne diffèrent que par la configuration du carbone 2.

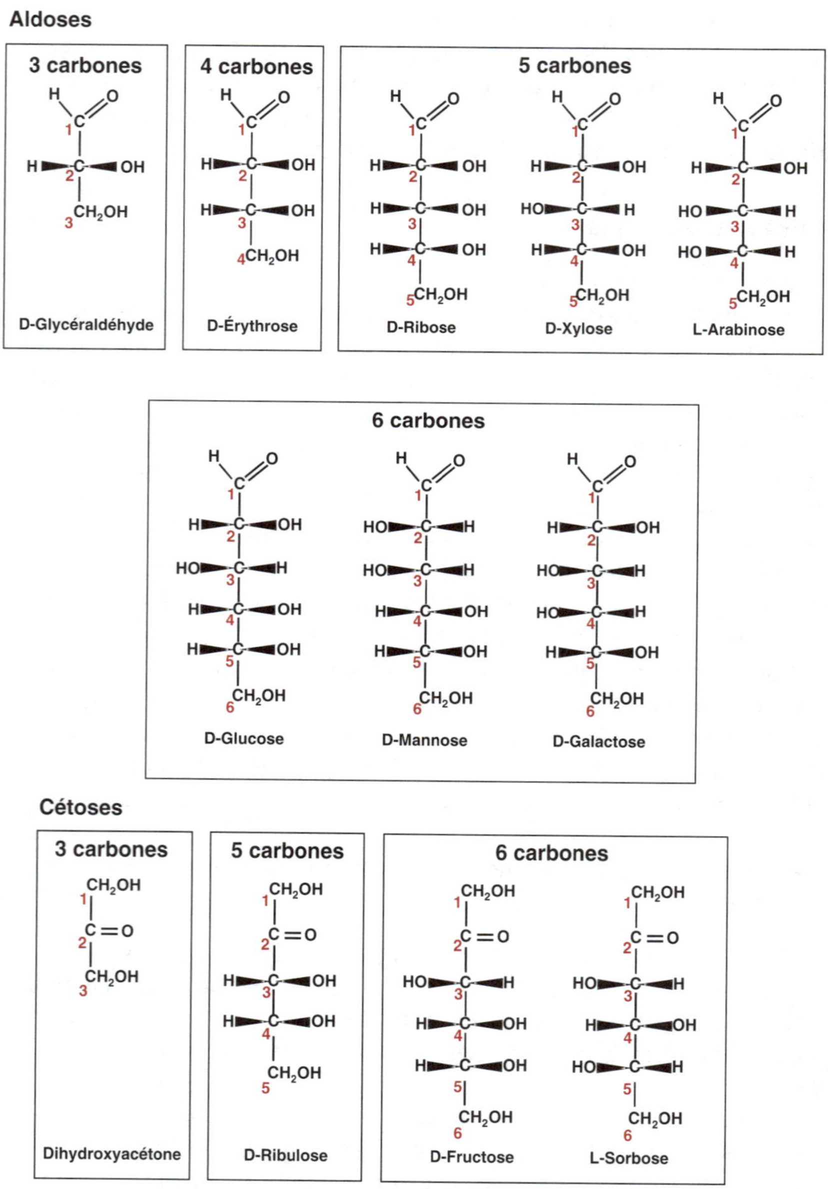

Figure 3.1 Formules développées des oses les plus courants.
L'**arabinose** et le **sorbose** présentés appartiennent à la série L.

Structure cyclique des oses

Les formules de la *figure 3.1* permettent de reconnaître les oses par la projection de leur formule développée ; toutefois, cette convention d'écriture ne rend pas compte de la conformation spatiale des oses les plus communs.

En effet, les pentoses et les hexoses adoptent des structures cycliques ; la formation de ces structures tient à deux raisons. En premier lieu, les fonctions carbonyle peuvent réagir avec une fonction alcool pour former des composés d'addition, **hémiacétal** dans le cas des aldéhydes, **hémicétal** dans celui des cétones (*fig. 3.2*). En second lieu, les chaînes carbonées des oses sont flexibles, et les fonctions carbonyle des oses peuvent se trouver facilement à proximité de fonctions alcool de la même molécule : des **hémiacétals internes** pourront donc se former facilement (*fig. 3.3*).

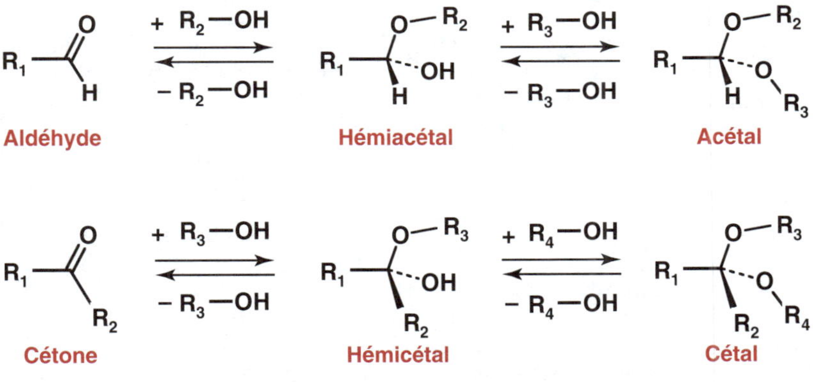

Figure 3.2 Les fonctions alcool peuvent réagir avec les fonctions carbonyle, **aldéhyde** ou **cétone** pour donner des composés d'addition.

On pourra obtenir deux molécules cycliques différentes, selon le mode d'attaque de la fonction alcool sur la fonction carbonyle : la forme α si la fonction –OH résultant de la réaction d'addition et le groupe CH_2OH sont situés du même côté du plan du cycle formé, β s'ils sont situés de part et d'autre du cycle. La formation de l'hémiacétal interne crée donc un nouveau carbone asymétrique au niveau du carbone porteur de la fonction carbonyle ; ce carbone sera qualifié de **carbone anomère** ; le même qualificatif désignera les deux formes α et β (**formes anomères**).

Dans le but de souligner la nature cyclique du glucose, on le désigne sous le nom de **glucopyranose**, par référence à la molécule de **pyrane**, hétérocycle comportant cinq atomes de carbone et un atome d'oxygène

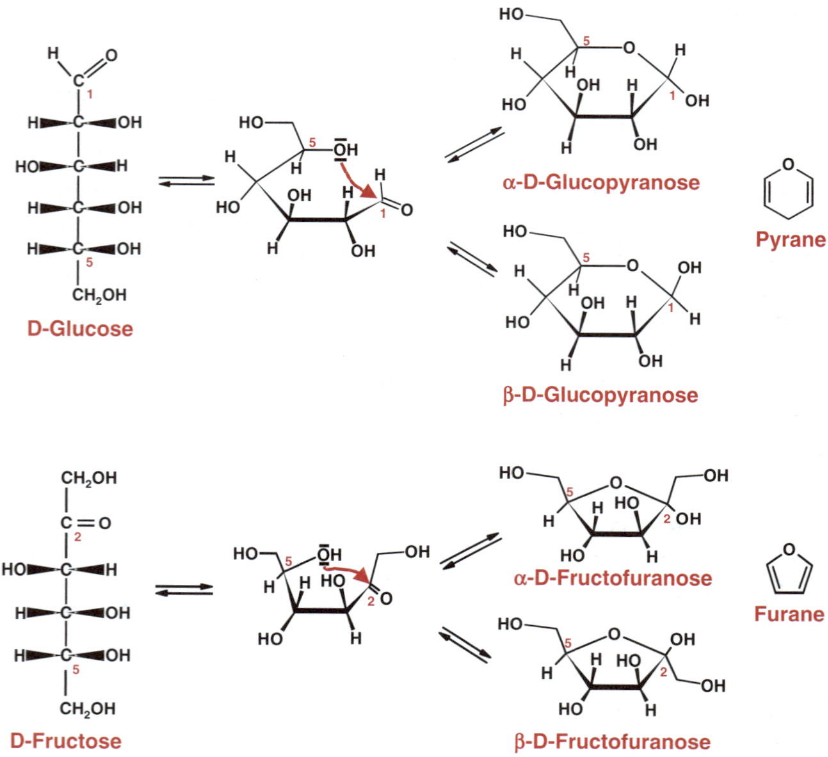

Figure 3.3 Cyclisation du glucose et du fructose.
Les cycles se forment à la faveur d'une addition interne de fonction alcool sur le carbonyle et créent un carbone asymétrique supplémentaire. Les cyclisations indiquées sont les plus fréquemment observées pour chacun des deux sucres.

(*fig. 3.3*). La réaction intramoléculaire de la fonction alcool en 5 du **fructose** avec la fonction cétone (carbone 2) donnera les formes cycliques (hémicétaliques) du fructose, appelées **fructofuranose**, par référence au **furane**, hétérocycle à quatre atomes de carbone et un atome d'oxygène (*fig. 3.3*).

Les formes cycliques α et β diffèrent, en particulier, par leur **pouvoir rotatoire**. Une solution faite à partir de glucose cristallisé commercial (α-D-glucose) évolue spontanément vers un équilibre contenant environ 30 % de forme α et 70 % de forme β ; cette évolution (phénomène de **mutarotation**) peut être suivie en observant le pouvoir rotatoire de la solution. En passant d'une forme anomère à l'autre, la molécule transite par la forme ouverte qui représente, à l'équilibre, moins de 1 % de l'ensemble des molécules d'ose. Une enzyme, la **mutarotase**, accélère la mutarotation *in vivo*.

Conformation des oses

La représentation cyclique du glucose de la figure 3.3 est une image de la molécule vue en perspective. Bien que la molécule dessinée soit hexagonale et plane, les angles formés par les liaisons C–C–C et C–O–C ne sont pas égaux à 120° dans la molécule. L'aspect de la molécule de glucose se rapproche plutôt de la molécule de **cyclohexane** (*fig. 3.4*).

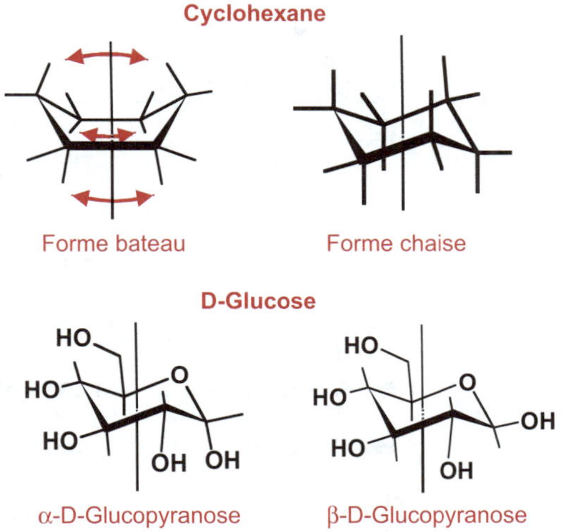

Figure 3.4 Conformations spatiales du **cyclohexane** et du glucose.
La molécule de cyclohexane (C_6H_{12}) peut adopter deux conformations, **chaise** ou **bateau**. La répulsion des hydrogènes axiaux défavorise la conformation bateau au profit de la conformation chaise qui assure l'éloignement maximal des atomes liés aux carbones. Le même principe s'applique au glucose en solution, mais s'y ajoutent les interactions avec les molécules d'eau qui jouent dans le même sens ; le solvant stabilise légèrement la forme β ($[\alpha]/[\beta] \approx 0{,}43$).

Les groupements fixés sur les atomes de carbone peuvent adopter deux types de positions, équatoriale, lorsqu'ils sont situés dans le plan moyen de la molécule, ou axiale, lorsqu'ils sont dirigés selon un axe perpendiculaire à ce plan. Les positions axiales favorisent les interactions (répulsions) entre groupements voisins ; à l'inverse, les positions équatoriales sont des facteurs de stabilité.

La molécule de cyclohexane peut prendre deux conformations, **chaise** ou **bateau**. Dans la conformation bateau, les hydrogènes en position axiale se repoussent mutuellement, alors que ces répulsions sont nettement amoindries dans la conformation chaise ; cette dernière forme est plus stable que la forme bateau. Les conformations de type chaise sont donc souvent favorisées chez les oses formant un cycle pyranique.

Oses modifiés

La diversité des glucides s'explique également par l'existence d'un grand nombre de molécules dérivées d'oses simples, produites à la suite de réactions très variées. Les dérivés naturels d'oses joueront des rôles biologiques importants, du point de vue structural comme du point de vue métabolique.

a) Oxydation de la fonction carbonyle → acides aldoniques

L'oxydation de la fonction aldéhyde des aldoses conduit à la formation d'acides aldoniques, tels l'**acide gluconique** (*fig. 3.5*), dérivé du glucose, ou l'acide galactonique, dérivé du galactose.

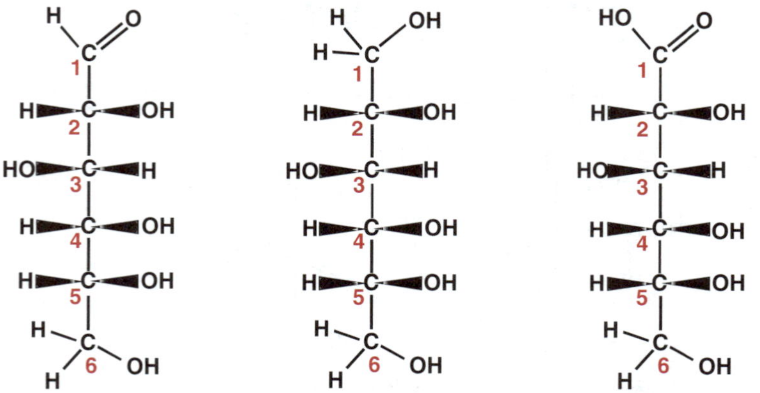

Figure 3.5 Structures du D-glucitol et de l'**acide D-gluconique.**
La réduction de la fonction carbonyle du D-glucose conduit au D-glucitol ; l'oxydation de cette même fonction conduit à l'acide D-gluconique. Contrairement au D-glucose, ces deux dérivés existent uniquement sous forme linéaire, non cyclisée ; en outre, l'acide gluconique, dont le pK_a est égal à 3,8, se présente essentiellement sous forme ionisée à pH neutre.

En présence d'aldose, le cuivre cuivrique de la liqueur de **Fehling** (sel de Cu^{II} bleu) est réduit en cuivre cuivreux Cu^{I} (oxyde de cuivre Cu_2O insoluble, rouge) ; ce test permet de détecter le **glucose** éventuellement présent dans les urines. Actuellement, les méthodes enzymatiques ont supplanté les méthodes chimiques (voir *l'encart en fin de chapitre*).

b) Réduction de la fonction carbonyle → polyalcools

Les fonctions aldéhyde peuvent être transformées en fonctions alcool par réduction, soit chimique (borohydrure de sodium), soit enzymatique (aldose réductase + NADH). On obtient ainsi des polyalcools, tels le **D-glucitol** (*fig. 3.5*) à partir du D-glucose, le **D-mannitol** à partir du **D-mannose** ou le **D-galactitol** à partir du D-galactose.

c) Oxydation du n^{ième} carbone → acides uroniques

L'oxydation de la fonction alcool primaire portée par le *n*ième carbone d'un ose conduit à un acide carboxylique appartenant au groupe des acides uroniques. Par exemple l'oxydation du carbone 6 du glucose conduit à l'**acide glucuronique** (*fig. 3.6*) ; l'oxydation du galactose conduit à l'**acide galacturonique**. Les acides uroniques entrent dans la composition des **glycosaminoglycanes** (voir *§ 3.3 Hétéropolyosides, p. 103*). En outre, l'acide glucuronique joue un rôle important dans l'élimination de déchets métaboliques ou de molécules toxiques, sous forme de glucurono-conjugués, produits du métabolisme hépatique et éliminés par l'urine (ex : bilirubine diglucuronide).

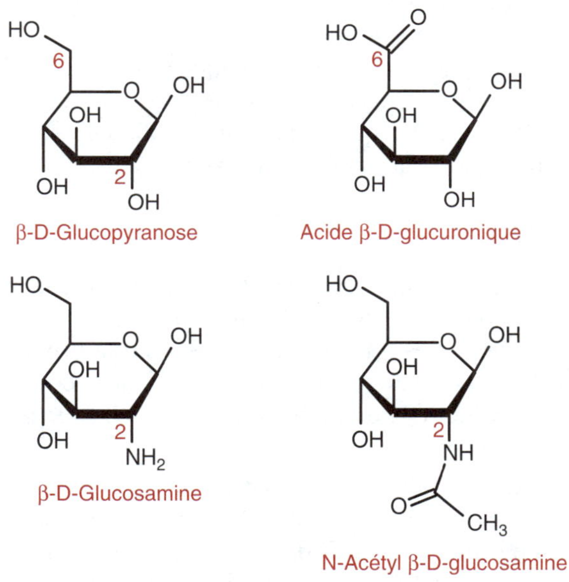

Figure 3.6 Structures de l'acide D-glucuronique, de la glucosamine et de la N-acétyl-glucosamine.

Ces trois composés se présentent sous forme cyclique, comme le glucose dont ils sont dérivés ; compte-tenu du pK_a de l'acide glucuronique (3,2), cette molécule se présente à l'état dissocié à pH neutre.

e) Osamines

Les osamines proviennent de la substitution d'une fonction alcool d'un ose par une fonction amine. Les **hexosamines**, comme la **glucosamine** (*fig. 3.6*), la **galactosamine** ou la **mannosamine** sont les plus rencontrées, et résultent de la modification de la fonction alcool en position 2 de l'ose correspondant ; on notera que la configuration du carbone 2 est conservée.

Les osamines entrent dans la composition de polyosides (chitine, glycosaminoglycanes) où elles se trouvent principalement sous forme acétylée : **N-acétyl-glucosamine** ou **N-acétyl-galactosamine** voir *tableaux 3.1et 3.2* et *§ 3.3 Hétéropolyosides, pp. 100-105*). On retrouve la structure de la N-acétylmannosamine dans les molécules d'**acides sialiques** (voir plus loin : *h- acides sialiques*)

f) Désoxyoses

Les désoxyoses résultent de la réduction d'une fonction alcool primaire ou alcool secondaire des oses correspondants. Par exemple, le **L-fucose** et le **L-rhamnose** sont deux désoxyhexoses comportant un groupe méthyl en position 6, en remplacement des groupes hydroxyméthyl respectifs du L-galactose et du L-mannose.

Constituant de l'acide désoxyribonucléique (ADN), le déoxyribose est certainement le plus répandu des désoxyoses, et consiste en une molécule de ribose dans laquelle la fonction alcool secondaire en position 2 est remplacée par un atome d'hydrogène.

g) Oses phoshorylés

Les oses se trouvent fréquemment à l'état estérifié par l'acide phosphorique et ces esters de phosphate représentent les formes métaboliquement actives des oses. Les fonctions estérifiées seront principalement les fonctions alcool primaire (C6 des hexoses, C5 des pentoses), mais également la fonction –OH du carbone anomère (dans le **glucose-1-phosphate**, par exemple).

Dans les acides nucléiques, contenant du ribose (ARN) ou du désoxyribose (ADN), chaque molécule d'acide phosphorique estérifie la fonction alcool primaire en 5' d'un pentose et la fonction alcool secondaire en 3' du pentose suivant de la chaîne de polymère ; les molécules de ribose (des ARN) et les molécules de désoxyribose (des ADN) sont donc réunies par des fonctions **phosphodiester 5'-3'**. On rencontre également des fonctions phosphodiester dans certains nucléotides comme l'**AMP cyclique**, où une molécule d'acide phosphorique estérifie la fonction alcool en 5' et la fonction alcool en 3' de la même molécule de ribose.

h) Acides sialiques

La famille des acides sialiques regroupe tous les dérivés naturels ou synthétiques de l'acide neuraminique, une molécule constituée de neuf atomes de carbones qui résulte de la condensation de l'acide pyruvique avec la D-mannosamine (*fig. 3.7*).

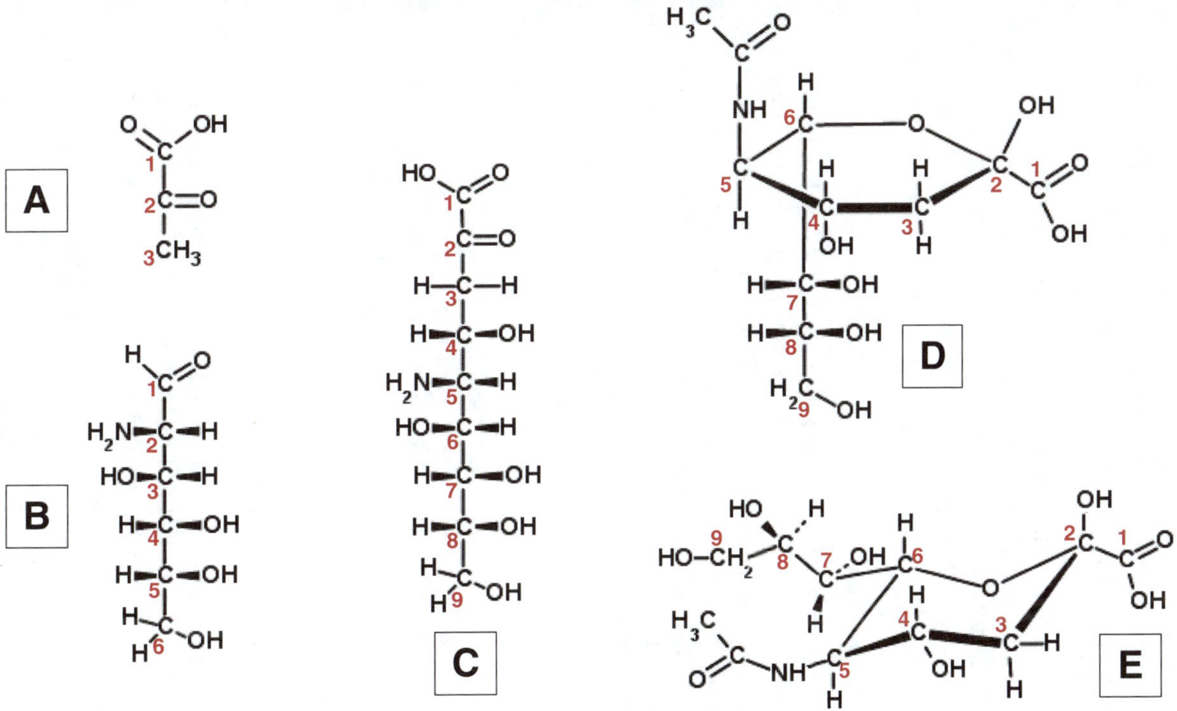

Figure 3.7 Structures de l'acide neuraminique et de l'acide N-acétyl-neuraminique (acide sialique).

Les atomes de carbone de l'acide neuraminique (C) proviennent de l'acide pyruvique (A) et de la D-mannosamine (B). L'acide N-acétyl-neuraminique (D) existe essentiellement sous forme cyclisée (cycle pyranique, ici sous la forme β) ; cette molécule adopte une conformation de type chaise (E) dans laquelle tous les groupements encombrants se retrouvent en position équatoriale (comparer avec la conformation chaise du glucose, *fig. 3.4*).

L'**acide neuraminique** se cyclise spontanément par formation d'un pont hémicétal entre la fonction alcool en 6 et la fonction cétone en 2 ; en outre, la fonction amine en 5 est toujours substituée, par un groupe acétyl (CH_3–CO–) ou par un groupe glycolyl (CH_2OH–CO–). L'**acide N-acétyl-neuraminique** (*fig. 3.7*) – ou acide sialique proprement dit – est le représentant majoritaire de la famille des acides sialiques naturels qui se différencient par des substitutions très variées venant modifier une ou plusieurs des fonctions – alcool ou amine – de la forme cyclisée.

Les acides sialiques entrent dans la composition des chaînes osidiques de glycoprotéines et de glycolipides ; ils participent ainsi aux processus d'interaction et de reconnaissance cellulaires. Ils peuvent aussi permettre l'attachement d'agents pathogènes dont ils constituent les cibles spécifiques, comme par exemple les virus de la grippe.

i) Alkylation des oses

L'étude de la structure des oses fait appel aux méthodes de chromatographie comme la **chromatographie sur couche mince** et surtout la **chromatographie en phase gazeuse**. Cette dernière méthode nécessite la transformation des oses en dérivés volatils. On transformera les oses par alkylation des fonctions hydroxyle libres. Par exemple, la méthylation complète du glucopyranose donnera le **1, 2, 3, 4, 6 pentaméthyl glucose**. Ces techniques de **dérivatisation** trouvent leur pleine utilité dans l'analyse des enchaînements et des branchements des polyosides (voir *§ 3.3 Holosides, p. 97*).

3.3 LES OSIDES

Les **osides** représentent des molécules dont l'hydrolyse fournit une ou plusieurs molécules d'oses. On distinguera les **holosides**, composés uniquement d'oses ou de molécules dérivées d'oses, des **hétérosides**, composés d'oses et de molécules non glucidiques.

Formation de la liaison osidique

La cyclisation des oses nous a menés à décrire la formation des fonctions **hémiacétal** et **hémicétal**. Les fonctions carbonyle peuvent en fait réagir avec deux fonctions alcool et former des **acétals** et des **cétals** (*fig. 3.2*). Ainsi, le glucose peut réagir avec une molécule d'alcool méthylique pour former un acétal, le 1-*O*-méthylglucoside. La liaison entre le méthyle et l'ose portera le nom de liaison osidique.

Des réactions identiques, du moins quant à la nature de la liaison formée, pourront intervenir entre des molécules d'oses, pour former des **holosides**. Si la liaison intervient avec une molécule non glucidique, le produit sera un **hétéroside** ; les **ribonucléosides** et les **ribonucléotides** sont des hétérosides dans lesquels le carbone anomère du ribose forme une liaison osidique avec une base azotée. Pour la plupart d'entre elles, les liaisons osidiques sont instables en milieu acide.

Holosides

Le point commun de ces molécules est la présence de liaisons osidiques entre toutes les unités glucidiques ; il s'agit en fait d'un groupe hétérogène de substances naturelles où l'on distinguera les molécules entre elles par la nature et le nombre des unités glucidiques. Nous évoquerons essentiellement les **diholosides** et les **polyosides**.

a) Diholosides

Les diholosides viennent de la formation d'une liaison osidique entre deux molécules d'oses ; selon la nature de la liaison, on distinguera les diholosides réducteurs des diholosides non réducteurs. Les diholosides les plus courants se composent de deux molécules d'hexoses.

Diholosides réducteurs

Un **diholoside réducteur** est formé lorsque la liaison osidique intervient entre la fonction hémiacétal d'un ose et l'une des fonctions alcool d'une deuxième molécule d'ose (*fig. 3.8*). L'un des deux carbones anomères reste libre et conserve donc la propriété de réduire les ions minéraux (comme Cu^{II}) ; l'unité glucose portant cette fonction sera nommée « extrémité réductrice » et l'autre unité glucose, dont le carbone anomère sera engagé dans la liaison osidique, sera désignée par « extrémité non réductrice ».

Le **maltose**, produit de l'action des amylases sur l'amidon ou le glycogène, présente une liaison osidique entre le carbone anomère (configuration α) d'une molécule de glucose et la fonction alcool en 4 d'une deuxième molécule de glucose. Le **lactose**, sucre trouvé exclusivement dans le lait, résulte de la liaison entre le carbone anomère du galactose (configuration β) et la fonction alcool en 4 d'une molécule de glucose.

Le lactose est un diholoside particulièrement résistant à l'hydrolyse acide.

Diholosides non réducteurs

Un diholoside non réducteur est produit lorsque les fonctions hémiacétal de deux oses réducteurs réagissent pour former une liaison osidique (*fig. 3.8*) ; il s'agit alors d'une **liaison diosidique**. Par exemple, le **saccharose** est produit par la formation d'une liaison diosi-

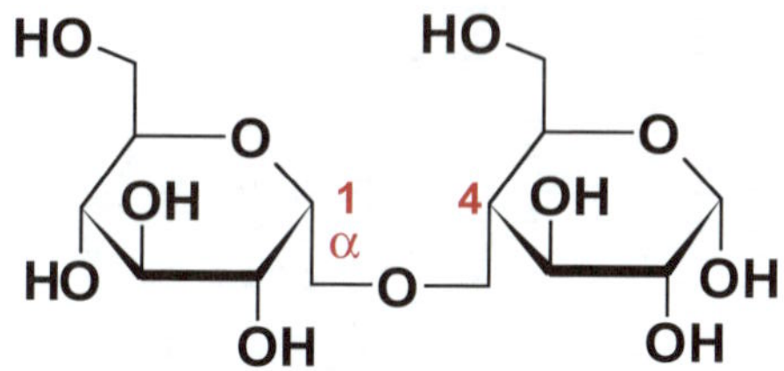

<u>Maltose</u> (forme α) αGlc(1 → 4)Glc
O-α-D-glucopyranosyl-(1 → 4)-α-D-glucopyranose

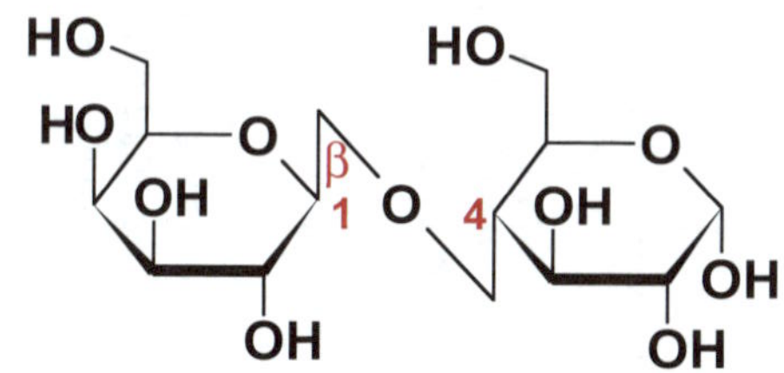

<u>Lactose</u> (forme α) βGal(1 → 4)Glc
O-β-D-galactopyranosyl-(1 → 4)-α-D-glucopyranose

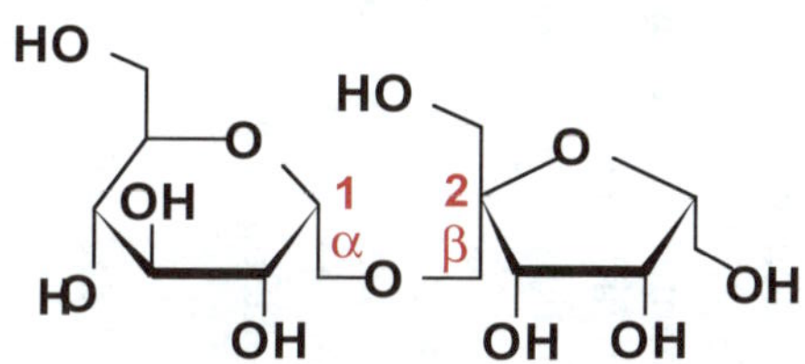

<u>Saccharose</u> α–Glc-(1 → 2) –β–Fru
O-α-D-glucopyranosyl-(1 → 2)-β-D-fructopyranoside

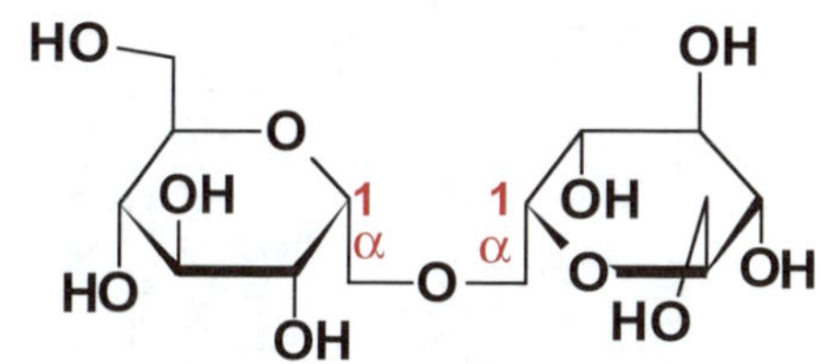

<u>Tréhalose</u> α–Glc-(1 → 1)-α–Glc
O-α-D-glucopyranosyl-(1 → 1)-α-D-glucopyranoside

Figure 3.8 Structure de quatre diholosides.

Le **maltose** et le **lactose** sont réducteurs, à l'inverse du **saccharose** et du **tréhalose** où la liaison entre les hexoses fait intervenir les deux carbones des fonctions carbonyle (**liaison diosidique**).

dique entre le carbone 1 du glucopyranose et le carbone 2 du fructofuranose. Le **tréhalose**, présent chez les champignons, les levures et les insectes, est un diholoside non réducteur constitué de deux molécules de glucopyranose.

b) Polyosides

Ces molécules sont formées par la réunion d'un nombre variable d'unités d'oses, nombre qui peut aller de quelques dizaines à quelques dizaines de milliers. On distinguera les **homopolyosides**, polymères d'oses ou de dérivés d'oses de même type, et les **hétéropolyosides**, produits de la condensation de types différents d'oses ou de molécules dérivées.

Homopolyosides

Le *tableau 3.1* regroupe un certain nombre d'**homopolyosides** remarquables ; certains d'entre eux méritent plus d'attention que d'autres, au vu de leur importance biologique.

L'**amidon** est la substance glucidique de réserve des végétaux. Il se présente dans les cellules sous forme de grains qui sont composés de deux substances distinctes, l'**amylose** et l'**amylopectine**.

L'amylose est une molécule constituée de l'enchaînement linéaire de molécules de glucose en liaison glycosidique α(1 → 4) (*fig. 3.9*) : la

A

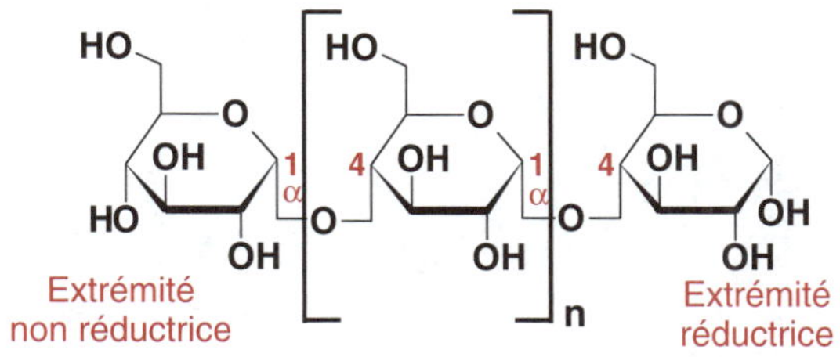

B

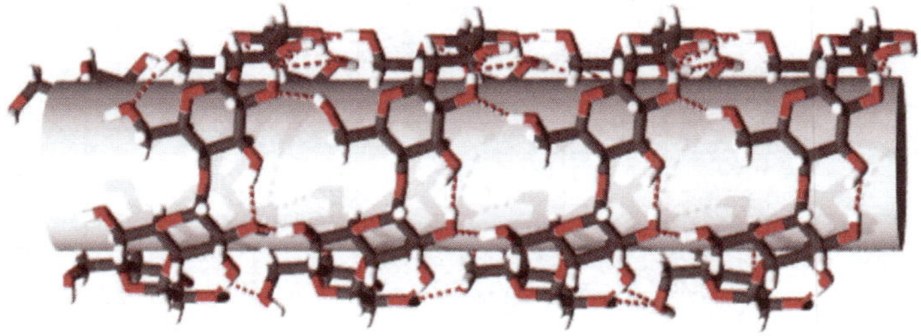

Figure 3.9 Structure de l'**amylose**.

A : la molécule d'amylose résulte du branchement monotone des unités de glucose par des liaisons α(1 → 4). B : en solution aqueuse la chaîne d'amylose s'enroule sur elle-même pour former une hélice à pas gauche stabilisée par des liaisons hydrogène entre les unités de glucose, avec participation des molécules d'eau. Les molécules d'eau peuplant le volume interne de l'hélice peuvent laisser la place à des intercalants, comme la molécule d'**iode** I_2, dont la complexation s'accompagne du développement d'une couleur bleue.

Tableau 3.1 Structures et rôles biologiques de quelques homopolyosides.

Homopolyoside	Unité osidique et enchaînement	Nombre d'unités	Rôle biologique
Amylopectine	(1 → 4)–α–Glc avec des ramifications (1 → 6)–α–Glc toutes les trente unités environ.	> 10 000	Réserve de carbone et d'énergie chez les végétaux (composant de l'amidon).
Amylose	(1 → 4)–α–Glc	>1 000	Réserve de carbone et d'énergie chez les végétaux (composant de l'amidon).
Cellulose	(1 → 4)–β–Glc	> 10 000	Polyoside de structure des végétaux ; présent chez les tuniciers (invertébrés marins).
Chitine	(1 → 4)–β–GlcNAc	> 10 000	Constituant majeur de l'exosquelette des arthropodes et de la paroi cellulaire des champignons.
Glycogène	(1 → 4)–α–Glc avec des ramifications (1 → 6)–α–Glc toutes les dix unités environ.	> 50 000	Réserve de carbone et d'énergie chez les animaux les champignons et les bactéries.
Xylane	(1 → 4)–β–Xyl (xylose).	>10 000	Polyoside de structure des algues vertes.

Abréviations
Fru : D-Fructose ; Glc : D-Glucose ; GlcNAc : N-acétyl-D-glucosamine ; Xyl : D-Xylose .

méthylation complète de l'amylose (*§ 3.2, alkylation des oses, p.* 96), suivie de l'hydrolyse du produit obtenu, libère principalement du **2,3,6 triméthylglucose**. Le nombre d'unités peut varier entre 1 000 et 4 000, selon les espèces. Les plans moyens de deux unités de glucose contiguës forment un angle dièdre de 120° ; la régularité de cet enchaînement se traduit par une structure secondaire en forme d'hélice, stabilisée par des liaisons hydrogène entre les unités de glucose (six unités par tour d'hélice).

L'amylopectine se distingue de l'amylose par la présence de ramifications placées toutes les 20 à 30 unités de glucose ; les branchements sont effectués par des liaisons α(1 → 6) (*fig. 3.10*) : la méthylation

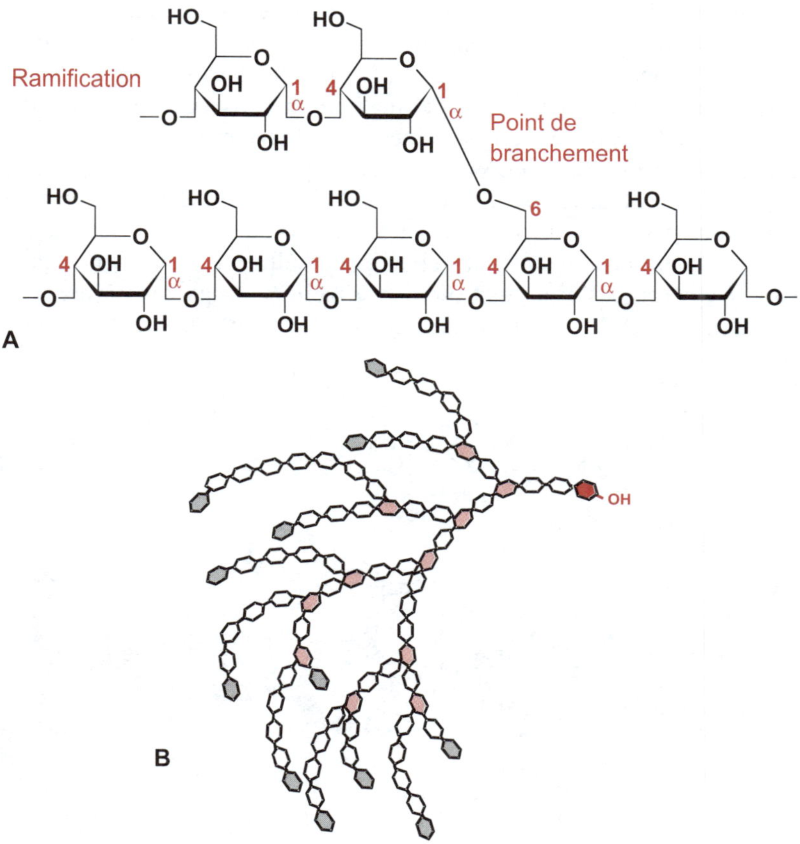

Figure 3.10 Structure de l'**amylopectine** et du **glycogène**.

A : Les ramifications des chaînes interviennent au niveau de liaisons α(1 → 6).

B : Ces hauts polymères adoptent une structure en **buisson** comportant une extrémité réductrice (rouge), les points de branchement (rouge clair) et les extrémités non réductrices (gris).

complète de l'amylose, suivie de l'hydrolyse du produit obtenu, libère en particulier des molécules de **2,3 diméthylglucose** correspondant aux points de branchement. L'amylopectine a l'aspect d'un buisson constitué de plusieurs milliers d'unités de glucose.

Le **glycogène** est la substance de réserve glucidique des animaux, des bactéries et des champignons. Sa structure le rapproche de l'amylopectine, mais les branchements α(1 → 6) sont plus fréquents (toutes les dix unités de glucose environ).

Ces polymères glucidiques répondent à un besoin précis : mettre en réserve une source de carbone dans un volume réduit, sans pour autant augmenter la **pression osmotique**. En effet, l'énorme pression qui résulterait de l'accumulation du glucose sous forme monomère serait incompatible avec le maintien des structures cellulaires.

La **cellulose**, également constituée de glucose, est une molécule linéaire, comme l'amylose, mais dans laquelle les liaisons glycosidiques sont de nature β(1 → 4). L'angle dièdre observé autour de la liaison β(1 → 4) disparaît dans la cellulose, à la faveur du retournement de 180° de chaque unité de glucose par rapport à l'unité précédente (*fig. 3.11*). De plus, les unités de glucose sont stabilisées dans cette disposition par des liaisons hydrogène. Si l'on ajoute que dans les parois des cellules végétales les chaînes de cellulose s'empilent à la manière des briques d'un mur, on réalise facilement que les végétaux doivent la rigidité de leurs structures aux propriétés uniques de la cellu-

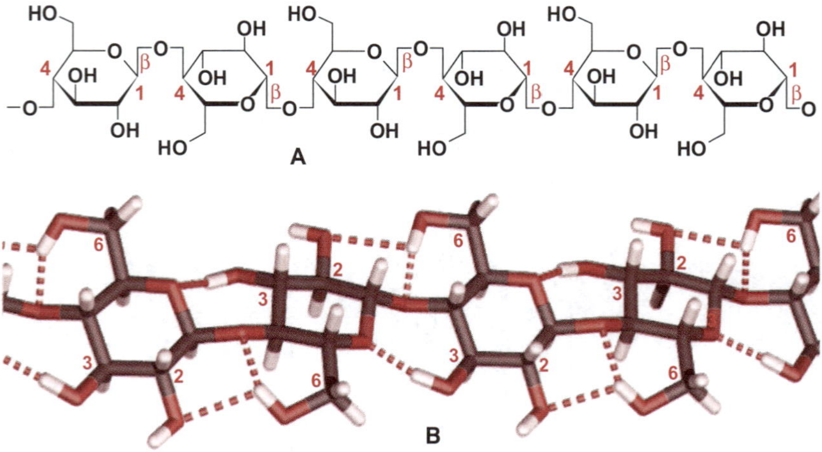

Figure 3.11 Structure de la **cellulose**.

A : La cellulose résulte de l'enchaînement monotone d'unités glucose réunies par des liaisons β(1 → 4), et du retournement alterné des unités de glucose. **B :** Ce retournement alterné permet l'établissement de liaisons hydrogène intra-chaîne qui engagent tous les oxygènes et toutes les fonctions alcool des unités de glucose ; ces liaisons stabilisent la structure rectiligne des chaînes de cellulose.

lose. Soumise à l'action d'enzymes hydrolytiques, les **cellulases**, la cellulose est dégradée sous forme d'unités de glucose.

Les **cellulases** sont des enzymes hydrolytiques, secrétées par des champignons filamenteux ou des bactéries, qui dégradent la cellulose en libérant des unités de glucose. Les ruminants se nourrissent de végétaux, mais ils en seraient incapables en l'absence des micro-organismes qui assurent l'hydrolyse de la cellulose dans le **rumen**. Il en va de même pour les termites et autres insectes **xylophages** dont la survie dépend d'une symbiose de même nature. Chez les animaux, quelques mollusques **gastéropodes**, escargots et limaces, digèrent par eux-mêmes la cellulose car leurs sucs digestifs sont très riches en cellulase.

La **chitine** est un polymère de **N-acétyl-glucosamine** (GlcNAc) où les monomères adoptent une disposition semblable aux molécules de glucose dans la cellulose. La chitine est une molécule rigide, composante de l'exosquelette des **Arthropodes**, mais également de la paroi cellulaire des champignons.

■ Hétéropolyosides

Les **hétéropolyosides** (ou **hétéropolysaccharides**) sont composés d'unités différentes de dérivés d'oses. Leur diversité (*tableau 3.2*) tient autant à la variété des unités glucidiques qu'à la longueur des chaînes et à leurs éventuelles ramifications. Ils jouent également des rôles biologiques variés.

Chez les plantes, les **hémicelluloses** et les **pectines** sont les deux types principaux d'hétéropolyosides que l'on trouve associés à la cellulose dans les parois cellulaires. Les propriétés gélifiantes des pectines de fruits (pectine de pomme) sont largement exploitées par les industries alimentaires.

On retiendra chez les animaux la diversité des **glycosaminoglycanes** (ou **mucopolysaccharides**), longues chaînes polyosidiques non ramifiées constituées de la répétition d'un même motif diosidique, éventuellement sulfaté, qui comporte le plus souvent une molécule d'hexosamine (**N-acétyl-glucosamine**, **N-acétyl-galactosamine**) et une molécule d'**acide uronique (acide glucuronique**, **acide iduronique**) ; nous citerons l'**acide hyaluronique** (*tableau 3.2*), la **chondroïtine sulfate** ou le **kératane sulfate**. Les **glycosaminoglycanes** sont des constituants de la **matrice extracellulaire** que l'on retrouve en abondance dans la **substance fondamentale** du tissu conjonctif et du cartilage.

La structure extracellulaire bactérienne connue sous le nom de **capsule** est composée d'**hétéropolyosides**. Ces polyosides, excrétés par les cellules au cours de leur multiplication, forment, avec d'autres polymères (protéines, acides nucléiques), la matrice des **biofilms** bactériens.

TABLEAU 3.2 STRUCTURES ET RÔLES BIOLOGIQUE DE QUELQUES HÉTÉROPOLYOSIDES.

Hétéropolyoside	Unité osidique et enchaînement	Nombre d'unités	Rôle biologique
Acide hyaluronique	[→ 4)–β–GlcU-(1 → 4) –β–GlcNAc –(1 →]	> 10 000	Composant de la matrice extracellulaire du tissu conjonctif ; constituant du cartilage.
Glucuronoxylane	(1 → 4)–β–Xyl ; 10 % des unités de xylose sont substituées en position 2 par l'acide 4-*O*-méthylglucuronique.	< 200	Constituant principal des hémicelluloses du bois.
Inuline	(2 → 1)–β–Fru ; le carbone 2 du fructose terminal est uni à une molécule de glucose α par liaison diosidique.	< 100	Polyoside de réserve des plantes à rhizome (ex. : dahlia, iris, topinambour).
Pectine	(1 → 4)–α–GalU partiellement estérifié (méthyl) ; présence de pentoses et d'hexoses (< 10 %).	< 1 000	Groupe hétérogène de polymères des parois des cellules végétales.
Peptidoglycane	[→ 4)–β–GlcNAc-(1 → 4)–β–MurNAc(1 →] en liaison covalente avec des oligopeptides.	Très élevé	Constituant essentiel de la paroi bactérienne.

Abréviations
Fru : D-Fructose ; Glc : D-Glucose ; GalU : Acide D-galacturonique ; GlcNAc : N-acétyl-D-glucosamine ; GlcU : Acide D-glucuronique ;
MurNAc : Acide N-acétylmuramique (2-*N*-acétyl-D-glucosamine en liaison éther en 3 avec une molécule d'acide lactique) ; Xyl : D-Xylose.

Les biofilms consistent en des communautés bactériennes, souvent hétérogènes, associées à une grande variété de surfaces (minérales ou organiques). La structure du biofilm protège la communauté bactérienne des agressions externes (pH extrêmes, antiseptiques, antibiotiques, macrophages, etc.). Les polyosides bactériens donnent des solutions très visqueuses : la **gomme xanthane**, produite par la bactérie ***Xanthomonas campestris***, est un hétéropolyoside complexe dont les propriétés épaississantes sont mises à profit autant par la recherche pétrolière que par l'industrie alimentaire (additif E415).

Hétérosides

L'hydrolyse des **hétérosides** libère non seulement des oses ou des dérivés d'oses, mais aussi des molécules de nature différente ; on réserve à ces dernières le nom d'**aglycones**. Les hétérosides d'origine végétale sont parfois dotés de propriétés pharmacodynamiques : ces dernières, dues à l'aglycone, sont dévoilées lors de l'hydrolyse enzymatique de l'hétéroside. Les produits de la liaison de glycosaminoglycanes avec des protéines (glycoprotéines) sont des hétérosides au sens strict du terme. La fixation des chaînes glycaniques sur les protéines s'effectue au niveau du réticulum endoplasmique. Les chaînes glycaniques sont ensuite modifiées au niveau de l'appareil de Golgi. On rencontre invariablement deux types de liaisons glycane-protéine, au niveau de l'azote de la chaîne latérale de résidus asparagine (*N*-glycosylation) comme dans les glycanes déterminant les groupes sanguins (*tableau 3.3*) ou bien au niveau de l'oxygène des chaînes latérales de résidus d'amino acides hydroxylés, sérine, thréonine, hydroxylysine ou hydroxyproline (*O*-glycosylation).

Tableau 3.3 Glycanes caractérisant les groupes sanguins humains O, A et B.

Groupe	Structure glycannique
O (ou H)	α-Fuc-(1 → 2)-β-Gal-(1 → 3)-β-GlcNAc-(1 → ...Asn (protéine)
A	α-Fuc-(1 → 2)-β-Gal-(1 → 3)-β-GlcNAc-(1 → ...Asn (protéine) 3 ↑ 1 α-GalNAc
B	α-Fuc-(1 → 2)-β-Gal-(1 → 3)-β-GlcNAc-(1 → ...Asn (protéine) 3 ↑ 1 α-Gal

Abréviations Fuc : Fucose ou 6-désoxy-D-galactose ;
GalNAc : N-acétyl-D-galactosamine.

Les glycolipides résultent de la fixation covalente de glycannes avec des lipides, et doivent être considérés comme des hétérosides. Ils sont décrits dans le chapitre 4 (*§ 4.2, pp. 124-125*).

Le dosage du glucose

Les laboratoires utilisent une méthode enzymatique qui met à profit les propriétés de deux enzymes, la **glucose oxydase** et une **peroxydase**. La glucose oxydase est une flavoprotéine qui transforme le glucose en acide gluconique :

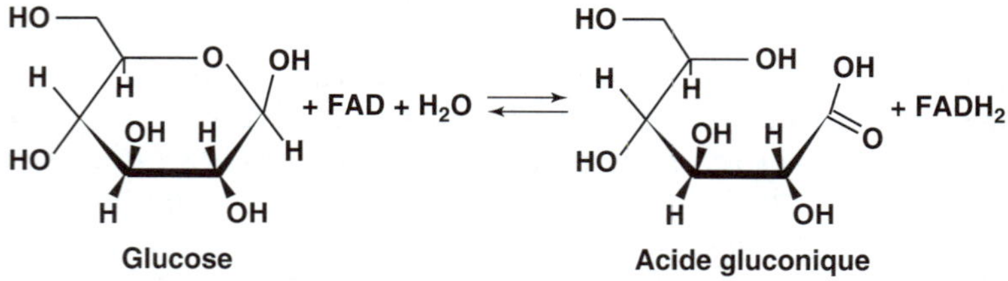

Le coenzyme réduit s'oxyde spontanément au contact de l'oxygène dissous pour donner du peroxyde d'hydrogène :

$$FADH_2 + O_2 \rightleftharpoons FAD + H_2O_2$$

Ce dernier est alors pris en charge par une peroxydase dont le deuxième substrat est une molécule de la série aromatique, par exemple l'***o*-dianisidine** qui, incolore à l'état réduit, devient rouge orangé une fois oxydée. Lorsque ces réactions se déroulent en milieu liquide, il suffit de mesurer l'absorbance finale de la solution pour en déduire la concentration de colorant oxydé, et donc la concentration initiale du glucose. Comparée aux méthodes chimiques, cette méthode présente l'avantage de la sélectivité puisque la glucose oxydase réagit spécifiquement avec le glucose et non avec d'autres molécules d'aldoses éventuellement présentes.

Les bandelettes de révélation du glucose fonctionnent sur le même principe. Les deux enzymes et le substrat de la peroxydase sont immobilisés sur un support solide fixé à l'extrémité d'une languette de matière plastique qu'il suffira de tremper dans le liquide (plasma, urine) pour déclencher la réaction. Après quelques dizaines de secondes à température ambiante, on compare la couleur du support à une gamme de teintes correspondant à différents niveaux de concentration de glucose. Cette méthode semi-quantitative se révèle très efficace pour détecter un niveau anormal de glucose dans le plasma ou signaler sa présence dans les urines.

Les sujets diabétiques, astreints à la surveillance quotidienne de leur glycémie, utilisent des appareils miniaturisés capables de mesurer avec une précision suffisante la concentration du glucose dans une minuscule goutte de sang. Les procédés mis en œuvre utilisent également la glucose oxydase, et mesurent la quantité de peroxyde d'hydrogène produit au moyen d'une détection électrochimique. Ces méthodes marquent un progrès certain en termes de commodité, en attendant la mise sur le marché de détecteurs sous-cutanés ou extra-corporels qui mesureront la glycémie en continu.

POINTS CLEFS

- Les glucides regroupent des familles de molécules de structures et de fonctions très diverses.
- Les oses sont constitués de chaînes carbonées linéaires, non branchées, où l'un des atomes de carbone porte une fonction carbonyle – aldéhyde ou cétone – et tous les autres carbones des fonctions alcool, primaires ou secondaires.
- Les carbones anomères, porteurs de la fonction carbonyle, sont responsables de combinaisons chimiques conduisant à la formation des osides : homopolyosides, hétéropolyosides, hétérosides.
- Le D-glucose est le glucide le plus répandu dans la biosphère, à l'état libre comme à l'état combiné, notamment sous la forme de polyosides : amidon, glycogène, cellulose.
- Le D-ribose et le D-désoxyribose sont les constituants glucidiques des acides nucléiques, respectivement des acides ribonucléiques (ARN) et des acides désoxyribonucléiques (ADN).

EXERCICES

3.1 Combien de stéréoisomères de cétopentoses peut-on imaginer ? Tracez leurs formules linéaires ouvertes en prenant exemple sur la figure 3.1 (on exclura donc les formes anomères obtenues après cyclisation).

3.2 Combien de diholosides peut-on obtenir à partir de deux molécules de glucopyranose ?

3.3 On réduit 1 g d'amylose au moyen du borohydrure de sodium puis on hydrolyse toutes les liaisons osidiques en milieu acide. On isole de l'hydrolysat 0,32 mg de glucitol. En déduire le nombre moyen d'unités de glucose contenues dans l'amylose traité (C = 12, O = 16, H = 1).

3.4 Quels sont les produits obtenus par méthylation complète puis hydrolyse acide de l'inuline ?

3.5 On procède à la méthylation complète de 50 mg d'amylopectine. L'hydrolyse acide du produit obtenu libère 15,4 micromoles de 2,3,4,6 tétraméthylglucose.

a) Quels sont les autres produits obtenus, et dans quelles proportions ?

b) Quel est le pourcentage des unités glucose unies par des liaisons $1 \rightarrow 6$?

c) La masse moléculaire de l'amylopectine est évaluée à $1{,}2.10^6$; évaluer le nombre de branchements $1 \rightarrow 6$ trouvés dans cette molécule.

SOLUTIONS

3.1 Les cétopentoses possèdent deux carbones asymétriques. On peut donc imaginer $2^2 = 4$ diastéréoisomères :

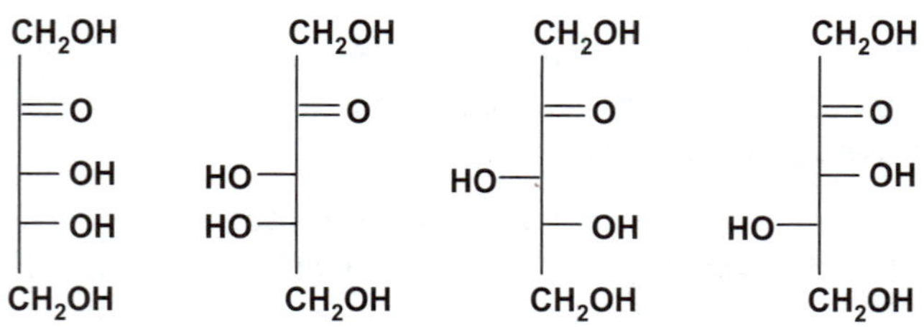

(D et L ribulose, D et L xylulose).

3.2 Onze, soit huit diholosides réducteurs, chacun existant sous la forme anomérique α ou β, et trois diholosides non réducteurs (α–α, α–β et β–β).

3.3 Indications : voir les *paragraphes 3.2 Oses modifiés* et *3.3 Holosides*, et la *figure 3.9*.

Masse du glucitol : 182 ; masse d'une unité de glucose dans la chaîne d'amylose : 162 ; le glucitol provient de la réduction de l'unique carbone anomérique libre de l'amylose, celui de l'extrémité réductrice ; réponse : 3 510 unités.

3.4 Indications : méthylation des polyosides : paragraphe 3.3 Polyosides ; structure de l'inuline : *tableau 3.1.*

L'inuline est constitué de l'enchaînement linéaire de fructoses en liaison β 2 → 1 ($n < 100$) et terminé par une molécule de glucose α en liaison diosidique avec le carbone 2 du fructose proximal :

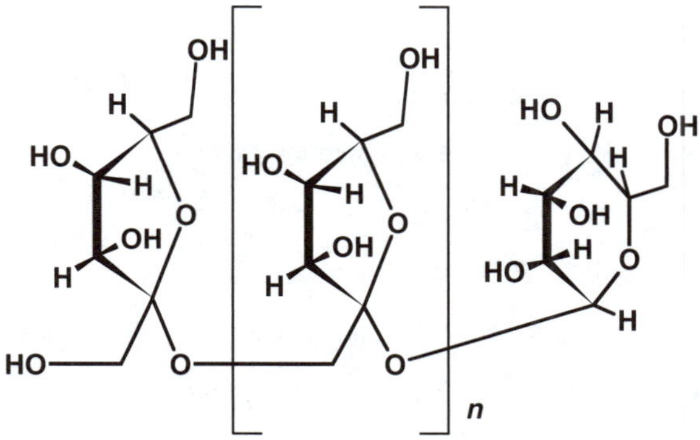

On obtiendra donc principalement le 3,4,6 triméthylfructose et de faibles quantités de 1,3,4,6 tétraméthylfructose et de 2,3,4,6 tétraméthyl glucose en proportions égales.

3.5 Indications : *figure 3.10* ; masse d'une unité glucose dans le polymère : 162.

a) Les 15,4 micromoles de 2,3,4,6 tétraméthylglucose proviennent des extrémités non-réductrices de l'amylopectine ; la méthylation suivie de l'hydrolyse libérera donc également 15,4 micromoles de 2,3 diméthylglucose (ce n'est qu'une approximation, car *n* extrémités non réductrices correspondent à $n - 1$ points de branchement) ; les 50 mg d'amylopectine représentent 309 micromoles d'unités de glucose, on obtiendra donc (309 – 30,8) soit environ 278 micromoles de 2,3,6 triméthylglucose. La méthylation de l'extrémité réductrice donne du 1,2,3,6 tétraméthylglucose, mais, en milieu acide, la liaison osidique méthyl-glucose sera hydrolysée, comme toutes les autres liaisons osidiques.

b) 15,4/309 = 0,05 ; donc 5 %.

c) 370 branchements, mais il s'agit bien sûr d'une valeur moyenne, puisque l'amylopectine, comme la majorité des polyosides, ne présente pas de composition rigoureusement définie.

CHAPITRE 4

Lipides, membranes biologiques et transports

PLAN

OBJECTIFS

- Comprendre les structures et fonctions biologiques des lipides
- Comprendre le rôle des lipides dans les membranes
- Analyser les phénomènes de transport dans les membranes

Les lipides biologiques forment un grand groupe de molécules très hétérogènes dans leurs structures et leurs fonctions. On les définit sur la base d'un caractère physique commun : ils sont peu ou pas solubles dans l'eau. Cependant ce critère de solubilité n'étant pas absolu, on peut les définir comme des molécules comportant au moins une chaîne aliphatique, c'est-à-dire une chaîne hydrocarbonée constituée de carbone et d'hydrogène, longue de quatre atomes de carbone au minimum.

Les fonctions biologiques des lipides sont très diverses. Les graisses et les huiles sont des mélanges de lipides qui servent à stocker l'énergie ; les phospholipides, les glycolipides et les stérols sont les principaux constituants des membranes biologiques. D'autres lipides ont une fonction hormonale, tels les stéroïdes ; d'autres sont des pigments absorbant la lumière ; ils peuvent être des transporteurs de messages dans la cellule ou encore des points d'ancrage de protéines.

4.1 LES LIPIDES RÉSERVOIRS D'ÉNERGIE

Les acides gras

La chaîne hydrocarbonée appelée acide gras est la partie constante de tous les lipides. Les acides gras existent rarement à l'état libre dans la cellule, ce sont alors des lipides à part entière, mais le plus souvent ils sont liés à un alcool pour former un lipide.

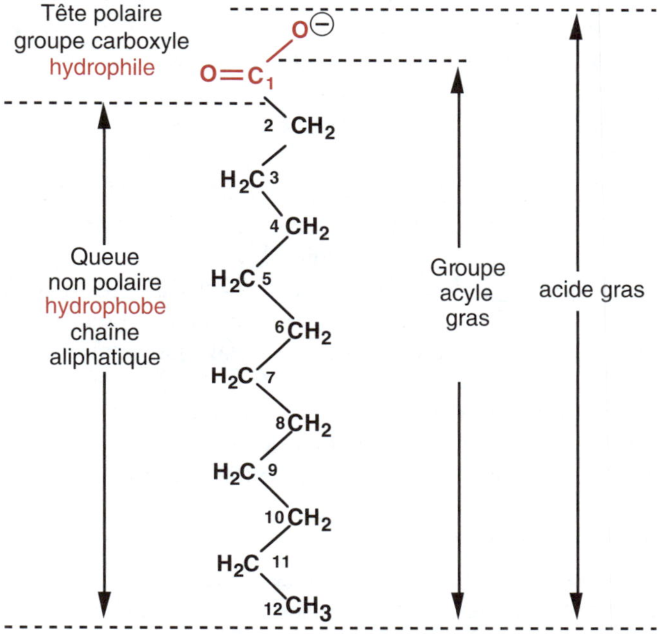

a) Structure d'un acide gras

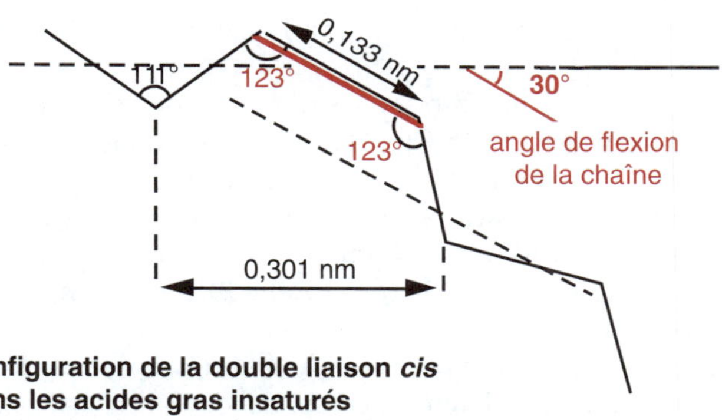

b) Configuration de la double liaison *cis* dans les acides gras insaturés

Figure 4.1

a. Structure d'un acide gras.

Le groupe carboxyle représente la tête polaire hydrophile. La longue queue de CH_2 est hydrophobe. L'acide laurique représenté est à 12 atomes de carbone, il ne contient pas de double liaison.

b. Configuration des doubles liaisons *cis* dans les acides gras insaturés.

Il y a un raccourcissement de la distance entre les atomes de carbone impliqués dans la double liaison qui est de 0,133 nm (0,154 dans les acides gras saturés) et un angle de 123°. L'angle de flexion de la chaîne est de 30°.

Les acides gras ont un caractère structural commun, ils sont tous constitués (*fig. 4.1*) :

- d'un **groupement carboxyle –COOH**, responsable du caractère acide et polaire au pH de la cellule,
- d'une **chaîne linéaire hydrocarbonée** de 4 à 36 atomes de carbone à caractère hydrophobe.

On numérote les atomes de carbone en attribuant le n° 1, C1, au carbone du groupe carboxyle. Les atomes C2 et C3 sont aussi appelés α et β et le carbone distal du groupe méthyl ω.

Les acides gras sont donc des dérivés d'hydrocarbures très réduits.

Dans la cellule, l'oxydation complète des acides gras fournit une grande part des besoins en énergie et en eau, nécessaires au métabolisme.

Parfois, la chaîne est hydroxylée, un ou plusieurs atomes d'hydrogène sont remplacés par des groupes hydroxyle –OH. Dans de rares cas, en particulier chez les bactéries, la chaîne peut être ramifiée.

a) Les acides gras saturés

Les **acides gras saturés** sont constitués d'une chaîne hydrocarbonée ne comportant pas de doubles liaisons carbone-carbone. Le plus souvent la chaîne possède un nombre pair de carbones.

Leur formule générale est : $CH_3–(CH_2)_n–COOH$.

Les acides gras les plus fréquents sont l'acide palmitique à 16 atomes de carbone (16:0) et l'acide stéarique à 18 carbones (18:0) (*tableau 4.1* et *fig. 4.2*).

Les acides gras à nombre impair d'atomes de carbone sont rares, citons l'acide valérique (5:0), l'acide pélargonique (9:0). Il existe quelques acides gras à 15 ou 17 atomes de carbone.

Dans la chaîne hydrocarbonée des acides gras saturés, la distance entre deux carbones est de 0,154 nm, l'angle formé par les deux liaisons successives C–C–C est de 111° (*fig. 4.1* et *4.2*). Il est à remarquer que la chaîne hydrocarbonée des acides gras saturés est en zigzag, rectiligne dans l'ensemble, quoique non rigide. Une **flexibilité** subsiste car les groupes $–CH_2–$ peuvent tourner librement autour de toutes les liaisons C–C. Les chaînes d'acides gras établissent entre elles des **liaisons de Van der Waals** (voir *MaxiFiches de Biochimie,* fiche 9) liaisons non covalentes dont le nombre est proportionnel à la longueur de la chaîne hydrocarbonée.

b) Les acides gras insaturés

Les **acides gras insaturés** ont une ou plusieurs doubles liaisons entre deux atomes de carbone successifs –HC=CH–. Dans les acides gras insaturés naturels, les doubles liaisons sont en configuration iso-

TABLEAU 4.1 QUELQUES ACIDES GRAS INCORPORÉS AUX LIPIDES MEMBRANAIRES.

Nb de C	Nb de d.l.	Nom commun de l'acide gras	P.F. (°C)	Formule moléculaire	Symbole
12	0	laurique	44,2	$CH_3(CH_2)_{10}COO^-$	C12:0
14	0	myristique	53,9	$CH_3(CH_2)_{12}COO^-$	C14:0
16	0	palmitique	63,1	$CH_3(CH_2)_{14}COO^-$	C16:0
18	0	stéarique	69,6	$CH_3(CH_2)_{16}COO^-$	C18:0
20	0	arachidique	76,5	$CH_3(CH_2)_{18}COO^-$	C20:0
22	0	béhénique	80,0	$CH_3(CH_2)_{20}COO^-$	C22:0
16	1	palmitoléique	−0,5	$CH_3(CH_2)_5CH=CH(CH_2)_7COO^-$	$16:1\Delta^9$
18	1	oléique	13,4	$CH_3(CH_2)_7CH=CH(CH_2)_7COO^-$	$18:1\ \Delta^9$
18	2	linoléique	−5,0	$CH_3(CH_2)_4(CH=CHCH_2)_2(CH_2)_6COO^-$	$18:2\ \Delta^{9,12}$ ω6
18	3	α linolénique ALA	−11,0	$CH_3CH_2(CH=CHCH_2)_3(CH_2)_6COO^-$	$18:3\ \Delta^{9,12,15}$ ω3
18	3	γ linolénique	−11,0	$CH_3(CH_2)_4(CH=CHCH_2)_3(CH_2)_3COO^-$	$18:3\ \Delta^{6,9,12}$ ω6
20	4	arachidonique	−49,5	$CH_3(CH_2)_4(CH=CHCH_2)_4(CH_2)_2COO^-$	$20:4\ \Delta^{5,8,11,14}$ ω6

Nb de d.l. = Nombre de double liaisons ; P.F. = Point de fusion

mérique *cis* (les substituants du même côté) (*fig. 4.2*) ce qui provoque une courbure de la chaîne d'un angle de flexion de 30°.

La nomenclature simplifiée comporte le nombre de carbone suivi du nombre de doubles liaisons et les positions de celles-ci sont indiquées par le nombre mis en exposant après le signe Δ.

- Les **acides gras mono-insaturés** ont une double liaison située le plus souvent entre C9 et C10 (*fig. 4.2*) (*tableau 4.1*). L'acide oléique, à 18 carbones, ayant une double liaison entre le carbone 9 et le carbone 10 (C9 et C10) s'écrit : $18:1\Delta^9$. La chaîne présente une inflexion de 30° par rapport à l'acide stéarique saturé et rectiligne.
- Les **acides gras poly-insaturés** portent plusieurs doubles liaisons qui ne sont jamais conjuguées (liaisons simples et doubles liaisons en alternance : –CH=CH–CH=CH–), mais toujours séparées par un ou plusieurs groupes méthylène : $–CH=CH–CH_2–CH_2–CH=CH–$. Les doubles liaisons en configuration *cis* sont en général position-

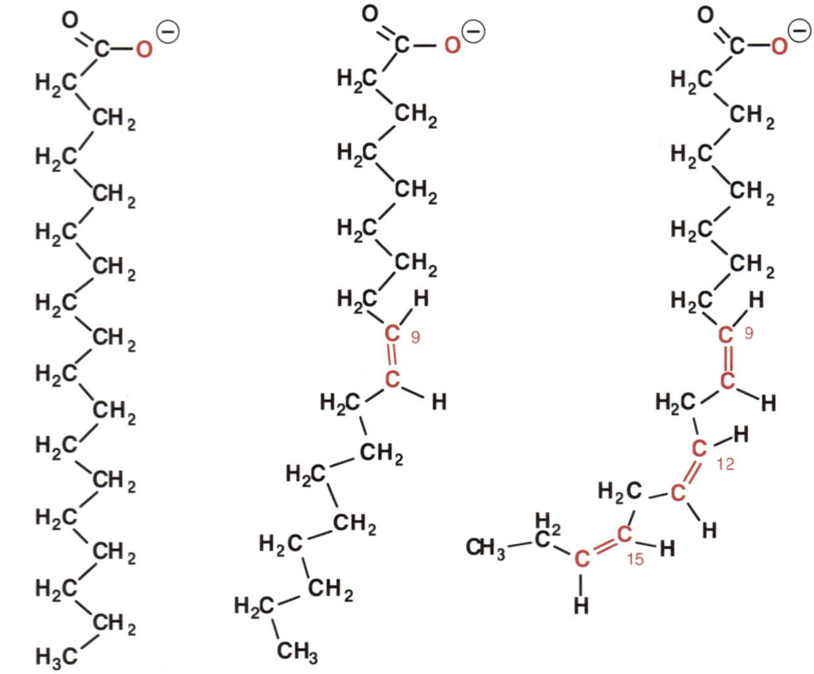

Acide stéarique **18:0**

Acide oléique **$18{:}1\Delta^{9}$**

Acide linolénique **$18{:}3\Delta^{9,12,15}$**

Figure 4.2 Structure de trois acides gras à 18 atomes de carbone.
L'acide stéarique C18:0 est un acide gras saturé, la chaîne est droite.
L'acide oléique $18{:}1\Delta^{9}$ est mono-insaturé portant une seule double liaison *cis* en position C9.
L'acide linolénique $18{:}3\Delta^{9}\Delta^{12}\Delta^{15}$, acide gras poly-insaturé, a 3 doubles liaisons *cis*. Il est appelé α linolénique ou ALA, c'est un **oméga 3 (ω3)**.

nées en C9,12,15 ainsi l'acide α-linolénique (*fig. 4.2*) est noté $18{:}3\ \Delta^{9}\Delta^{12}\Delta^{15}$, la chaîne est raccourcie et présente une forte courbure.

Chaque double liaison introduit une flexion de la chaîne de 30° environ, et si plusieurs doubles liaisons se succèdent, la molécule se vrille. La présence de doubles liaisons empêche la rotation des deux carbones impliqués, il s'ensuit une flexibilité plus réduite de ces chaînes d'acides gras insaturés.

Chez les **végétaux**, le nombre de carbone dépasse rarement 18. Chez les **mammifères**, la chaîne des acides gras poly-insaturés peut avoir jusqu'à 24 carbones et 6 doubles liaisons. Cependant les mammifères, n'ayant pas l'enzyme permettant l'introduction des doubles liaisons sur les atomes de carbone au-delà de C9, ne peuvent synthétiser l'acide linoléique et l'acide α-linolénique. Ces deux acides gras sont appelés

« **acides gras essentiels** », l'homme doit les trouver dans son alimentation (Voir encart en fin de chapitre).

Pour les acides gras essentiels on utilise la notation des carbones en ω à partir du groupement méthyl terminal qui est ω1, on note seulement la situation de la double liaison : ainsi l'acide α linoléique est appelé oméga 6 et l'acide α linolénique oméga 3 (*tableau 4.1*).

Les **acides gras poly-insaturés** tendent à s'auto-oxyder en perdant un atome d'hydrogène sur les groupes méthylène situés entre deux doubles liaisons formant un **radical libre lipidique toxique** pour la cellule. Ce radical réagit ensuite avec O_2 et forme un radical peroxyde lipidique tout aussi toxique et destructeur pour la cellule (*fig. 4.3*).

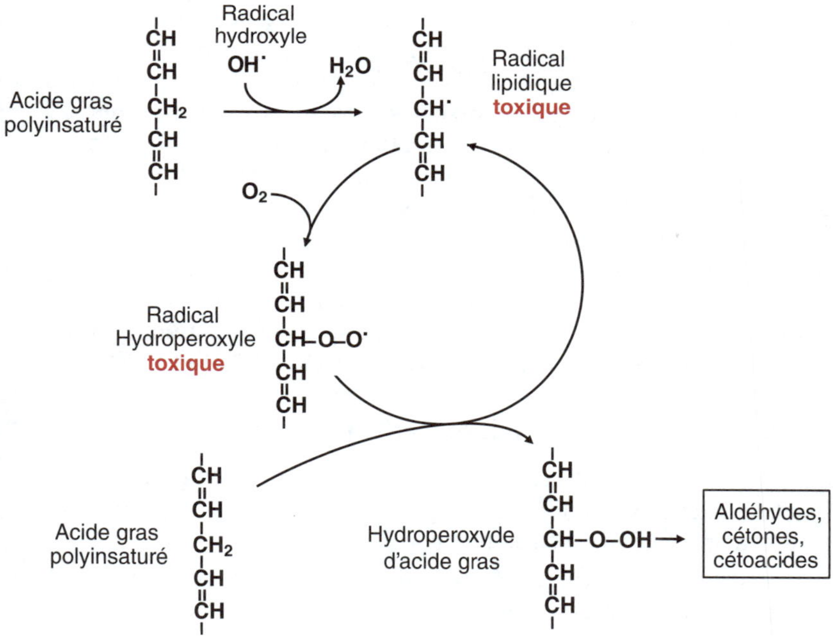

Figure 4.3 Auto-oxydation des acides gras polyinsaturés.

Dans la cellule la réaction est initiée par l'apparition de radicaux libres destructeurs : l'anion superoxyde $O_2^{\cdot -}$ et le peroxyde d'hydrogène H_2O_2 qui produisent le radical hydroxyle $OH^{\cdot}$ (voir *encart en fin de* chapitre 6). L'action du $OH^{\cdot}$ sur le groupe méthylène situé entre 2 doubles liaisons de l'acide gras polyinsaturé, forme le radical libre lipidique toxique correspondant. Celui-ci réagit avec une molécule d'oxygène moléculaire en donnant un radical hydroperoxyle lipidique tout aussi toxique. Ce radical attaque à son tour d'autres acides gras polyinsaturés. On a ici un cycle autocatalytique et auto-alimenté dont les produits sont hautement réactifs et destructeurs pour la cellule. De plus les peroxydes d'acides gras peuvent être clivés et produire des dialdéhydes, des cétones et des cétoacides qui donnent le mauvais goût de « rance » aux aliments les rendant impropres à la consommation.

La cellule dispose de moyens pour détruire ces radicaux libres : des enzymes de protection telle la superoxyde dismutase, les peroxydases (voir *encart en fin de chapitre 6*) ; la **vitamine C** (acide ascorbique) et surtout la **vitamine E** (**α-tocophérol**) sont des pièges à radicaux libres qui interrompent le cycle autocatalytique producteur de radicaux lipidiques. C'est pourquoi l'huile d'olive, riche en vitamine E, ne rancit pas ; par ailleurs l'industrie alimentaire utilise la vitamine E comme anti-oxydant. L'apparition des ions superoxydes toxiques est favorisée par le tabac, la lumière, les ions métalliques et certaines drogues.

c) Les dérivés des acides gras poly-insaturés

Dans les cellules des **mammifères**, les acides gras poly-insaturés à 20 carbones, les eicosanoïdes, et en particulier l'**acide arachidonique** issu de l'acide linoléique (*tableau 4.1*), sont transformés en dérivés ayant des activités biologiques. Ce sont les **prostaglandines** (PG), les **thromboxanes** (TX) et les **leucotriènes** (LT). La prostaglandine PGE2 par exemple, intervient dans la régulation de la pression sanguine et dans la mise en route du travail par la rupture du silence utérin et le déclenchement de l'accouchement. Les plaquettes sanguines produisent du thromboxane A2 qui provoque la contraction des muscles lisses des artérioles et modifie le flux sanguin. L'**aspirine**, un anti-inflammatoire non stéroïdien (AINS), inhibe la synthèse des prostaglandines et thromboxanes en inactivant les enzymes appelées **prostanglandines synthases** (PGHS-1 et 2) ou **cyclo-oxygénases** (COX-1 et 2).

d) Les acides gras hydroxylés et méthylés

La chaîne carbonée des acides gras peut comporter des groupements se substituant aux atomes d'hydrogène. Ainsi peuvent se greffer des groupements hydroxyle et/ou méthyle.

Les acides gras hydroxylés se rencontrent en quantités notables dans le **système nerveux**. Par exemple l'acide cérébronique, un acide en C24, porte un groupe hydroxyle en C2 : $CH_3–(CH_2)_{21}–CHOH–COOH$.

Les acides gras méthylés existent dans de nombreuses **bactéries**. Le bacille de Koch, mycobactérie responsable de la tuberculose, est riche en acides gras méthylés, les acides tuberculostéariques en C18 portant un groupe méthyle sur le C10 : $CH_3–(CH_2)_7–CHCH_3–(CH_2)_8COOH$.

e) Les propriétés physiques des acides gras

Les propriétés des acides gras et des lipides qui les contiennent sont déterminées par la longueur des chaînes hydrocarbonées et par leur degré d'insaturation.

La chaîne hydrocarbonée ne porte pas de charge, elle est non polaire ; de ce fait, les acides gras sont très **peu solubles** dans l'eau. Plus la chaîne est longue plus la solubilité est faible. De même, la solubilité est d'autant plus faible que le nombre de double liaisons est élevé.

Une propriété physique importante des acides gras est leur **point de fusion** qui dépend à la fois de la longueur de la chaîne hydrocarbonée et de son degré d'insaturation (*tableau 4.1*). Dans les acides gras saturés, le point de fusion augmente avec la longueur de la chaîne hydrocarbonée. Les chaînes adjacentes peuvent s'associer en formant des interactions de type **Van der Waals** (voir *MaxiFiches de Biochimie*, fiche 9) d'autant plus nombreuses que les chaînes sont longues, l'énergie nécessaire pour la fusion sera d'autant plus élevée.

Les acides gras possédant une ou plusieurs doubles liaisons *cis*, qui créent une flexion, ne peuvent avoir de contacts aussi solides que les acides gras saturés linéaires. Les interactions de Van der Waals entre les chaînes sont moins nombreuses, c'est pourquoi le point de fusion (PF) d'un acide gras insaturé est inférieur, pour une même longueur de chaîne, à celui d'un acide gras saturé.

Exemple : le point de fusion de l'acide oléique (18:1) est de 13,4 °C alors que celui de l'acide stéarique (18:0) est proche de 70 °C.

Les triacylglycérols

Les acylglycérols sont les lipides réservoir d'énergie les plus simples. Ils sont composés d'un alcool à trois carbones, le **glycérol**, dont les trois fonctions alcool, portées par les atomes de carbone C1, C2, C3, peuvent être estérifiées par des acides gras R_1, R_2, R_3 (*fig. 4.4*).

Selon le nombre d'acides gras liés au glycérol, on distingue les **mono-**, les **di-** et les **tri**acylglycérols. Leur nom même explique leur structure (tri = trois, acyl = acide gras lié au glycérol).

- Les **triacylglycérols simples** contiennent le même type d'acide gras dans les trois positions, on leur donne le nom correspondant à celui de l'acide gras, c'est ainsi que le tripalmitique est un triacylglycérol portant trois acides palmitiques.
- Les **triacylglycérols mixtes** comportent deux ou trois acides gras différents, et la désignation d'un tel lipide nécessite que l'on précise la position des acides gras sur les carbones du glycérol. Le plus souvent, le carbone C2 du glycérol est estérifié par un acide gras insaturé. Quand les groupes acyle gras, liés en position C1 et C3 sont différents, le carbone C2 est asymétrique, on a alors les isomères I et II (*fig. 4.4*).

Les hydroxyles polaires du glycérol et des carboxylates polaires des acides gras étant liés par des liaisons ester, les triacylglycérols ne

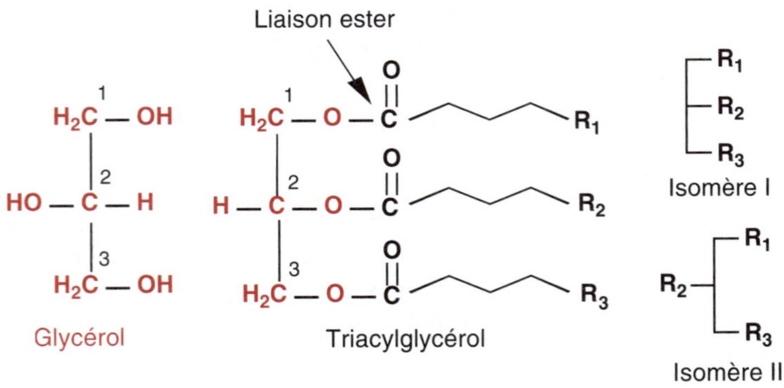

$R_1 = -(CH_2)_{14}-CH_3$ Acide palmitique C16:0

$R_2 = -(CH_2)_7-CH = CH-(CH_2)_7-CH_3$ Acide oléique C18:Δ^9

$R_3 = -(CH_2)_{16}-CH_3$ Acide stéarique C18:0

Figure 4.4 Structure d'un triacylglycérol.
La molécule d'acide gras ainsi intégrée est un acyl gras : Le triacylglycérol de la figure est le 1-palmitoyl 2-oléyl 3-stéaryl glycérol. La majorité des triacylglycérols naturels sont des isomères II.

portent pas de groupes ionisables, ce sont des lipides neutres, non polaires donc **hydrophobes**. Dans les cellules, de tels lipides se condensent dans un espace anhydre sous forme d'inclusion dans le cytoplasme.

L'hydrolyse enzymatique des **acylglycérols**, par les lipases, libère les acides gras dont la dégradation, par oxydation, fournit une part importante de **l'énergie métabolique** nécessaire à la cellule. C'est ainsi que l'oxydation complète d'une molécule palmitate libère une énergie correspondant à **près d'une centaine de molécules d'ATP** (chapitre 6, *tableau 6.3*).

Les acylglycérols sont présents dans tous les tissus des êtres vivants et très abondants dans les cellules spécialisées où, pour les besoins de leur stockage, ils envahissent tout le cytoplasme. Ces cellules sont appelées des **adipocytes** blancs. Les adipocytes bruns sont spécialisés dans la production de chaleur. Les triacylglycérols sont aussi mis en réserve dans les graines des **végétaux**, particulièrement chez les oléagineux où ils fourniront, lors de la germination, les atomes de carbone et l'énergie nécessaire pour leur transformation en composants cellulaires, comme les protéines et les glucides (*chapitre 7, § 7.2, Cycle de l'acide glyoxylique, p. 207*).

4.2 LES LIPIDES DES MEMBRANES BIOLOGIQUES

Les membranes cellulaires et subcellulaires qui délimitent les compartiments à l'intérieur de la cellule, sont constituées de protéines et de différentes classes de lipides : **les phospholipides, les sphingolipides et le cholestérol**.

Les phospholipides

Les phospholipides, les plus abondants dans toutes les membranes biologiques, sont des lipides polaires qui dérivent tous des acides phosphatidiques (*fig. 4.5*).

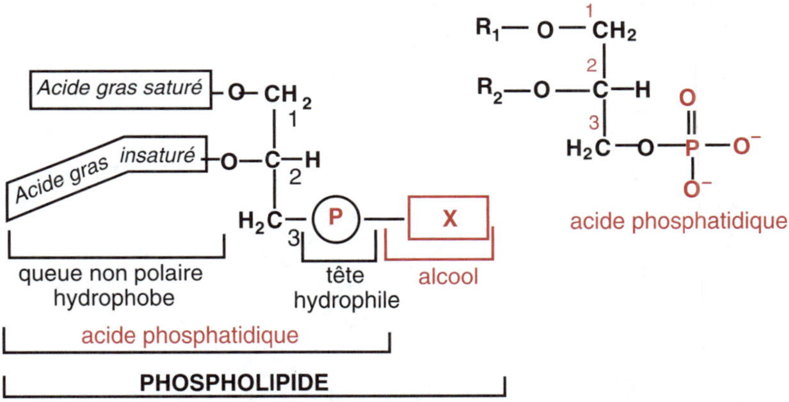

Figure 4.5 Structure d'un phospholipide et de l'acide phosphatidique
L'acide phosphatidique est la molécule de base des phospholipides. Dans le phospholipide le phosphate est engagé dans une seconde liaison ester avec un alcool X.

Les **acides phosphatidiques** existent en petite quantité à l'état libre, ils sont les intermédiaires métaboliques dans la biosynthèse de tous les phospholipides. Une molécule d'acide phosphatidique est constituée d'un glycérol dont les groupes hydroxyle des carbones 1 et 2 sont estérifiés par les groupes carboxyle de deux acides gras différents R1 et R2, et l'hydroxyle du carbone 3 par l'acide phosphorique. Les acides gras ont souvent de 16 à 20 carbones, et, en position R2, l'acide gras est toujours insaturé.

L'ensemble de la molécule d'acide phosphatidique peut être présenté comme ayant deux queues hydrophobes, ce sont les deux acides gras, et une tête polaire hydrophile, l'acide phosphorique.

Dans les phospholipides, le phosphate en position C3 estérifie également un autre alcool polaire X qui peut être la choline (*fig. 4.6*), l'éthanolamine, la sérine, le glycérol, un phosphatidylglycérol ou le myo-inositol (*tableau 4.2*). L'acide phosphorique est ainsi engagé dans une liaison phosphodiester. L'alcool qui s'ajoute sur la tête de

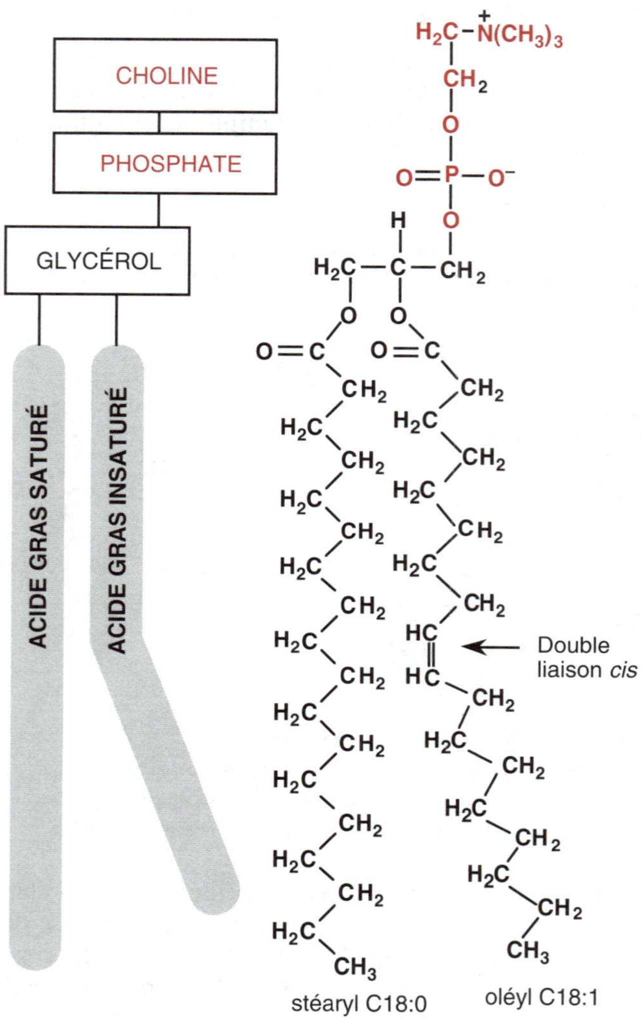

Figure 4.6 Structure de la phosphatidylcholine

Le glycérol est estérifié en C1 par l'acide stéarique C18:0 et en C2 par l'acide oléique C18 : 1, cet ensemble constitue la partie hydrophobe de la molécule. Le carbone C3 est estérifié par l'acide phosphorique lui même lié à un alcool aminé, la choline, forme le pôle hydrophile par les groupements polaires. Les **phosphatidylcholines** ont un caractère amphotère: acide par l'acide phosphorique et basique par la fonction ammonium quaternaire de la choline (le pK de la choline est 13,9).

l'acide phosphatidique est l'élément de diversification dans la famille des phospholipides qui sont nommés suivant la nature de ce groupement, par exemple : la phosphatidylcholine de la *figure 4.6* et les exemples du *tableau 4.2* avec les abréviations.

TABLEAU 4.2 PHOSPHOLIPIDES

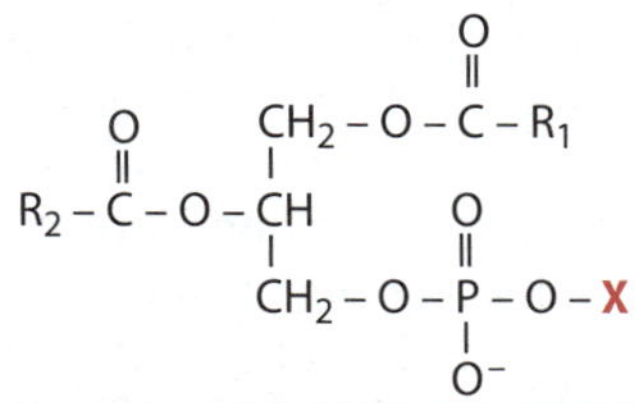

Substituant X	Formule de X	Nom du phospholipide
eau	$-H$	Acide phosphatidique (AP)
choline	$-CH_2CH_2N^+(CH_3)_3$	Phosphatidylcholine (PC)
éthanolamine	$-CH_2CH_2NH_3^+$	Phosphatidyléthanolamine (PE)
sérine	$-CH_2CH(NH_3^+)COO^-$	Phosphatidylsérine (PS)
glycérol	$-CH_2CH(OH)CH_2OH$	Phosphatidylglycérol (PG)
phosphatidyl-glycérol	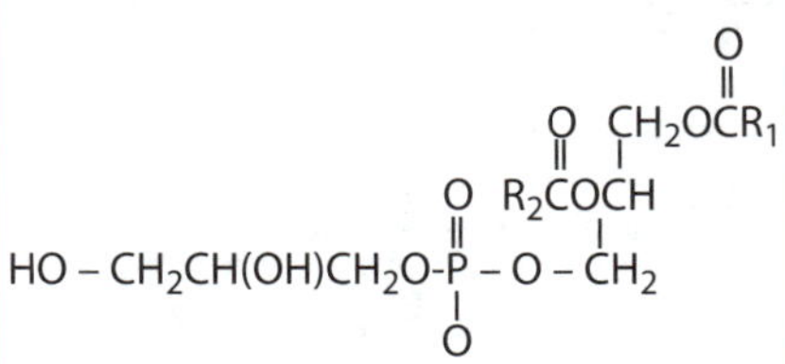	Diphosphatidylglycérol ou Cardiolipide (CL)
myo-inositol	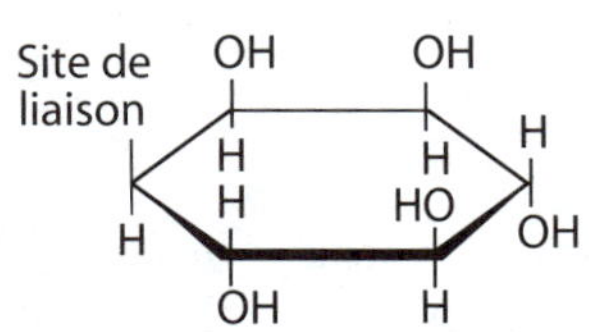	Phosphatidylinositol (PI)

Le phospholipide porte le nom du substituant précédé du préfixe phosphatidyl. Les substituants **X liés à l'acide phosphatidique** (*fig. 4.5*) sont soit des alcools aminés tels la choline, l'éthanolamine, la sérine soit un alcool tel le glycérol. Dans le cardiolipide, **X** est le phosphatidylglycérol.

Le myo-inositol est un poly-alcool cyclique à six atomes de carbone.

Les phospholipides portent, à pH 7, une charge négative sur le groupement phosphate, et l'alcool de tête peut aussi apporter une ou plusieurs charges. Ainsi ces molécules apparaissent formées d'une **tête polaire** (phosphate et alcool) et de deux queues non polaires **hydrophobes** (les deux acides gras), elles sont donc amphiphiles.

Dans les membranes, les phospholipides sont dégradés par des phospholipases spécifiques des liaisons. Ainsi la phospholipase **D** coupe la liaison entre le phosphate et l'alcool de tête X. La phospholipase **C** attaque la liaison entre le glycérol et le phosphate, ainsi la partie phosphate-alcool et la protéine extrinsèque liée à l'alcool sont libérés. Les phospholipases **A1** et **A2** coupent respectivement de façon sélective les liaisons ester des acides gras R1 et R2 ; le phospholipide libéré amputé d'un acyle est un lysophosphatidyle qui est dégradé à son tour par les phospholipases **L1** et **L2**. Toutes les cellules sont pourvues de phospholipases et, dans les cellules eucaryotes, ces enzymes ont diverses localisations.

Les venins de serpents venimeux contiennent une enzyme qui dégrade la phosphatidyl-choline : la phospholipase A2. Celle-ci catalyse l'hydrolyse sélective des liaisons ester des acides gras R2 et libère une lysophosphatidyl-choline, composé toxique, puissant détergent agissant sur la membrane des globules rouges et provoquant leur lyse, d'où les propriétés hémolytiques de ces venins.

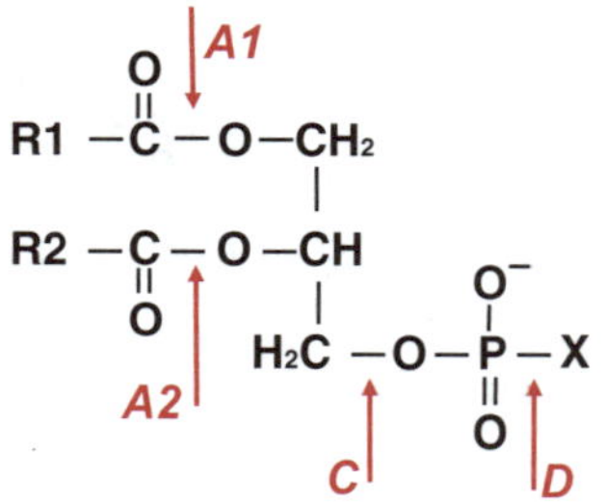

Figure 4.7 Sites d'action des phospholipases A1, A2, C et D.

Les sphingolipides

Ils sont, quantitativement, la seconde catégorie des lipides membranaires. L'alcool sur lequel se construisent ces molécules est la **sphingosine**, d'où le nom donné à cette famille : les sphingolipides**.**

La sphingosine est un alcool aminé à 18 carbones porteur d'une double liaison *trans* en C4 (*fig. 4.8*). Quand un acide gras se fixe sur le $-NH_2$ du carbone 2 par une liaison amide, la molécule est une **céramide**.

Tous les sphingolipides sont construits à partir de la céramide, et c'est le substituant X de la tête sur l'acool primaire du carbone 1 qui différencie les trois familles de sphingolipides (*tableau 4.3*) :

- le substituant X est un dérivé **phosphorylé** tel la phosphocholine dans les **sphingomyélines** (*fig. 4.8*) abondantes dans la gaine de myéline qui isole les axones des neurones, d'où leur nom.

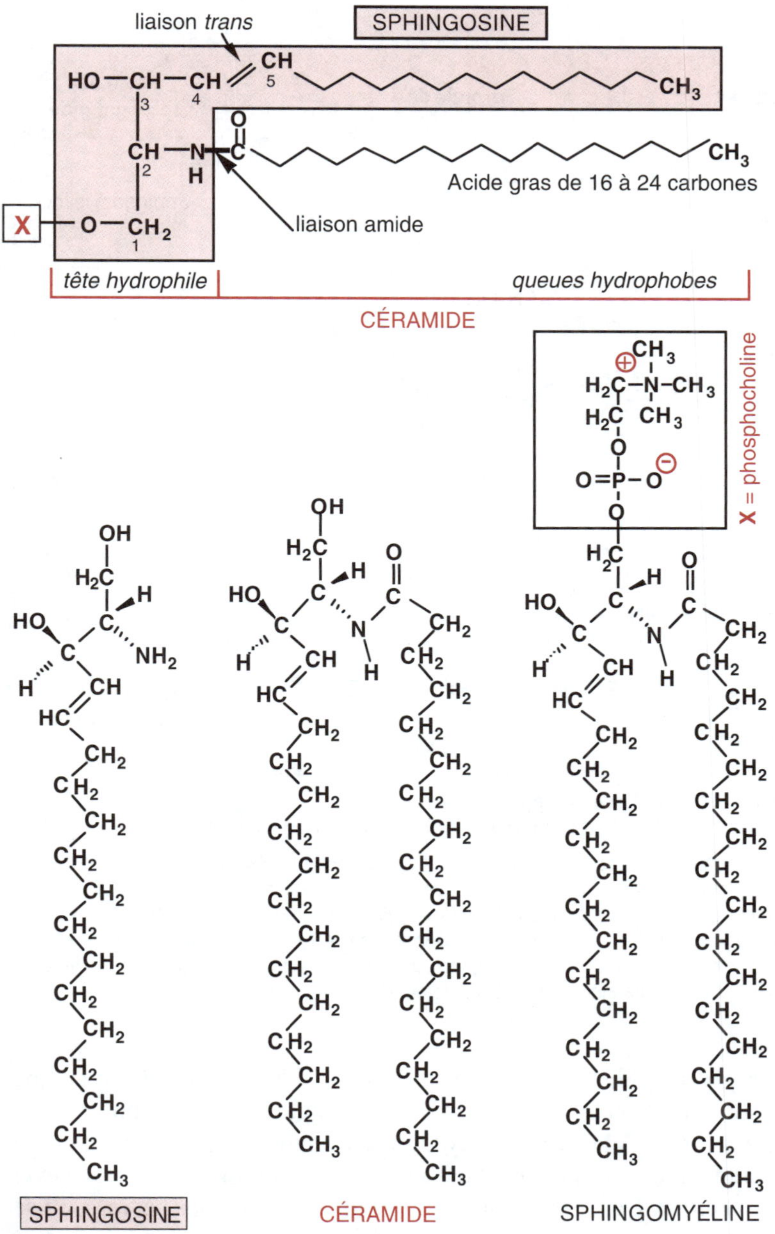

Figure 4.8 Structure des sphingolipides.

La céramide est le composé de base de tous les sphingolipides. L'addition d'un substituant X définit un sphingolipide particulier. Ci-dessus la phosphocholine greffée en C1 de la céramide forme la sphingomyéline. On remarque l'analogie de la sphingomyéline avec la phosphatidylcholine de la figure 4.6.

TABLEAU 4.3 SPHINGOLIPIDES

Substituant X	Formule de X	Nom du sphingolipide
Phosphoryl-choline	$-\overset{O}{\overset{\|}{\underset{O^-}{\underset{\|}{P}}}}-O-CH_2-CH_2-\overset{+}{N}(CH_3)_3$	Sphingomyéline
Glucose	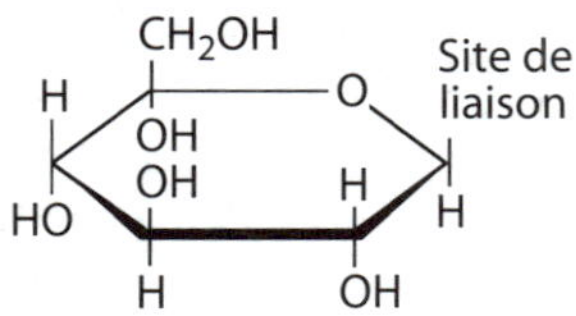	Glucosyl-cérébroside (Glycolipides neutres)
Disaccharide	$Gal\ 1 \xrightarrow{\beta} 4\ Glc\ 1 \xrightarrow{\beta}$	Glycolipides neutres
Trisaccharide	$Gal\ 1 \xrightarrow{\alpha} 4\ Gal\ 1 \xrightarrow{\beta} 4\ Glc\ 1 \xrightarrow{\beta}$	Glycolipides neutres
Tétrasaccharide	$GalNac\ 1 \xrightarrow{\beta} 4\ Gal\ 1 \xrightarrow{\alpha} 4\ Gal\ 1 \xrightarrow{\beta} 4\ Glc\ 1 \xrightarrow{\beta}$	Glycolipides neutres
Oligo-saccharide complexe	$GalNac\ 1 \xrightarrow{\beta} 4\ Gal\ 1 \xrightarrow[3]{\beta} 4\ Glc\ 1 \xrightarrow{\beta}$ ↑ 2 NeuNac	Glycolipide acide ou Ganglioside

Symboles des glucides : Glc=D-glucose ; Gal=D-galactose ;
GalNac=N-acétyl-D-galactosamine ; NeuNAc= acide N-acétylneuraminique

Ce tableau présente quelques substituants **X** qui se lient à la **céramide** pour former des sphingolipides (*fig. 4.6*). Le sucre qui forme une liaison glycosidique avec le OH du C1 de la céramide est soit un glucose soit un galactose. La liaison est toujours en conformation β. La chaîne glycanique des glycolipides neutres est formée de 1 à 5 hexoses neutres. Les glycolipides ou gangliosides, présentent toujours sur leurs glycanes de une à quatre molécules d'acide N-acétylneuraminique qui leur confèrent un caractère acide.

➤ **les glycolipides neutres** : le substituant X est un **ose** ou une chaîne osidique (d'où le nom de sphingoglycolipide ou glycolipides).
Les **cérébrosides** sont des glycolipides neutres simples n'ayant qu'un seul résidu osidique lié au carbone 1 de la céramide par une liaison β-osidique. Dans les membranes plasmiques des tissus nerveux, l'ose est le galactose, on a alors un **galacto**cérébroside, dans les autres tissus c'est le glucose, on a des **gluco**cérébroside**s**.
Dans les cas où le substituant X est une chaîne osidique, en plus du glucose, les oses les plus fréquents sont le galactose, le fructose, le mannose, la galactosamine et la glucosamine (*tableau 4.3*). Les glyco-

lipides neutres sont abondants sur la surface externe des membranes plasmiques.

➤ **les glycolipides acides** : le substituant X est une **chaîne glycanique ramifiée** avec les mêmes constituants que les glycolipides neutres auxquels s'ajoutent la N-acétyl-galactosamine et la N-acétyl-glucosamine.
La particularité de la chaîne est que l'on trouve en position terminale l'acide N-acétyl-neuraminique ou acide sialique d'où leur nom de glycolipides acides ou **gangliosides**. La présence du groupe carboxyle sur cette unité donne aux gangliosides un caractère anionique (*fig. 4.9, tableau 4.3*).

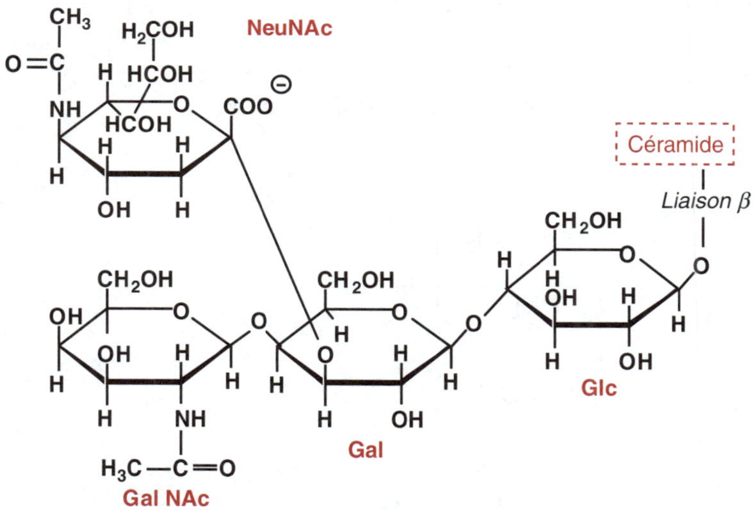

Figure 4.9 Structure d'un glycolipide acide.
Le glycolipide acide représenté dans cette figure est le ganglioside GM2. X est une chaîne de trois oses sur laquelle se greffe un acide N-acétyl-neuraminique ou acide sialique. Cette chaîne est liée au carbone C1 de la céramide par une liaison β-osidique. Symboles : Glc=D-glucose ; Gal=D-galactose ; GalNAc=N-acétyl-galactosamine NeuNAc=acide N-acétyl-neuraminique ou acide sialique ou NANA (*tableau 4.3*)

Les glycolipides acides ou neutres se localisent dans les membranes plasmiques, avec les chaînes hydrocarbures de leurs céramides enfouies au cœur de la membrane et la branche des oses qui se dégage à la surface externe. Dans cette disposition, les parties glycaniques constituent des **marqueurs** superficiels des cellules, interviennent dans le processus de reconnaissance, ainsi les oses des sphingoglycolipides du globule rouge sont responsables de la spécificité des groupes sanguins. Les glycanes participent à la communication cellulaire, et jouent parfois le rôle de récepteurs de bactéries, virus et toxines.

Le cholestérol

Il est le principal stéroïde présent dans les membranes plasmiques des mammifères, il n'existe pas chez les procaryotes.

La molécule de cholestérol est formée d'un **noyau stéroïde** de quatre cycles rigides : A, B, C, D. Les caractéristiques du cholestérol sont (*fig. 4.10*) :

- le cycle B porte une double liaison en 5-6 qui raccourcit un côté ;
- le groupe hydroxyle –OH, sur le C3 du cycle A, qui est polaire et peut être estérifié par un acide gras ;
- la chaîne latérale aliphatique, hydrophobe, à 8 atomes de carbone, liée en C17 du cycle D ;
- les deux groupements méthyle $-CH_3$, 19β en C10 et 18β en C13.

L'arrangement des atomes dans l'espace est stable et **rigide** pour les quatre cycles. Seuls, les atomes de la chaîne latérale hydrophobe liée au C17, ont une certaine souplesse de rotation.

a

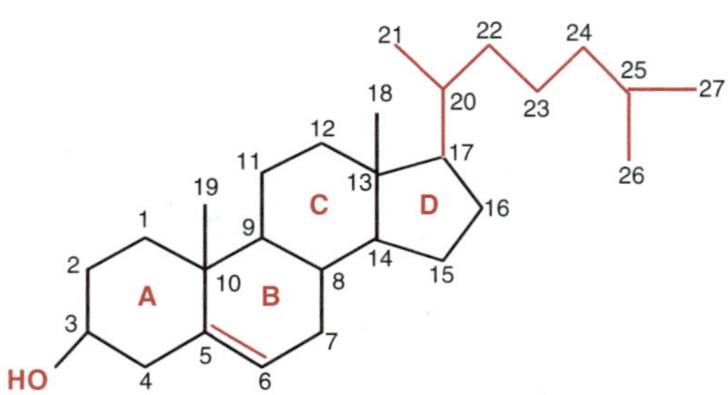

b

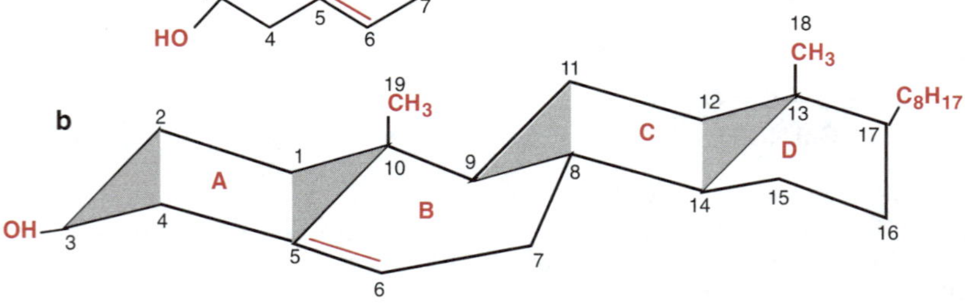

Figure 4.10 Le cholestérol

a. La molécule de cholestérol en projection plane est formée de 4 cycles A, B, C et D de 17 carbones. Les substituants caractéristiques sont : un groupe hydroxyle –OH en 3β (β désigne la position en avant du plan), une chaîne à huit atomes de carbone liée au C17, les deux groupements méthyle $-CH_3$ en 19β et 18β.

b. La molécule de cholestérol vue en perspective montre l'encombrement et la rigidité de la molécule. Les cycles A et C sont en conformation « chaise », B est déformé en « demi-chaise » par la double liaison 5-6. Les $-CH_3$ sont au-dessus du plan de la molécule, –OH est équatorial.

Le cholestérol est plus hydrophobe que les phospholipides et les sphingolipides et se situe enfoui au sein des membranes.

En plus du rôle structural dans les membranes, le cholestérol est le point de départ de la biosynthèse des **hormones stéroïdes** sécrétées par les glandes endocrines et des acides biliaires au niveau du foie. Par exemple la progestérone, hormone sécrétée par le corps jaune, prépare la muqueuse utérine à l'implantation de l'œuf et maintient la grossesse. La testostérone sécrétée par les testicules et l'œstradiol des ovaires sont responsables du développement des caractères sexuels secondaires. À partir du cholestérol, les glandes surrénales produisent deux hormones, l'aldostérone qui régule la balance K^+, Na^+, eau et la pression sanguine, et le **cortisol** qui déclenche la formation du glycogène.

Dans le foie, le cholestérol est transformé en acides biliaires, qui, ayant des propriétés de détergents, sont les auxiliaires de la dégradation des lipides dans l'intestin. Les acides biliaires synthétisés sont stockés dans la vésicule biliaire et déversés dans l'intestin à raison de 20 g par jour.

Le foie est le principal organe de la synthèse des lipides. Les phospholipides, acylglycérols, cholestérol, sont libérés dans le sang sous forme de **lipoprotéines** qui sont des microparticules de lipide entourées de protéines particulières appelées apoprotéines ou apolipoprotéines. On classe les lipoprotéines par densité croissante : **VLDL** (*Very Low Density Lipoprotein*), **IDL** (*Intermediate-Density Lipoprotein*)**,** **LDL** (*Low Density Lipoprotein*) et **HDL** (*High Density Lipoprotein*). La densité est d'autant plus faible que leur teneur en lipide est plus élevée mais, dans le plasma sanguin, les lipoprotéines s'échangent des lipides entre elles. Une cinquième catégorie de lipoprotéines, les chylomicrons, est synthétisée dans l'intestin. Leur fonction consiste à acheminer les lipides alimentaires au foie et aux tissus extra-hépatiques (muscles et adipocytes).

Le rôle des LDL est de transporter le cholestérol vers les tissus *(fig. 4.11)* mais les LDL en excès peuvent déposer le cholestérol sur la paroi des artères ce qui forme des plaques en protubérance et a pour effet de rétrécir la lumière du vaisseau sanguin ; il s'en suit une mauvaise irrigation du tissu. Ainsi, privé d'oxygène et d'aliments, le tissu cardiaque meurt, c'est l'**infarctus du myocarde**. Ce rôle néfaste du cholestérol a fait attribuer aux **LDL** l'étiquette de **« mauvais cholestérol ».**

Un titre différent est dévolu aux **HDL**, celui de **« bon cholestérol ».** Pourquoi ces effets contraires ? Les HDL sécrétées par le foie accumulent le cholestérol qu'elles puisent dans le plasma à partir des LDL et VLDL. Les HDL ainsi gonflées du trop-plein de cholestérol sérique assurent son retour dans le foie où il est dégradé.

Nonobstant leur rôle dommageable dans l'athérosclérose, les LDL ont pour fonction de fournir du cholestérol à toutes les cellules de l'organisme, c'est pourquoi elles sont aussi du bon cholestérol et ne prennent le qualificatif de mauvais que lorsqu'il y a un excédent de cholestérol sanguin.

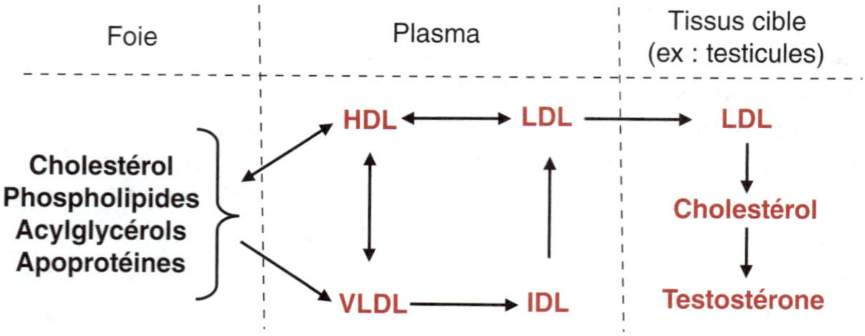

Figure 4.11 Transport du cholestérol du foie vers les tissus cible.

4.3 LES MEMBRANES BIOLOGIQUES

Dans toutes les **membranes biologiques** les molécules lipidiques s'organisent en **bicouche** formant un support dans lequel s'incluent plus ou moins profondément les protéines partenaires des fonctions membranaires.

Propriétés des lipides membranaires

Les lipides membranaires, quoique multiples et divers, possèdent un caractère commun essentiel : ce sont des molécules **amphipathiques** contenant à la fois une partie hydrophile et une partie hydrophobe. En milieu aqueux ces lipides forment des structures globulaires, des **micelles** sphériques, dans lesquelles les lipides ionisés disposent leurs têtes chargées à la surface isolant ainsi leurs chaînes hydrophobes du milieu aqueux.

La **bicouche lipidique**, dans laquelle les phospholipides et les sphingolipides se disposent en joignant leurs queues hydrophobes au cœur de la membrane, est l'arrangement le plus favorable ; c'est la structure de base de toutes les membranes biologiques (*fig. 4.12*).

La bicouche est constituée de deux feuillets lipidiques : interne (FI) et externe (FE), dans lesquels sont intégrées des protéines intrinsèques (P. int). Des protéines extrinsèques (P. ext) se lient en surface, soit par des liaisons faibles, soit par une liaison covalente avec un acide gras, soit par un glycane.

En raison de la distribution hétérogène des molécules, et de la présence de glycanes associés aux protéines et aux lipides sur la face externe seulement, la membrane plasmique a une **structure asymétrique**.

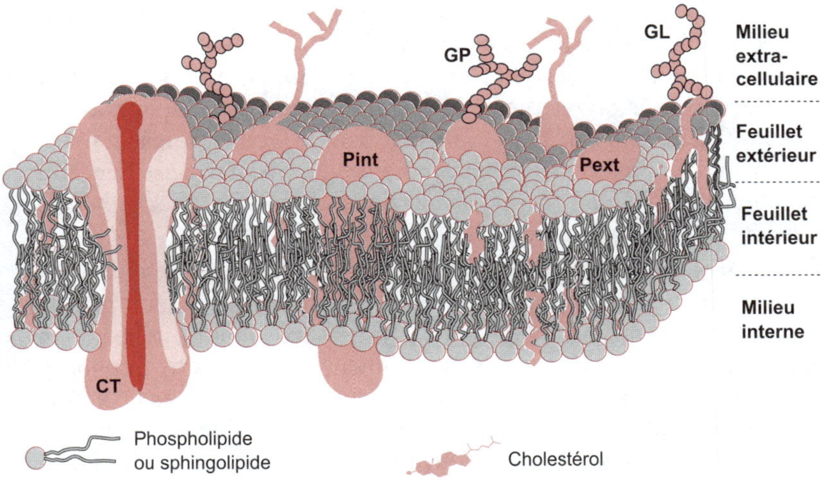

Figure 4.12 Organisation d'une membrane biologique

Les deux feuillets lipidiques sont les supports des protéines. Les glycérophospholipides et les sphingolipides diffusent librement dans un même feuillet (mouvements latéraux) ; les déplacements d'un feuillet à l'autre (flip-flop) sont en comparaison beaucoup plus rares. **CT** : canal transmembranaire, **Pint** : protéine intrinsèque, **Pext** : protéine extrinsèque, **GP** : glycoprotéine, **GL** : glycolipide.

Les chaînes des acides gras, à l'intérieur de la bicouche, forment une phase non polaire continue en établissant des **interactions hydrophobes** (voir *MaxiFiches de Biochimie,* fiche 9) renforcées par des forces de Van der Waals et se trouvent isolées de l'environnement par les têtes polaires. Les bicouches lipidiques ont tendance à se refermer sur elles-mêmes pour éviter que les chaînes hydrophobes ne soient exposées à l'eau ; ainsi se forment les **compartiments** intracellulaires et les **vésicules de transport**. En surface s'établissent des interactions électrostatiques et des liaisons hydrogène entre les têtes polaires et les molécules d'eau de l'environnement. Les bicouches lipidiques sont imperméables aux ions et aux molécules polaires.

Les protéines membranaires

Les proportions de lipides et de protéines varient en fonction du rôle biologique de la membrane. En moyenne les membranes se composent de **40 %** de lipides et **60 %** de protéines.

La myéline, membrane isolante des axones, a un contenu en protéines de 18 % seulement. Les membranes internes des mitochondries, productrices d'énergie, ont une proportion en protéines allant jusqu'à 75 %. Les protéines sont spécifiques de la fonction, et les membranes qui ont des fonctions différentes, sont constituées de protéines différentes.

Certaines protéines sont faiblement liées à la membrane et sont facilement libérées par un traitement modifiant le pH ou la force ionique, ce sont les **protéines périphériques extrinsèques** (Pext) (*fig. 4.12*). À la surface externe ou interne ces protéines peuvent être liées par covalence, soit à un acide gras qui s'intercale dans le feuillet, soit à un lipide membranaire, c'est ainsi qu'une protéine de type Pext est liée à la membrane par un GPI ou glycosylphosphatidylinositol. Ces protéines sont alors libérées par action des phospholipases.

Les **protéines intrinsèques** (P. int) sont intégrées plus ou moins profondément dans la bicouche lipidique, elles traversent parfois l'épaisseur de la bicouche et débordent de part et d'autre. Leur libération nécessite l'action de détergents qui rompent les liaisons hydrophobes protéine-lipide situées au cœur de la membrane. Même après libération les protéines intrinsèques sont **insolubles** et forment des agrégats dus à leur richesse en acides aminés hydrophobes de leur domaine intramembranaire. Beaucoup de ces protéines possèdent des séquences hydrophobes en hélice α qui toutes traversent la bicouche lipidique perpendiculairement au plan de la membrane.

Cette disposition en **hélices α hydrophobes transmembranaires** est un motif fréquemment rencontré dans les protéines impliquées dans le transport membranaire (*fig. 4.14*) et la réception des signaux chimiques, par exemple les hormones, ou physiques par exemple les photons sur la rétine.

Les mouvements moléculaires dans la membrane

L'ensemble bicouche lipidique et protéines est représenté selon un modèle dit de la mosaïque fluide. La membrane est **souple et flexible** grâce aux mouvements des molécules qui la composent.

La membrane est fluide, les molécules de lipides et de protéines procèdent à des mouvements latéraux, se déplaçant les unes par rapport aux autres dans un même feuillet. Dans une même couche, les molécules migrent rapidement par **diffusion latérale** (*fig. 4.12*). Ces déplacements sont sous l'influence de la température, la bicouche lipidique étant, à basse température, à l'état figé. À température plus élevée les molécules lipidiques entrent rapidement en mouvement et la membrane est plus fluide.

La température de transition entre les deux états solide-fluide dépend de la composition des lipides. À basse température, les acides gras saturés sont bien tassés, alors que la courbure des acides gras insaturés, induite par la liaison *cis*, empêche le tassement.

Les queues hydrophobes des phospholipides et des sphingoglycolipides ont des **mouvements de rotation.** De plus les lipides peuvent se déplacer d'un feuillet à l'autre par un mouvement transversal appelé **mouvement flip-flop**.

Les molécules de cholestérol, par leur noyau rigide au sein des chaînes d'acides gras, s'opposent au tassement et, donc, fluidifient la membrane ; en contrepartie elles gênent les rotations carbone-carbone.

Les lipides, mais pas les protéines, diffusent d'une face de la bicouche à l'autre, ils parcourent la membrane très lentement. Pour que ce transfert ait lieu la tête polaire, qui peut être chargée, comme c'est le cas de la phosphatidylsérine, doit se débarrasser de son environnement aqueux avant de pénétrer dans le cœur hydrophobe de la bicouche. Cette déshydratation s'effectue avec une modification d'énergie libre fortement positive (consommation d'énergie). Des **enzymes** membranaires (translocases), facilitent cette diffusion en « flip-flop » d'où leur nom de **flippases**.

4.4 LE TRANSPORT MEMBRANAIRE

Le bon fonctionnement de la cellule vivante nécessite des **échanges** constants d'énergie, de matière et d'information entre les milieux intra- et extra-cellulaires et entre les compartiments.

La cellule doit **puiser à l'extérieur** les métabolites nécessaires à ses biosynthèses et à la production de son énergie, elle doit aussi **relarguer** les produits et déchets de son métabolisme.

La bicouche lipidique est traversée par les petites molécules polaires non chargées, tel le glucose, qui diffuse de façon très lente. Cependant, le caractère hydrophobe du cœur de la bicouche lipidique constitue une **barrière** qui empêche la plupart des molécules polaires de s'échapper ou d'entrer dans la cellule et les compartiments cellulaires.

Pour pénétrer à travers la bicouche hydrophobe, les molécules polaires et chargées devraient se « déshabiller » de leur environnement en molécules d'eau avant de diffuser dans la région centrale de la bicouche et passer de l'autre côté, où elles se réhydratent. L'énergie dépensée pour éliminer l'eau et accomplir la diffusion dans les lipides membranaires est recouvrée, après passage, lorsque les molécules se réhydratent. Entre ces deux états, existe un état de haute énergie que l'on peut comparer à l'état de transition d'une réaction catalysée par une enzyme.

Une barrière d'activation doit être franchie pour atteindre l'état intermédiaire. Dans ce cas l'énergie d'activation nécessaire pour transloquer un composé polaire à travers la bicouche lipidique, est très élevée, de telle sorte que la bicouche est **imperméable**.

Cependant les membranes biologiques contiennent des **protéines intrinsèques spécialisées** qui reconnaissent spécifiquement certains produits (sucres, acides aminés et ions) et abaissent la barrière d'activation. Les produits sont, soit pompés vers l'intérieur de la cellule contre un gradient de concentration, soit rejetés vers l'extérieur pour maintenir une concentration du cytosol plus faible que dans le liquide extracellulaire.

Le transport passif facilité

Dans le transport passif la molécule passe à travers la membrane sans interaction avec l'un de ses composés. Ce transport ne s'effectue que pour des molécules très hydrophobes par exemple les hormones stéroïdes. Les protéines membranaires qui facilitent la diffusion de molécules dans le sens de leurs gradients, ou transport passif facilité, ne sont pas des enzymes car la molécule transportée n'est pas chimiquement modifiée. Les protéines qui participent à un tel processus sont appelées transporteurs.

La **protéine transporteur** reconnaît et fixe de manière spécifique la molécule et accélère son transfert au travers de la membrane.

On donne ici deux exemples dans la membrane des érythrocytes.

- **Le transporteur du D-glucose** est un modèle simple de transport passif facilité. Dans les érythrocytes, l'énergie dépend du glucose venant du plasma sanguin. La membrane des érythrocytes contient une protéine transporteur de glucose nommée GLUT1, une protéine intrinsèque, qui possède un site de fixation spécifique du D-glucose et assure son transit d'une face à l'autre de la membrane dans le sens de son gradient de concentration (*fig. 4.13*). Ce transporteur de glucose est une protéine constituée de douze segments hydrophobes en hélice α transmembranaires.

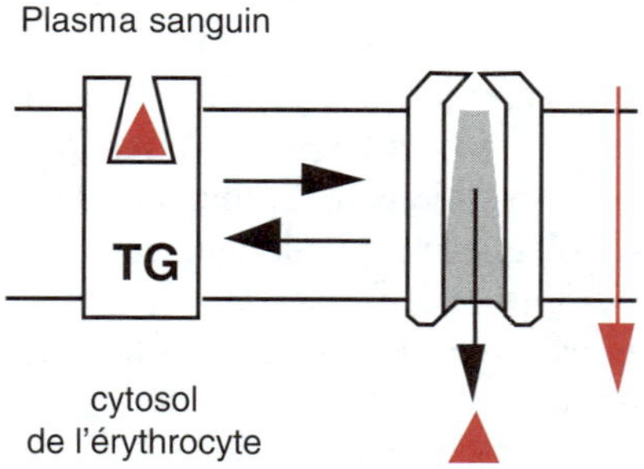

Figure 4.13 Le transporteur de glucose dans la membrane d'érythrocyte
Le transporteur de D-glucose (TG) est une protéine intrinsèque qui véhicule le glucose (▲) dans le sens de son gradient (flèche rouge).

- **L'échangeur chlorure-bicarbonate** : la membrane de l'érythrocyte renferme un autre transporteur qui est un **échangeur** chlorure-bicarbonate. La technique d'électrophorèse sur gel de polyacrylamide permet d'isoler les protéines de la membrane des hématies qui apparaissent en une succession de bandes. La bande n° 3 est la glycoprotéine constituant l'échangeur d'où le nom de protéine « bande 3 » (PB3) (*fig. 4.14*).

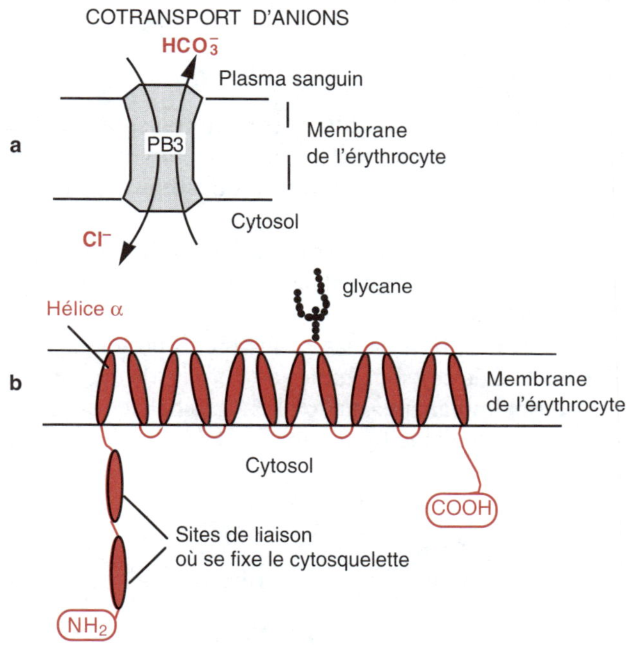

Figure 4.14 Échangeur chlorure-bicarbonate

a. Il y a un cotransport d'anions : au niveau des tissus, un ion bicarbonate HCO_3^- sort de l'érythrocyte en échange d'un ion chlorure Cl^- qui entre simultanément, et vice-versa au niveau pulmonaire

b. Structure de la protéine-échangeur PB3.

Cette glycoprotéine est formée de douze domaines transmembranaires d'acides aminés hydrophobes en hélice α, reliés par des boucles intra- et extra-cellulaires dont une porte un glycanne. Les deux premiers domaines localisés du côté de NH_2 terminal sont situés dans le cytosol où ils servent d'ancrage aux protéines du cytosquelette.

Le dioxyde de carbone CO_2, relargué dans le plasma sanguin par les tissus, entre par diffusion dans les érythrocytes où il se combine à l'eau pour donner des protons et des ions bicarbonate HCO_3^-. Cette réaction est catalysée, dans les érythrocytes, par l'anhydrase carbonique.

L'ion bicarbonate sort alors de l'érythrocyte, vers le plasma sanguin, par l'échangeur chlorure-bicarbonate qui, simultanément, fait entrer un ion Cl^-. On a dans ce processus un cotransport de deux produits dans deux directions opposées de passage membranaire. Un tel système est appelé **antiport** et permet de maintenir le gradient de charges.

Le HCO_3^- libéré se dissout dans le plasma sanguin pour être véhiculé jusqu'aux poumons. Dans le tissu pulmonaire l'ion bicarbonate entre dans l'érythrocyte à travers un échangeur chlorure-bicarbonate, simultanément un ion Cl^- sort. Le bicarbonate est transformé en CO_2 et éliminé dans l'air.

Les canaux ioniques

Les **canaux ioniques** sont une autre forme de transport facilité. Les transporteurs sont toujours en fonction alors que les canaux sont, soit **fermés**, soit **ouverts** par fixation du ligand qui stimule leur ouverture rapide et **brève**.

Le mieux connu est le **récepteur de l'acétylcholine** impliqué dans la neurotransmission, il est situé dans la membrane plasmique des neurones post-synaptiques.

Ce récepteur est constitué de quatre sous-unités protéiques : 2α, β, γ et δ ($\alpha_2\beta\gamma\delta$). Chacune de ces sous-unités est formée de quatre hélices α hydrophobes transmembranaires, au total on a 20 hélices qui délimitent un canal à travers la bicouche lipidique (*fig. 4.15*).

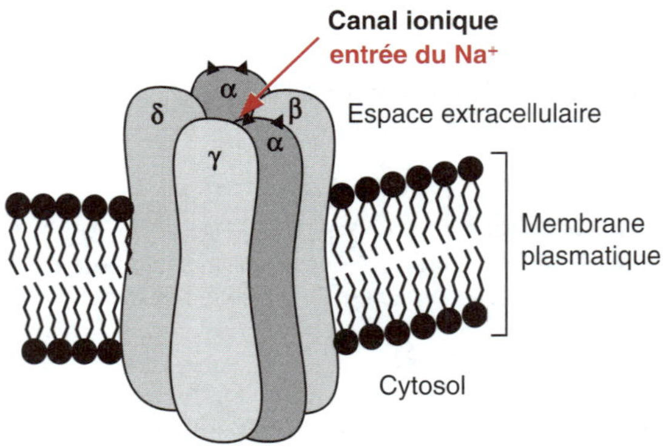

Figure 4.15 Un canal ionique : le récepteur de l'acétylcholine.
Ce canal ionique est constitué de quatre sous-unités protéiques: $\alpha_2\beta\gamma\delta$. L'acétylcholine se fixe sur les sous-unités α, le canal s'ouvre et permet le passage des ions Na^+. Ce récepteur est une porte qui s'ouvre en réponse à une stimulation.

Quand le signal électrique atteint l'extrémité du neurone l'acétylcholine est libérée dans la fente synaptique. Là elle se lie avec une grande affinité sur les sous-unités α du canal-récepteur situé dans la membrane plasmique du neurone post-synaptique. Cette liaison initie un **changement de conformation** du récepteur qui ouvre un canal en son sein et permet une entrée intense et rapide d'ions Na^+ (10^8 ions/sec). Ce récepteur est une porte qui s'ouvre en réponse à une **stimulation par l'acétylcholine** et se ferme après une fraction de seconde. Le transport des ions se fait ici dans un canal régulé par un ligand, l'acétylcholine, puis se ferme. Le Na^+, entrant dans le sens de son gradient de concentration, apporte des charges positives et ainsi réduit le potentiel électrique membranaire, la cellule est dépolarisée.

Cette dépolarisation provoque un signal électrique qui se propage à grande vitesse dans le neurone post-synaptique jusqu'à la synapse suivante où le mécanisme du canal ionique se répète.

Le transport actif

Le passage transmembranaire d'un soluté **contre son gradient** de concentration c'est-à-dire d'une zone à faible concentration vers une zone à concentration plus élevée, s'effectue par un transport actif et conduit à une accumulation du soluté d'un côté de la membrane.

Sur le plan thermodynamique le transport actif est défavorable (endergonique) et doit toujours être couplé à une réaction ou à un processus exergonique qui fournit l'énergie, tel **l'hydrolyse de l'ATP** ou une réaction d'oxydoréduction. Ainsi, le transport actif qui maintient en permanence, à travers les membranes plasmiques et intracellulaires, un gradient ionique supérieur à dix, est un grand consommateur d'énergie.

Les protéines membranaires qui entrent en jeu dans ce mécanisme sont des **enzymes** qui couplent le transport de leur substrat contre leur gradient, à l'hydrolyse de l'ATP. Ces enzymes sont appelées **ATPases**.

Un exemple de transporteur actif direct est la **Na^+-K^+-ATPase** de la membrane basale des entérocytes. La cellule de mammifère doit maintenir une concentration d'ions K^+ à 140 mM alors que la concentration extracellulaire est de 5 mM, la concentration cytosolique de Na^+ est de 5 à 15 mM et de 145 mM extracellulaire. L'enzyme Na^+-K^+-ATPase maintient ce déséquilibre, elle importe deux ions potassium et, simultanément, expulse trois ions sodium en consommant une molécule d'ATP.

Le transporteur Na^+-K^+-ATPase est une glycoprotéine intrinsèque, composée de deux monomères α (110 kDa) et de deux monomères β glycosylés (60 kDa) ($\alpha_2\beta_2$). Trois ions Na^+ intracellulaires se lient en des sites spécifiques du sodium sur les deux protomères α (*fig. 4.16*). Un protomère α catalyse alors l'hydrolyse de l'ATP et se retrouve phosphorylé. Cette phosphorylation induit un changement de conformation de l'enzyme et provoque la libération des Na^+ dans le milieu extracellulaire. La fixation de 2 ions K^+ extracellulaires en des sites spécifiques sur les sous-unités α, provoque l'hydrolyse du phosphate et rétablit la Na^+-K^+-ATPase dans sa conformation de départ ce qui libère les ions K^+ dans la cellule.

Il semblerait donc que α, qui est phosphorylée transitoirement puis déphosphorylée au cours du transport, soit le principal acteur catalytique du système. La chaîne β aurait plutôt un rôle de stabilisation du complexe protéique et participerait à l'hydrolyse de l'ATP. Elle est impliquée dans la liaison de l'ouabaïne, un glucoside cardiaque, qui inhibe cette ATPase.

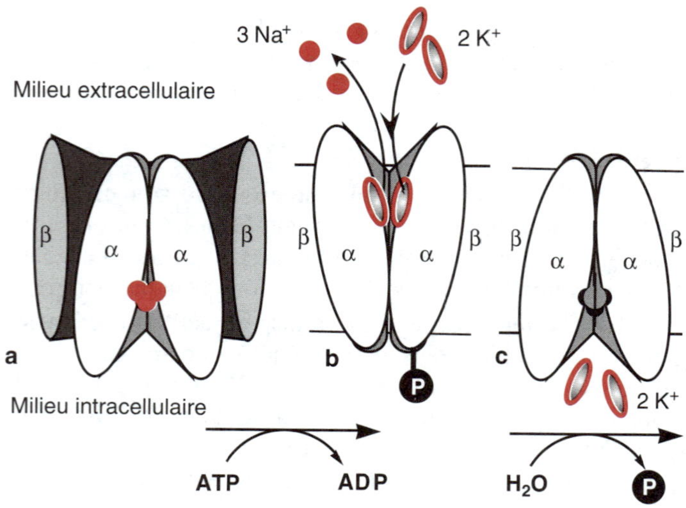

Figure 4.16 Le transport actif direct : la Na^+-K^+-ATPase.

a. Trois ions Na^+ intracellulaires se lient en des sites spécifiques du sodium sur les protomères α. Hydrolyse de l'ATP par un protomère α.

b. Un protomère α est phosphorylé ce qui induit un changement de conformation de l'enzyme qui provoque la libération des Na^+ dans le milieu extracellulaire et la fixation de deux ions K^+ en des sites spécifiques du potassium sur les α.

c. L'hydrolyse du phosphate rétablit la Na^+-K^+-ATPase dans sa conformation de départ ce qui libère les ions K^+ dans le milieu intracellulaire.

Il existe un transport actif secondaire dans lequel la protéine transporteur associe le flux spontané des ions Na^+ ou H^+ dans le sens de leur gradient de concentration, au pompage simultané d'un autre soluté, tel le lactose, le glucose, certains acides aminés, contre leur gradient de concentration. Les deux solutés passant simultanément par le transporteur, on dénomme ce passage transmembranaire le **symport**. C'est ainsi que la bactérie intestinale *E. coli* accumule le lactose avec une concentration de cent fois supérieure à celle de son milieu environnant. L'entrée du lactose et des protons se fait par la **lactose perméase** membranaire. Dans les conditions physiologiques le gradient de protons indispensable à ce transport est fourni par le flux des électrons des donneurs à haut potentiel traversant la chaîne respiratoire. La perméase est de ce fait une voie de retour des protons et d'entrée de lactose.

Pour importer des composés de grande taille et les complexes moléculaires, le transport membranaire s'effectue par des processus appelés

endocytose et **exocytose** mettant en jeu des récepteurs membranaires et la formation de vésicules issues de la membrane.

D'autres **récepteurs** sont des protéines transmembranaires aptes à lier une molécule sur leur partie extracellulaire et transmettre un signal à l'intérieur de la cellule, le ligand restant en surface, c'est la **transduction du signal.**

Les particularités structurales ainsi que ses constituants moléculaires permettent à la membrane plasmique d'assurer de nombreuses fonctions : établir des liaisons intercellulaires pour associer les cellules en tissus, faire des jonctions de communication, d'adhésion, de migrations cellulaires embryonnaires, etc.

Ces fonctions sont développées dans le cadre du volume *Biologie cellulaire* de la même collection et dans *Biochimie générale* de Jacques Henri Weil chez le même éditeur.

« Riche en oméga-3 »

Sous le vocable des oméga, très remarqué sur les produits alimentaires et cosmétiques, se cachent deux familles d'acides gras polyinsaturés selon la notation en **ω** attribué au groupement méthyl terminal.

Les **ω3** sont des acides gras polyinsaturés qui ont une double liaison au troisième carbone en partant du méthyle **ω** :

- 18:3 ω3 est l'acide α linolénique ou ALA ;
- 20:5 ω3 est l'acide eicosapentanoïque ou EPA ;
- 22:6 ω3 est l'acide docohexanoïque ou DHA.

Les **ω6** sont des acides gras polyinsaturés qui ont une double liaison au sixième carbone en partant du méthyle **ω** :

- 18:2 ω6 ou acide linoléique ;
- 18:3 ω6 ou acide γ linolénique ;
- 20:4 ω6 ou acide arachidonique (voir *tableau 4.1*).

ALA est le précurseur du DHA et de EPA et le 18 :2 ω6 est le précurseur de la série ω6 tel l'acide arachidonique qui, comme EPA, est le point de départ des prostaglandines. Les cliniciens s'intéressent à l'impact des oméga-3 dans la prévention de différentes pathologies, les bénéfices cardiovasculaires liés aux oméga-3 sont avérés. Si on souligne l'importance de l'apport des deux premiers représentants de chaque famille, dans l'alimentation humaine, c'est qu'ils sont des acides gras indispensables dits **« essentiels »** car l'organisme humain ne peut ni les synthétiser ni les transformer l'un dans l'autre. C'est pourquoi il est recommandé de consommer des aliments riches en oméga-3 ou 6 tels les huiles végétales et les poissons.

POINTS CLEFS

- Les lipides constituent une familles de molécules de structures hétérogènes et de multiples fonctions.
- Les acides gras sont des chaînes hydrocarbonées portant une fonction acide, ils sont présents dans toutes les molécules de lipides. Ils sont hydrophobes.
- Les membranes biologiques sont constituées de deux feuillets de lipides divers : phospholipides, sphingolipides, cholestérol, dans lesquels sont incluses des protéines. Cette bicouche est imperméable.
- Les phospholipides et sphingolipides sont des molécules amphipathiques contenant une tête hydrophyle et une queue hydrophobe d'acides gras, laquelle est enfouie au sein de la membrane.
- Le cholestérol, constitué d'un noyau rigide, se situe au cœur de la membrane et s'oppose au tassement des autres molécules.
- Les protéines des membranes, qui ont pour rôle de faciliter le passage des ions et molécules, sont fréquemment disposées en hélices α hydrophobes transmembranaires.
- Le transport actif est un passage transmembranaire qui nécessite de l'énergie tel l'hydrolyse de l'ATP.
- Un canal ionique est constitué de protéines transmembranaires, qui par une ouverture brève, permet l'entrée et la sortie d'ions.

QCM/QROC

4.1 Répondre à chacune des propositions par vrai ou faux.
Le cholestérol est le précurseur de la synthèse :

a) des hormones surrénaliennes.

b) de la progestérone.

c) de la testostérone.

d) des hormones thyroïdiennes.

e) de l'estradiol.

f) des hormones hypophysaires.

g) du cortisol.

4.2 Répondre à chacune des propositions par vrai ou faux.
Les acides gras « essentiels » :

a) sont essentiellement synthétisés par les cellules humaines.

b) les acides stéarique et palmitoléique sont essentiels.

c) l'acide linoléique 18:2 ω6 est essentiel.

d) l'acide linoléique est le précurseur de l'acide arachidonique.

e) se trouvent dans les huiles végétales et le poisson.

4.3 Répondre à chacune des propositions par vrai ou faux.
Dans les membranes biologiques :

a) les protéines ont un seul domaine hydrophobe.

b) le cholestérol, flexible, permet la fluidité.

c) les hélices α des protéines comportent 20 acides aminés hydrophobes.

d) les protéines extrinsèques peuvent se lier à un acide gras.

4.4 Pouvez-vous citer de mémoire les phospholipides qui, dans les conditions normales de la cellule, sont :

a) porteurs d'une charge nette négative.

b) ceux dont la charge nette est nulle.

4.5 Schématiser toutes les structures possibles des triacylglycérols formées avec l'acide palmitique (P) et l'acide arachidonique (A) sur les C1, C2, C3 du glycérol.

SOLUTIONS

4.1 **a)** vrai ; **b)** vrai ; **c)** vrai ; **d)** faux ; **e)** vrai ; **f)** faux ; **g)** vrai.

4.2 **a)** faux ; **b)** faux ; **c)** vrai ; **d)** vrai ; **e)** vrai.

4.3 **a)** faux ; **b)** faux ; **c)** vrai ; **d)** vrai.

4.4 **a)** AP, PG, PI, PS, CL.

b) PE, PC (voir *tableau 4.2*).

4.5 PAP, APA, PAA(isomère I), PAA(isomère II), PPA(isomère I), PPA(isomère II) voir *fig 4.4, p. 118.*

CHAPITRE 5

Métabolisme énergétique

PLAN

OBJECTIFS

- Connaître les grandes voies du métabolisme énergétique : catabolisme des glucides et des lipides.
- Comprendre les rôles de ces voies métaboliques, autant dans la production d'ATP et de coenzymes réduits, que dans la formation de précurseurs métaboliques des aminoacides, des acides nucléiques et des lipides.
- Réaliser le rôle central de l'acétyl-CoA dans le métabolisme.

5.1 VUE D'ENSEMBLE DU MÉTABOLISME ÉNERGÉTIQUE

Tous les êtres vivants, sans exception, résolvent les mêmes problèmes : comment trouver dans leur environnement les éléments nécessaires à leur croissance, au maintien de leurs structures cellulaires, et comment puiser l'énergie nécessaire à leur fonctionnement ?

Les organismes **autotrophes**, pour l'essentiel des organismes photosynthétiques, synthétisent leurs constituants à partir du dioxyde de carbone et d'une source d'azote, et tirent leur énergie de la lumière solaire. Les autres organismes, principalement les **organotrophes**, dégradent les molécules organiques synthétisées par les autotrophes ou d'autres organotrophes et en tirent de l'énergie. La *figure 5.1* montre d'une manière très simplifiée le circuit emprunté par l'énergie à la surface de notre planète.

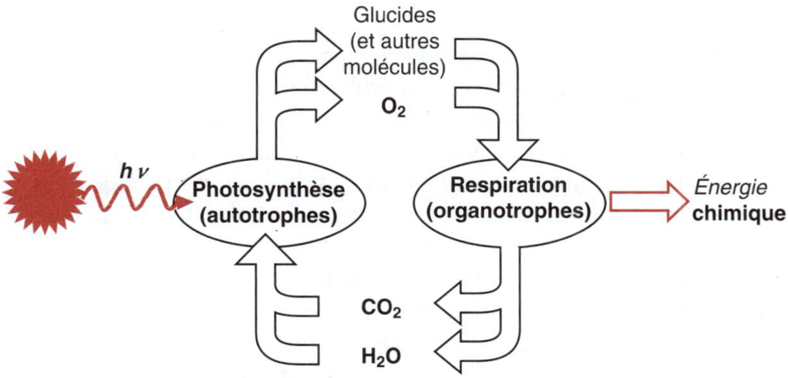

Figure 5.1 Flux d'énergie dans la biosphère.
Les molécules organiques synthétisées par les autotrophes sont par la suite dégradées par les organotrophes qui en tirent l'énergie chimique utilisable.

Les êtres vivants organotrophes ont recours à deux modes d'obtention de l'énergie chimique à partir des molécules organiques, les **fermentations** et les **oxydations**.

Les fermentations sont des processus anaérobies qui transforment (dégradent) les sources de carbone organique en produits dont l'enthalpie libre est plus faible.

La fermentation lactique en est un bon exemple :

$$C_6H_{12}O_6 \rightarrow 2\ C_3H_6O_3 \qquad \Delta_r G'^\circ = -\ 217\ \text{kJ.mol}^{-1}$$

Glucose *Acide lactique*

Les oxydations diminuent également l'enthalpie libre des sources d'énergie mais, cette fois-ci, le bilan fait apparaître une réaction entre un combustible, la source de carbone organique, et un comburant, généralement l'oxygène (métabolisme aérobie). L'oxydation complète du glucose permet de montrer la différence entre fermentation et oxydation :

$$C_6H_{12}O_6 + 6\ O_2 \rightarrow 6\ CO_2 + 6\ H_2O \qquad \Delta_r G'^\circ = -\ 2\ 910\ \text{kJ.mol}^{-1}$$

Glucose *Oxygène* *Dioxyde de carbone* *Eau*

L'oxydation complète du glucose libère environ quatorze fois plus d'énergie que la fermentation lactique. C'est pour cette raison que les oxydations cellulaires permettent de produire beaucoup plus de molécules d'ATP que n'en produisent les fermentations ou la glycolyse.

5.2 GLYCOLYSE

La glycolyse est une voie métabolique qui permet de tirer de l'énergie de la molécule de glucose. Cette voie est probablement l'une des premières apparues au cours de l'évolution, car pratiquement toutes les cellules vivantes possèdent les enzymes qui transforment le glucose en pyruvate. Quelques variantes existent çà et là, mais il est frappant de constater que les réactions sont les mêmes chez les animaux, les plantes, les levures, les champignons et un grand nombre de procaryotes. La transformation ultérieure du **pyruvate** peut dépendre à la fois du type d'organisme et de son environnement (aérobiose ou anaérobiose).

La glycolyse se déroule en deux parties (*fig. 5.2*). Dans la première partie, la molécule de glucose, après deux phosphorylations et une isomérisation, est scindée en deux molécules de trioses phosphate. Cette première partie fait apparaître un investissement d'énergie sous la forme de molécules d'ATP. Dans la seconde partie, qui se termine par la formation de pyruvate, l'énergie est récupérée sous forme d'ATP et de molécules de NADH.

Première partie : investissement d'énergie et formation des trioses phosphate

Le glucose est tout d'abord phosphorylé en 6 (réaction 1), puis isomérisé en **fructose-6-phosphate** (réaction 2). La consommation d'une deuxième molécule d'ATP (réaction 3) amène la formation du **fructose-1,6-bisphosphate** qui est alors scindé en deux trioses phosphate, le **dihydroxyacétone phosphate** (DAP) et le **glycéraldéhyde-3-phosphate** (GAP) (réaction 4). La dernière réaction (réaction 5) consiste dans l'isomérisation de ces deux molécules de trioses phosphate.

Deux liaisons riches en énergie sont consommées au cours de cette première partie : la phosphorylation des fonctions alcool primaire du glucose, puis du fructose-6-phosphate (en position 1), pour lesquelles $\Delta_r G'^\circ = + 12$ kJ.mol^{-1}, nécessitent chacune la dépense d'une molécule d'ATP. Les trois autres étapes sont essentiellement réversibles, car les enthalpies libres de réaction $\Delta_r G'$ sont voisines de 0 dans les conditions de concentration intracellulaire des métabolites (*tableau 5.1*).

Seconde partie : récupération de l'énergie et formation du pyruvate

La seconde partie de la glycolyse conduit à la transformation du **glycéraldéhyde-3-phosphate** en **pyruvate**, avec la formation d'une molécule de **NADH**, et deux molécules d'**ATP**. Le NADH est produit (réaction 6) au cours de la formation de l'**acide 1,3-bisphosphoglycérique**, molécule riche en énergie car elle possède une fonction

anhydride d'acide (anhydride mixte d'acide carboxylique et d'acide phosphorique, sur le carbone 1). L'énergie de l'**acide-1,3-bisphosphoglycérique** permet la formation d'une molécule d'ATP (réaction 7). L'acide 3-phosphoglycérique qui en résulte est ensuite isomérisé (réaction 8), puis déshydraté (réaction 9). Le produit de la réaction 9 est le **phosphoénolpyruvate**, un énolphosphate, molécule à haut potentiel énergétique. L'énergie de la fonction énolphosphate est récupérée au cours de la réaction 10, sous la forme d'une molécule d'ATP. Cette dernière réaction est la seule étape irréversible de la deuxième partie de la glycolyse (*tableau 5.1*).

Bilan énergétique de la formation du pyruvate

L'initiation de la glycolyse nécessite l'investissement de deux molécules d'ATP. N'oublions pas qu'au cours de la première partie, deux molécules de triose phosphate ont été formées à partir du glucose, et le dihydroxyacétone phosphate est continuellement isomérisé en glycéraldéhyde-3-phosphate (GAP). Comme chaque molécule de glycéraldéhyde phosphate permet de former deux ATP et une molécule de NADH, le bilan de la glycolyse fait apparaître une balance positive de deux ATP et deux NADH :

$$\text{Glucose} + 2\ \text{ATP} \rightarrow 2\ \text{GAP} + 2\ \text{ADP}$$

$$2\ \text{GAP} + 4\ \text{ADP} + 2\ \text{Pi} + 2\ \text{NAD}^+ \rightarrow 2\ \text{Pyruvates} + 4\ \text{ATP} + 2\ \text{NADH} + 2\ \text{H}^+ + 2\ \text{H}_2\text{O}$$

Bilan :

$$\text{Glucose} + 2\ \text{ADP} + 2\ \text{Pi} + 2\ \text{NAD}^+ \rightarrow 2\ \text{Pyruvates} + 2\ \text{ATP} + 2\ \text{NADH} + 2\ \text{H}^+ + 2\ \text{H}_2\text{O}$$

Glycolyse aérobie et glycolyse anaérobie

Le déroulement de la glycolyse nécessite la présence du NAD^+, coenzyme de la **glycéraldéhyde phosphate déshydrogénase** ; aussi, le NADH, le coenzyme à l'état réduit, doit-il continuellement subir une réoxydation pour renouveler le pool de NAD^+.

En anaérobiose, cette réoxydation s'effectue au cours de la réduction du pyruvate ou de l'un de ses multiples produits de transformation ; la variété des produits de fermentation issus de la **glycolyse anaérobie** provient de la diversité des réactions de transformation du pyruvate (*fig. 5.3*). Nous détaillerons deux exemples, la fermentation alcoolique et la fermentation lactique.

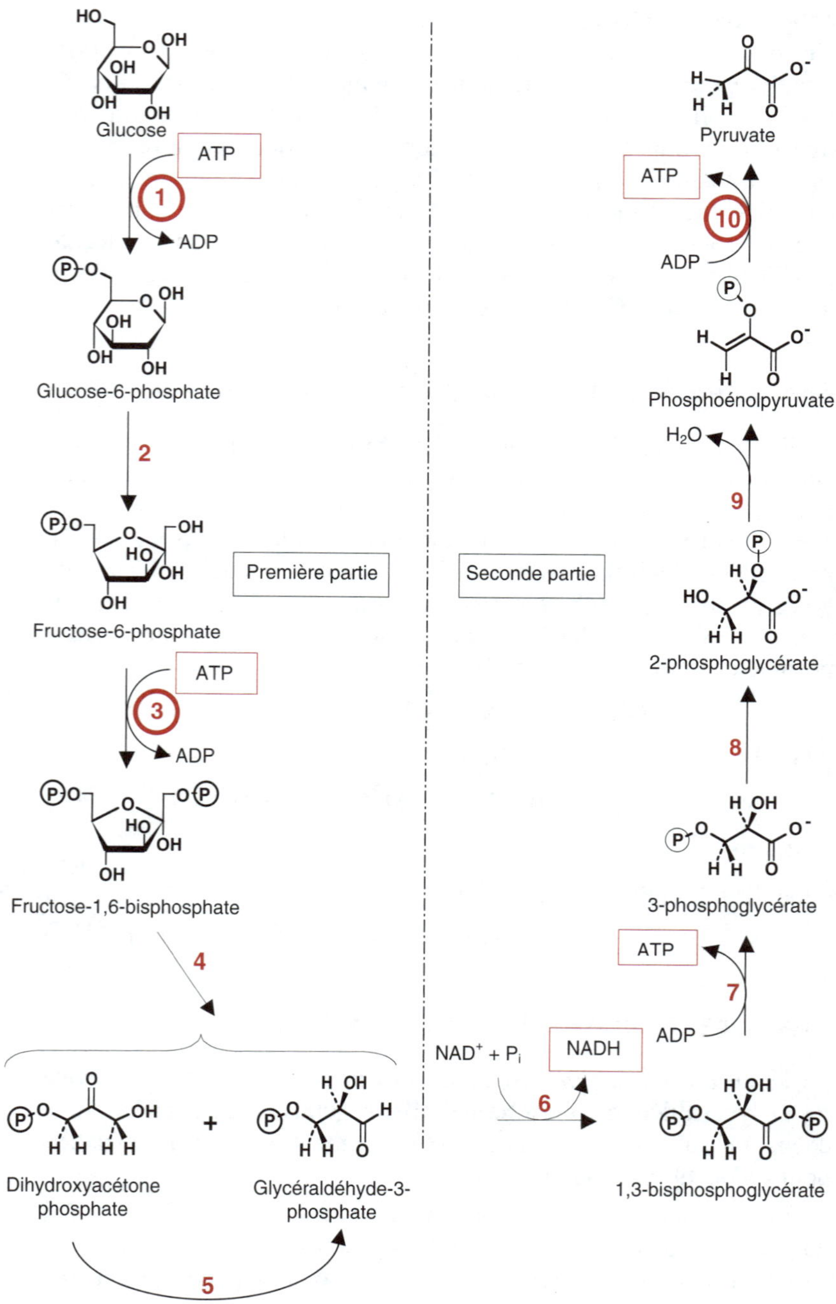

Figure 5.2 Transformation du glucose en pyruvate par la voie de la glycolyse.

Tableau 5.1 Énergétique des réactions de la glycolyse.

Réaction	Enzyme	$\Delta_r G'^{\circ}$ (kJ.mol^{-1})	$\Delta_r G'$ (kJ.mol^{-1})
1 : Glucose + ATP ⇄ Glucose-6-phosphate + ADP + H^+	Hexokinase	– 16,7	– 33,4
2 : Glucose-6-phosphate ⇄ Fructose-6-phosphate	Glucose-6-phosphate isomérase	+ 1,7	– 2,5
3 : Fructose-6-phosphate + ATP ⇄ Fructose-1,6-bisphosphate + ADP + H^+	Phosphofructokinase-1	– 14,2	– 22,1
4 : Fructose-1,6-bisphosphate ⇄ Dihydroxyacétone phosphate + Glycéraldéhyde-3-phosphate	Aldolase	+ 23,8	– 1,2
5 : Dihydroxyacétone phosphate ⇄ Glycéraldéhyde-3-phosphate	Triosephosphate isomérase	+ 7,5	+ 2,5
6 : Glycéraldéhyde-3-phosphate + Pi + NAD^+ ⇄ 1,3-Bisphosphoglycérate + NADH + H^+	Glycéraldéhyde-3-phosphate déshydrogénase	+ 6,2	– 1,7
7 : 1,3-Bisphosphoglycérate + ADP ⇄ 3-Phosphoglycérate + ATP	Phosphoglycérate kinase	– 18,8	+ 1,2
8 : 3-Phosphoglycérate ⇄ 2-Phosphoglycérate	Phosphoglycérate mutase	+ 4,6	+ 0,8
9 : 2-Phosphoglycérate ⇄ Phosphoénolpyruvate + H_2O	Enolase	+ 1,6	– 1,7
10 : Phosphoénolpyruvate + ADP + H^+ ⇄ Pyruvate + ATP	Pyruvate kinase	– 31,3	– 16,5

$\Delta_r G'^{\circ}$: enthalpie libre standard de réaction ; $\Delta_r G'$: enthalpie libre de réaction (cf. *MaxiFiches de Biochimie*, fiches 25 et 27). La valeur de $\Delta_r G'$, déduite de $\Delta_r G'^{\circ}$ tient compte de la concentration des intermédiaires de la glycolyse dans les érythrocytes. Les valeurs de $\Delta_r G'$ des réactions irréversibles dans les conditions physiologiques sont mentionnées en rouge.

Figure 5.2 ***(suite)***

Les enzymes responsables de chacune des 10 étapes sont mentionnées dans le *tableau 5.1*, en regard des variations d'enthalpie libre qui caractérisent les réactions individuelles. La première partie de la glycolyse aboutit à la formation de 2 molécules de glycéraldéhyde-3-phosphate. Il convient donc de multiplier par 2 le nombre des produits obtenus dans la seconde partie pour effectuer le bilan de cette voie métabolique. Les étapes 1, 3 et 10, sont soumises à la régulation métabolique (cercles rouges).

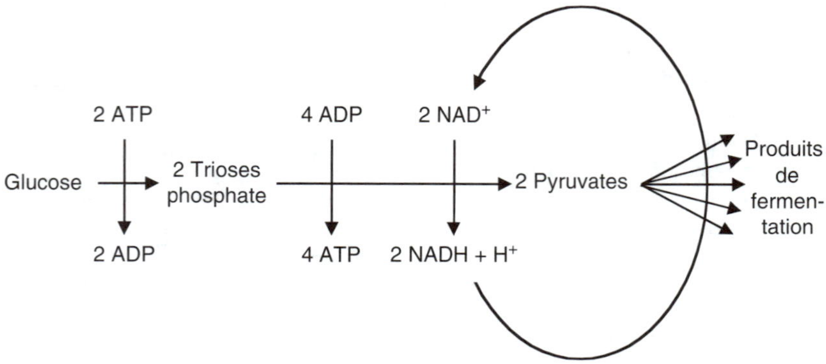

Figure 5.3 Schéma général du déroulement des fermentations du glucose.
La glycolyse produit deux molécules de NADH pour chaque molécule de glucose métabolisée. Le fonctionnement de la glycolyse nécessite la régénération du NAD^+, produit de la réduction du pyruvate ou de l'un de ses dérivés. La variété des produits de fermentation provient de la diversité des transformations ultérieures du pyruvate.

La production d'éthanol par la levure ***Saccharomyces cerevisiae*** (fermentation alcoolique) procède de la décarboxylation du pyruvate en acétaldéhyde, par une pyruvate décarboxylase, enzyme fonctionnant grâce à la thiamine diphosphate (TPP) suivie de la réduction de l'acétaldéhyde par une alcool déshydrogénase, enzyme utilisant le NADH :

$$CH_3\text{-}CO\text{-}COO^- + H^+ \rightarrow CH_3\text{-}CHO + CO_2$$

Pyruvate *Acétaldéhyde*

$$CH_3\text{-}CHO + NADH + H^+ \rightarrow CH_3\text{-}CH_2OH + NAD^+$$

Acétaldéhyde *Éthanol*

Le lactate, produit de la glycolyse dans les muscles des animaux et produit de la fermentation lactique (par les bactéries lactiques, notamment) est obtenu par réduction du pyruvate catalysée par une lactate déshydrogénase :

$$CH_3\text{-}CO\text{-}COO^- + NADH + H^+ \rightarrow CH_3\text{-}CHOH\text{-}COO^- + NAD^+$$

Pyruvate *Lactate*

En aérobiose, les électrons du NADH sont transférés à des complexes enzymatiques localisés dans les membranes « énergétiques » (procaryotes, mitochondries) ; l'oxygène constitue l'accepteur final de ces électrons et se retrouve alors à l'état réduit (H_2O). Dans ces conditions, le pyruvate entre tel quel dans le métabolisme, et peut donner de l'acétyl-CoA par le jeu du complexe de la pyruvate décarboxylase (voir *§ 5.4*)

Fermentations lactiques

Selon le type de fermentation qu'elles effectuent, les bactéries lactiques peuvent être séparées en deux groupes : **homolactiques** et **hétérolactiques**. Les bactéries du premier groupe fermentent le glucose (ou le lactose) au moyen de la glycolyse et produisent essentiellement du lactate. Les bactéries du second groupe ne peuvent effectuer la glycolyse car elles sont dépourvues de **fructose-1,6-bisphosphate aldolase** (*fig. 5.2*, réaction 4) ; leur métabolisme fermentaire repose sur les premières réactions de la voie des pentoses phosphates (*§ 5.3*), la scission du **xylulose-5-phosphate** par une enzyme spécifique, la **phosphocétolase**, et la production conjointe de lactate et d'éthanol en proportions égales (voir *exercice 5.4*).

Régulation de la glycolyse

a) Étapes soumises à la régulation métabolique

Le flux de la glycolyse s'adapte aux besoins métaboliques des cellules, principalement la demande en énergie utilisable sous la forme d'ATP, mais aussi la fourniture de métabolites précurseurs des biosynthèses. Ces besoins seront bien sûr différents selon le type de cellule, tissu ou organe, mais ils changeront également en fonction des conditions physiologiques. Par exemple, les dépenses énergétiques d'un muscle seront différentes, selon que ce muscle est au repos ou en cours de contraction ; de même, le flux glycolytique de ce muscle sera plus rapide s'il fonctionne en anaérobiose et plus lent s'il fonctionne en aérobiose. Autre exemple, le métabolisme d'un hépatocyte sera différent, selon qu'il effectue le catabolisme du glucose ou qu'il stocke ce glucide sous forme de glycogène.

On ne sera donc pas surpris de trouver d'un tissu à l'autre des **isoenzymes**, enzymes catalysant les mêmes réactions, mais dotées de propriétés différentes, qu'elles soient codées par des gènes différents ou qu'un même gène soit exprimé différemment en fonction du tissu considéré. Les étapes de la glycolyse soumises à la régulation métabolique présentent en l'occurrence un bon exemple d'adéquation entre les propriétés des enzymes et les besoins métaboliques des organes et des tissus.

Les réactions catalysées par l'hexokinase, la **phosphofructokinase-1** (**PFK-1**) et la **pyruvate kinase** sont caractérisées par une diminution importante d'enthalpie libre (*tableau 5.1*) et représentent les trois étapes irréversibles de la glycolyse, cibles de la régulation dans la majorité des cellules.

Si l'hexokinase est effectivement inhibée par le glucose-6-phosphate et la pyruvate kinase inhibée par de fortes concentrations d'ATP, ces deux dernières enzymes n'exercent qu'un contrôle secondaire sur le flux glycolytique, en comparaison de la régulation de la **phosphofructokinase-1**.

b) Régulation de la phosphofructokinase-1(PFK-1)

La régulation de la glycolyse affecte principalement l'activité de la PFK-1 (*fig. 5.2*). Cette enzyme allostérique catalyse l'étape limitante de cette voie métabolique. Elle est inhibée par de fortes concentrations d'ATP qui abaissent l'affinité de l'enzyme pour le fructose-6-phosphate ; l'ATP se fixe également sur un site régulateur différent du site catalytique. L'effet inhibiteur de l'ATP est relevé par l'AMP qui déplace l'ATP du site régulateur. Ainsi, l'activité de la PFK-1 dépend-elle de la **charge énergétique** de la cellule, c'est-à-dire le rapport des concentrations de l'ATP et de l'AMP : l'enzyme est inhibée lorsque la charge énergétique est importante (rapport ATP/AMP élevé) ou activée lorsque cette charge énergétique se trouve abaissée (rapport ATP/AMP faible). La PFK-1 est aussi inhibée par le citrate, le premier produit formé dans le cycle de l'acide citrique. Un taux élevé de **citrate** signale le ralentissement du cycle de l'acide citrique et freine en conséquence le catabolisme du glucose ; le citrate renforce donc l'action de l'ATP.

La PFK-1 est finalement activée par le **fructose-2,6-bisphosphate**. Cette molécule est le produit d'une enzyme bifonctionnelle, la **phosphofructokinase-2/fructose-2,6-bisphosphatase**, dont on connaît un nombre important d'isoenzymes dont les propriétés sont adaptées aux métabolismes des différents tissus. Le rôle de cette enzyme bifonctionnelle se révèle particulièrement critique dans les tissus où les métabolites intermédiaires de la glycolyse servent également de précurseurs à la synthèse de glycogène (néoglucogenèse). La régulation de la glycolyse en relation avec la régulation de la néoglucogenèse est illustrée dans le chapitre 7 (*fig. 7.1* et *7.2* ; voir aussi le *§ 7.2 Régulation de la néoglucogenèse*).

Le globule rouge ne pratique que la glycolyse anaérobie car il est dépourvu de mitochondries. En outre, la voie glycolytique de cette cellule est partiellement court-circuitée au niveau de la phosphoglycérate kinase. En effet, une partie de la production de 1,3-bisphosphoglycérate est déviée vers la formation de 2,3-bisphosphoglycérate (2,3-BPG), une réaction catalysée par la 2,3-bisphosphoglycérate synthase. Le 2,3-BPG est par la suite converti en 3-phosphoglycérate par une 2,3-bisphosphoglycérate phosphatase ; la concentration érythrocytaire de 2,3-BPG est directement fonction du flux glycolytique.

Le 2,3-BPG est un effecteur allostérique négatif de l'hémoglobine ; il se fixe de préférence sur la forme T, et fait donc diminuer l'affinité de l'hémoglobine pour l'oxygène. Il est intéressant de noter que l'adaptation à la vie en haute altitude (> 4 000 m, où l'oxygène se raréfie) s'accompagne d'une augmentation rapide (en moins de deux jours) et significative (passant de 4 mM à 7 mM) de la concentration du 2,3-BPG des globules rouges ; cette adaptation a pour effet de renforcer la dissociation de l'hémoglobine oxygénée au niveau des capillaires et donc de favoriser l'oxygénation des tissus périphériques.

Catabolisme du glycogène

Le glycogène, stocké dans le foie et dans les muscles, est l'une des sources de glucose chez les animaux. La mobilisation des unités de glucose est effectuée par la **glycogène phosphorylase**, dont le produit est le glucose-1-phosphate (*fig. 5.4*). L'activité d'une isomérase, la **phosphoglucomutase** permet d'obtenir le **glucose-6-phosphate** qui entre alors dans le flux métabolique de la glycolyse (au niveau du muscle) ou est déphosphorylé en glucose (au niveau hépatique).

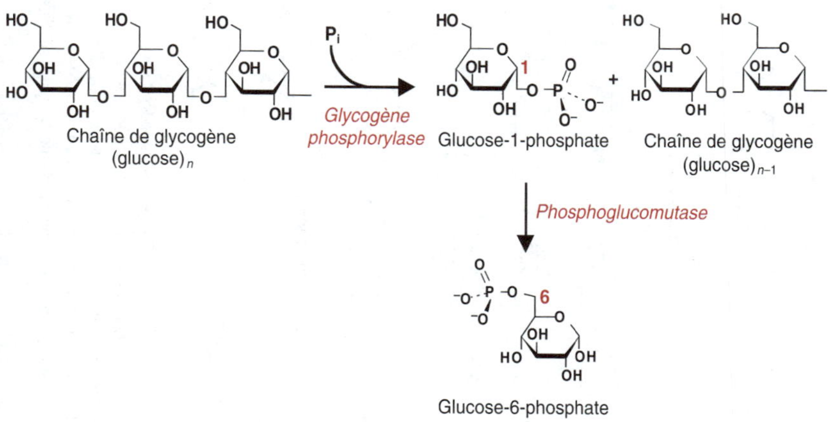

Figure 5.4. Mobilisation des unités de glucose du glycogène.

La phosphorylase exerce son activité sur les extrémités non réductrices, et réduit progressivement leur longueur ; toutefois, elle ne peut plus fonctionner dès que les chaînes se réduisent à quatre unités glucose décomptées à partir d'un branchement $\alpha 1 \rightarrow 6$. L'enzyme nommée « enzyme débranchante », agit sur cette structure et rétablit une succession linéaire $\alpha 1 \rightarrow 4$ d'unités glucose (*fig. 5.5*).

Le rendement de la glycolyse passe alors à trois molécules d'ATP produites par unité de glucose métabolisé. Toutefois, la formation des liaisons glycosidiques du glycogène nécessite une dépense d'énergie ; aussi, la consommation de glycogène cellulaire n'est-elle pas plus rentable que l'utilisation directe du glucose apporté par le sang. L'activité de la phosphorylase est soumise à régulation, en coordination avec la synthèse du glycogène ; ces deux mécanismes sont décrits

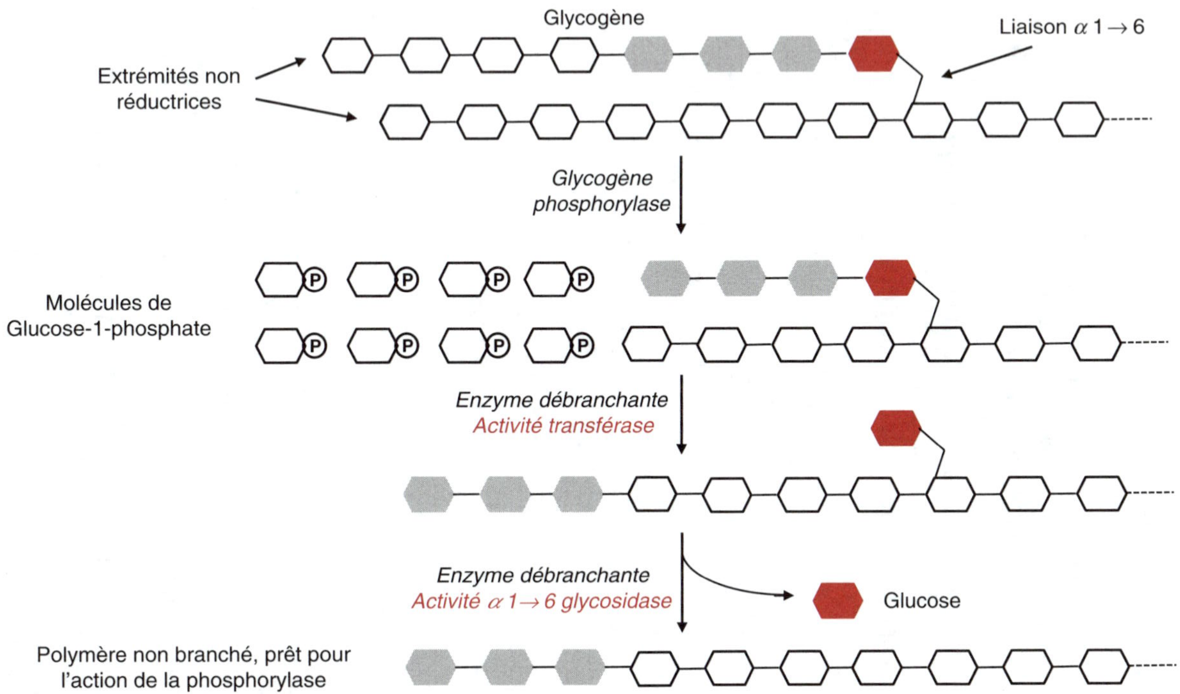

Figure 5.5. Participation de l'enzyme débranchante à la mobilisation des unités glucose du glycogène.

Cette enzyme bifonctionnelle entre en fonction lorsque l'action progressive de la glycogène phosphorylase aboutit à laformation d'une extrémité non-réductrice résiduelle longue de 4 unités de glucose. L'enzyme débranchante agit en deux temps. En premier lieu, elle prélève un segment de trois unités glucose appartenant au branchement $\alpha 1 \rightarrow 6$ et le fixe sur l'extrémité non réductrice de la chaîne $\alpha 1 \rightarrow 4$ (activité transférase), puis elle hydrolyse la liaison glycosidique $\alpha 1 \rightarrow 6$ et libère l'unité glucose restante sous forme d'une molécule de glucose libre (activité hydrolase).

dans le *§ 7.2 Régulation de la synthèse du glycogène* et illustrés par la *figure 7.3* (*p. 208*).

Métabolisme énergétique des glucides autres que le glucose

a) Assimilation des diholosides et des polyholosides

Outre le glucose, l'alimentation apporte d'autres glucides, par exemple sous forme combinée comme le lactose, le **saccharose**, l'**amidon** ou le **glycogène**. Ces molécules sont soumises à l'action d'hydrolases au cours de la digestion. L'amidon et le glycogène subissent l'action des **amylases** présentes dans la salive mais surtout dans le suc pancréatique et sont progressivement transformés en maltose au cours du transit dans l'intestin grêle. C'est à ce niveau que le maltose est finalement scindé en deux molécules de glucose par l'activité **α-glucosidase**. Sont également hydrolysés à ce niveau le **lactose**, sucre du lait, en glucose et galactose par une **β-galactosidase** (**lactase**), le saccharose en glucose et fructose par une **invertase**. En définitive, l'alimentation ne fournit que trois glucides assimilables, le glucose, le **fructose** et le **galactose**. Non seulement le glucose est le plus représenté mais c'est également l'hexose qui sera stocké sous forme de glycogène et délivré aux tissus par l'intermédiaire du sang. Si le fructose et le galactose sont également métabolisés par l'organisme, leur transformation en intermédiaires glycolytiques se démarque toutefois des voies de transformation du glucose.

b) Métabolisme du fructose

Véhiculé par le sang de la veine porte au cours de la digestion, le fructose est rapidement absorbé par le foie, et transformé en **fructose-1-phosphate** par une hexokinase spécifique, la fructokinase, puis clivé en **dihydroxyacétone phosphate** et **glycéraldéhyde** par une aldolase. L'intervention d'une **glycéraldéhyde kinase** permet de retrouver les deux trioses phosphate familiers de la glycolyse (GAP et DAP), comme à l'issue de la première phase de la glycolyse.

Toutefois, le métabolisme du fructose contourne l'étape limitante de la glycolyse, à savoir la formation du fructose-1,6-bisphosphate catalysée par la PFK-1. De plus, et compte tenu du métabolisme hépatique, le fructose conduit rapidement à la formation de lipides (**triglycérides**). Une alimentation riche en fructose, sous forme de fructose libre ou combinée (saccharose), contribue probablement à l'apparition de surcharge pondérale (voir l'encart en fin de chapitre).

c) Métabolisme du galactose

L'assimilation du galactose nécessite un remaniement de la molécule. Rappelons que cet hexose est un isomère du glucose, plus exactement un **épimère** (carbone 4). L'intervention de trois enzymes assure l'entrée des atomes du galactose dans la glycolyse (*fig. 5.6*). Le résultat net de leur action est la formation d'une molécule de glucose-1-phosphate pour chaque molécule de galactose initialement phosphorylée. Le **glucose-1-phosphate** est transformé en **glucose-6-phosphate** par la **phosphoglucomutase**, et finalement intégré dans la glycolyse. L'assimilation correcte du lactose réclame donc l'intervention de quatre enzymes.

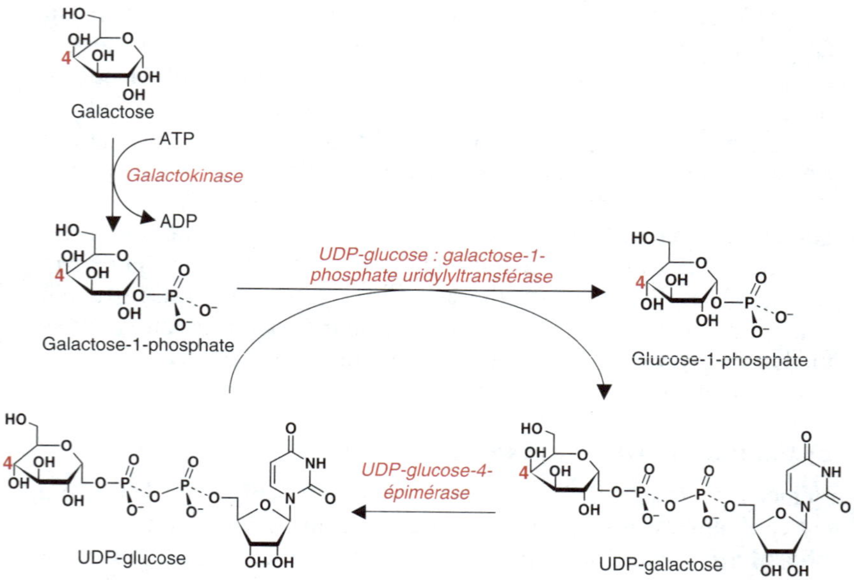

Figure 5.6 Métabolisme du galactose.

d) Troubles de l'assimilation du lactose

Des troubles de l'assimilation du lactose peuvent avoir de graves conséquences métaboliques. La **galactosémie du nourrisson** est une maladie génétique rare qui, le plus fréquemment, découle d'une absence d'activité **galactose-1-phosphate uridylyltransférase**. Ce défaut enzymatique provoque l'accumulation de galactose dans le sang et expose le sujet à des troubles métaboliques graves qui affectent le foie, le système nerveux central et déclenchent une cataracte précoce. Cette maladie peut entraîner la mort à brève échéance à moins d'éliminer systématiquement le lactose (et le galactose) de l'alimentation.

Le lait constitue la toute première nourriture des nouveau-nés des humains (comme pour l'immense majorité des mammifères). Habituellement, l'expression de la lactase intestinale, hydrolysant le lactose en glucose et galactose, est réprimée dans les cinq premières années de la vie. C'est la raison pour laquelle plus de 80 % de la population adulte de la planète, incapable de consommer le lait frais, présente une **intolérance au lactose** : arrivé intact dans le côlon, le lactose est consommé par des bactéries dont la multiplication et l'activité fermentaire entraînent ballonnements, douleurs intestinales et diarrhées. Les Européens du nord font toutefois exception à cette règle, à la faveur de mutations, apparues il y a 10 000 ans et propagées grâce à la consommation de lait. Ainsi, 95 % des Scandinaves, environ 70 % des Français, mais seulement 25 % des Grecs ont le privilège de tolérer le lactose tout au long de leur vie.

5.3 CATABOLISME DU GLUCOSE PAR LA VOIE DES PENTOSES PHOSPHATE

Rôles métaboliques de la voie des pentoses phosphate

La glycolyse est la voie principale du catabolisme des glucides chez les animaux ; elle produit de l'ATP et fournit le pyruvate dont l'oxydation est assurée par le cycle de l'acide citrique dans les mitochondries. La **voie des pentoses phosphate**, une alternative à la dégradation du glucose, produit essentiellement des molécules de coenzymes réduits (**NADPH**) et du **ribose-5-phosphate**. Cette voie métabolique s'avère particulièrement importante dans les tissus où la biosynthèse des lipides est active, comme le foie ou la glande mammaire. En effet, la synthèse des lipides nécessite un grand nombre d'équivalents réducteurs. La formation des pentoses phosphate est également requise dans toute cellule en division qui doit synthétiser les nucléotides composant les acides nucléiques.

Les deux parties de la voie des pentoses phosphate

La voie des pentoses phosphate peut se diviser en deux parties. Partant du glucose-6-phosphate, deux réactions d'oxydation conduisent dans un premier temps à la formation de deux **NADPH** et une molécule de pentose phosphate (*fig. 5.7*). La **glucose-6-phosphate déshydrogénase** et la **6-phosphogluconate déshydrogénase** catalysent ces deux réactions. La **lactonase** accélère la formation du 6-phosphogluconate en hydrolysant la fonction ester interne (lactone) du produit de la première enzyme, la 6-phosphoglucono-δ-lactone.

La deuxième partie de la voie métabolique fait apparaître l'interconversion de sucres phosphorylés, au moyen de deux enzymes caractéristiques, la **transcétolase** et la **transaldolase**. La transcétolase, dont l'activité dépend de la thiamine diphosphate, catalyse le transfert d'un fragment de deux carbones (C1-C2) d'une molécule de cétose sur le carbone 1 d'une molécule d'aldose (*fig. 5.8*). Ainsi, l'action de cette

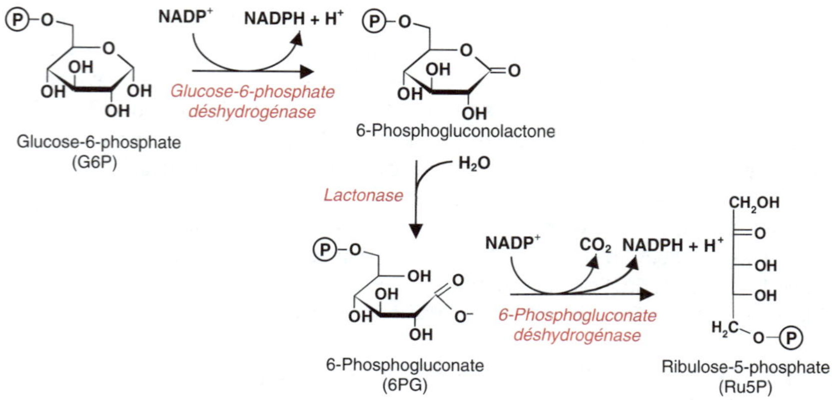

Figure 5.7 Première partie de la voie des pentoses phosphate (étapes oxydantes).
La formation des pentoses phosphate est catalysée par deux déshydrogénases qui assurent également la production de deux molécules de NADPH pour chaque molécule de glucose oxydée.

enzyme sur le **ribulose-5-phosphate** et le **ribose-5-phosphate** conduit-elle à la formation d'un aldotriose (glycéraldéhyde-3-phosphate) et d'un cétose à sept atomes de carbone, le **sédoheptulose-7-phosphate**. De même, son action sur l'**érythrose-4-phosphate** et le **xylulose-5-phosphate** conduit au glycéraldéhyde-3-phosphate et au fructose-6-phosphate. La transaldolase effectue le transfert des trois premiers atomes de carbone du sédoheptulose-7-phosphate sur le glycéraldéhyde-3-phosphate ; les produits de la réaction sont alors le fructose-6-phosphate et l'érythrose-4-phosphate.

Bilan de la voie des pentoses phosphate

En combinant les réactions d'oxydation du glucose-6-phosphate en ribulose-5-phosphate (*fig. 5.7*) avec l'interconversion de six molécules de ribulose-5-phosphate en cinq molécules de glucose-6-phosphate (*fig. 5.8*), on peut composer un bilan artificiel de la voie des pentoses phosphate et faire apparaître l'oxydation complète du glucose-6-phosphate :

$$6\ \text{Glucose-6-P} + 6\ H_2O + 12\ NADP^+ \rightarrow 6\ \text{Ribulose-5-P} + 6\ CO_2 + 12\ NADPH + 12\ H^+$$

$$6\ \text{Ribulose-5-P} + H_2O \rightarrow 5\ \text{Glucose-6-P} + Pi$$

Bilan :

$$\text{Glucose-6-P} + 7\ H_2O + 12\ NADP^+ \rightarrow 6\ CO_2 + 12\ NADPH + 12\ H^+ + Pi$$

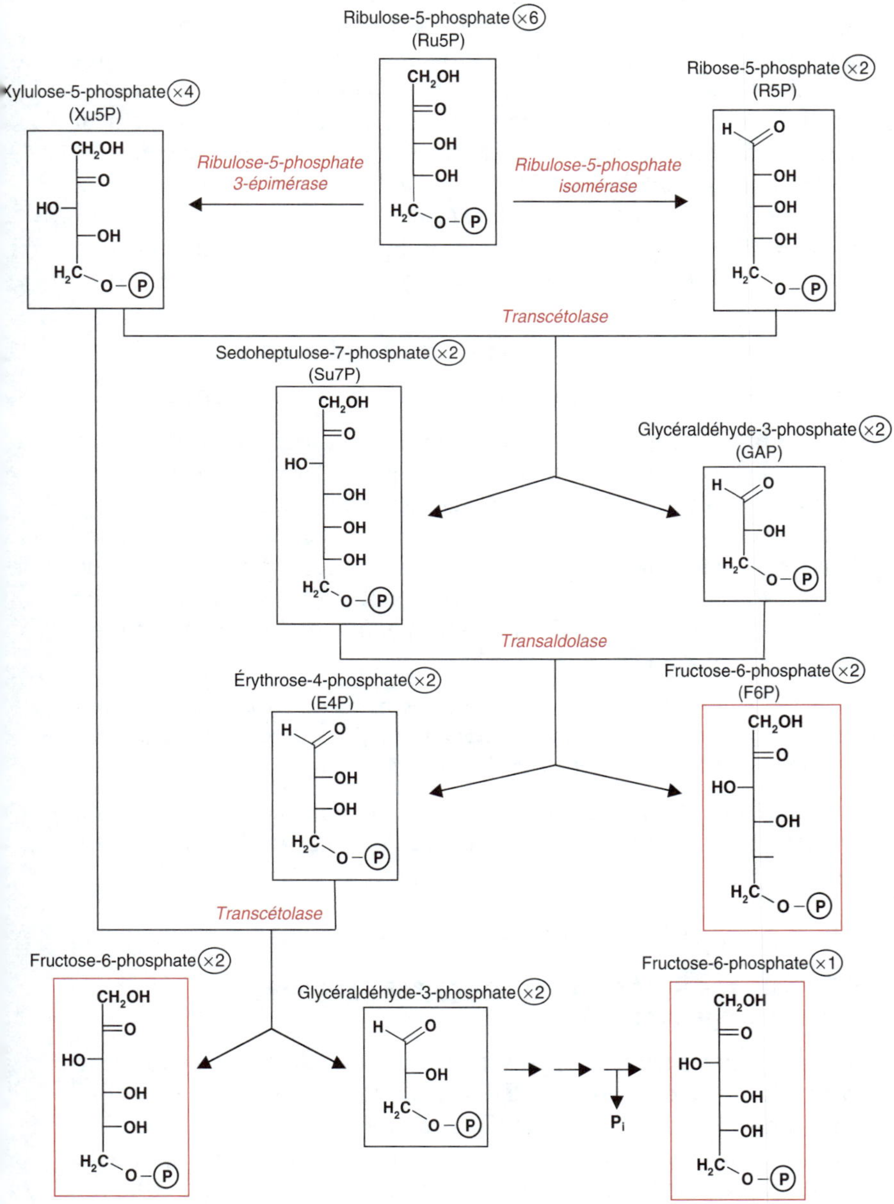

Figure 5.8 Seconde partie de la voie des pentoses phosphate (étapes non oxydantes).
L'isomérisation de six molécules de ribulose-5-phosphate suivie de l'action de la transaldolase et de la transcétolase permet de reconstituer – en théorie – cinq molécules de fructose-6-phosphate (et donc 5 molécules de glucose-6-phosphate), et de calculer le bilan de la voie métabolique (voir *§ 5.3*).

L'intérêt de ce bilan réactionnel est de montrer le rôle de la voie des pentoses phosphate dans la génération des équivalents réducteurs, sous la forme de molécules de NADPH. Il s'agit toutefois d'un bilan purement théorique puisque la voie des pentoses phosphate fournit également des métabolites précurseurs de voies de biosynthèse, principalement le ribose-5-phosphate, point de départ de la synthèse des nucléotides et des acides nucléiques. Cette voie métabolique est également à l'origine de la production microbienne de sucres, pentoses ou tétroses, ou même des polyalcools résultant de la réduction de leur fonction carbonyle : **ribitol**, **arabitol**, **xylitol**, **érythritol** (voir *exercice 5.4*).

5.4 OXYDATION DU PYRUVATE

Organisation de l'oxydation complète du pyruvate

En aérobiose, le pyruvate issu de la glycolyse est complètement oxydé en CO_2 et H_2O. Cette oxydation, qui se déroule dans les **mitochondries**, fait intervenir la pyruvate déshydrogénase puis le cycle de l'acide citrique, et finalement la chaîne respiratoire. Au cours des deux premières étapes, l'acide pyruvique, molécule à trois atomes de carbone donne naissance à trois molécules de CO_2, cinq molécules de coenzymes réduits (4 NADH, 1 $FADH_2$) et une molécule de composé riche en énergie (GTP).

Il est manifeste que l'oxygène est absent de toutes ces réactions d'oxydation. L'oxygène n'intervient qu'au niveau de la **chaîne respiratoire** où il constitue l'accepteur final des électrons apportés par les coenzymes réduits.

Une molécule essentielle joue un rôle primordial dans l'oxydation du pyruvate, il s'agit de l'**acétyl-coenzyme A**, thioester du coenzyme A (*fig. 5.9*), porteur de la molécule d'acétate actif.

Décarboxylation oxydative du pyruvate

a) Réactions catalysées par le complexe pyruvate déshydrogénase (PDC)

Dans un premier temps, le pyruvate est soumis à l'action du **complexe pyruvate déshydrogénase** (**PDC**), complexe enzymatique localisé dans la matrice mitochondriale. Dans ce complexe, on distingue trois enzymes qui catalysent les cinq réactions successives permettant la formation de **NADH**, de CO_2 et d'acétyl-coenzyme A (*fig. 5.10*).

Chacune de ces trois enzymes est caractérisée par un groupement prosthétique ou un coenzyme spécifique. La **pyruvate déshydrogénase** proprement dite, ou enzyme E_1, catalyse la décarboxylation du pyruvate et produit l'**hydroxyéthyl-TPP** (réaction 1) ; puis, cette même enzyme assure le transfert du groupement hydroxyéthyl sur l'acide

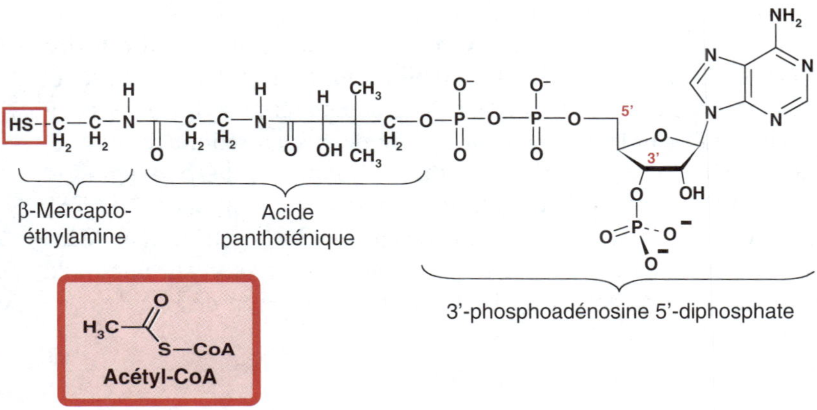

Figure 5.9 Formule du coenzyme A.

La fonction thiol constitue le groupement réactif qui réagit avec les acides carboxyliques pour former les thioesters comme l'acétyl-CoA (cartouche).

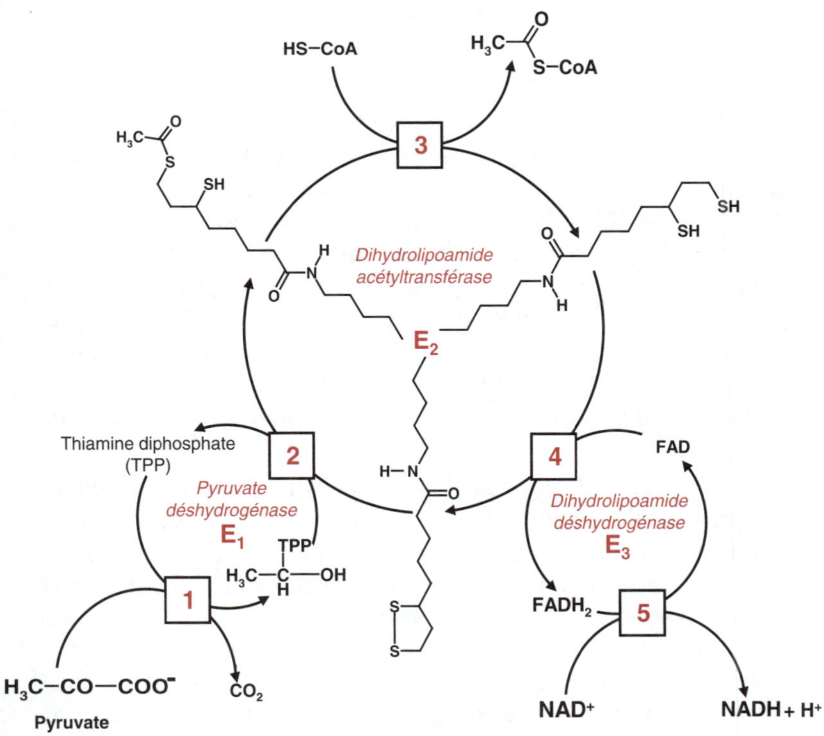

Figure 5.10 Oxydation du pyruvate par le complexe de la pyruvate déshydrogénase (PDC).

lipoïque fixé par liaison amide sur l'enzyme E_2 (d'où l'utilisation du terme « lipoamide ») : il se forme un groupement acétyl-dihydrolipoamide (réaction 2). La **dihydrolipoamide acétyltransférase**, ou enzyme E_2, catalyse le transfert du groupement acétyle sur le coenzyme A, laissant le groupement lipoamide à l'état réduit (réaction 3). La troisième enzyme (E_3), la **dihydrolipoamide déshydrogénase**, catalyse l'oxydation du dihydrolipoamide par une molécule de FAD (réaction 4) et finalement cette même enzyme E3 régénère la molécule de FAD en transférant les deux électrons et un proton sur une molécule de NAD^+ (réaction 5). Le bilan de l'oxydation de l'acide pyruvique s'écrit donc :

$$CH_3\text{–CO–COOH} + \text{CoA-SH} + NAD^+ \rightarrow \text{Acétyl-CoA} + CO_2 + \text{NADH} + H^+$$

Cette réaction permet de générer une molécule de NADH, et les deux atomes de carbone restants de la molécule de pyruvate se retrouvent dans la molécule d'acétyl-CoA, une molécule à haut potentiel d'énergie, porteur de la molécule d'acétate actif.

b) Constitution du complexe PDC

Le complexe est constitué d'un nombre variable de sous-unités selon les espèces. Chez *E. coli,* comme chez la majorité des bactéries, il comprend 24 enzymes E_1, 24 enzymes E_2 et 12 enzymes E_3, pour un total d'environ 4 600 kDa. La taille des complexes est plus imposante encore chez les eucaryotes. Par exemple, l'enzyme humaine est constituée de 40 enzymes E_1 (hétérotétramère), 40 enzymes E_2 (monomère), 20 enzymes E_3 (homodimère), auxquelles il faut ajouter 20 protéines E_3B, responsables de la cohésion du complexe, mais apparemment dépourvues d'activité catalytique ; au total, ce complexe renferme 260 chaînes polypeptidiques pour un poids moléculaire d'environ 9 500 kDa.

Le rassemblement des trois types d'enzyme dans un complexe unique présente l'avantage évident de réduire la distance que les substrats doivent parcourir pour passer d'un site actif à l'autre ; il en résulte un gain de temps et donc une augmentation de la vitesse globale des réactions. De plus, dans le cas présent, les réactions 2, 3 et 4 constituent un cycle de transformation du groupe lipoamide, solidaire de l'enzyme E_2 ; l'enchaînement de ces trois réactions est favorisé par la promiscuité des enzymes E_1, E_2 et E_3, mais surtout par la grande flexibilité de l'enzyme E_2. On rencontrera une situation comparable avec l'acide gras synthase des eucaryotes (voir *§ 7.3 Biosynthèse des acides gras, p. 214-215*)

c) Régulation de l'activité du complexe PDC

La formation de l'**acétyl-CoA** est une étape obligatoire de l'oxydation complète des glucides ; en outre, ce métabolite joue un rôle central dans le métabolisme (*§ 5.6, p. 167*). Rien d'étonnant à ce que l'activité de la PDC soit étroitement régulée. Cette régulation intervient au niveau de la pyruvate déshydrogénase (enzyme E_1), et repose sur un cycle phosphorylation/déphosphorylation de résidus sérine spécifiques. L'action d'une **pyruvate déshydrogénase kinase** (**PDK**) conduit à la formation de l'enzyme E1 phosphorylée et inactive ; la réactivation intervient par la déphosphorylation catalysée par une **pyruvate déshydrogénase phosphatase** (**PDP**). Ces dernières enzymes subissent à leur tour l'influence d'effecteurs allostériques. La figure 5.11 donne une idée générale et de la régulation de l'activité de l'enzyme E1 au moyen du cycle phosphorylation/déphosphorylation. L'inactivation de E1 est favorisée par les produits de la réaction catalysée par le complexe PDC : le NADH et l'acétyl-CoA, activent la PDK, le NADH inhibe la PDP. À l'inverse, les substrats, NAD^+, CoA et pyruvate inhibent la PDK et favorisent donc le maintien de l'enzyme E1 sous la forme active. Toutefois, la modulation des activités PDK et PDP se révèle différente selon les organismes et selon les tissus. Chez les mammifères, on ne compte pas moins de quatre isoenzymes de la PDK et deux isoenzymes de la PDP. Les propriétés particulières de ces PDK et PDP, associées à leurs différents niveaux d'expression, variables selon les tissus, permettent de moduler de manière spécifique l'activité de la PDC en fonction des flux métaboliques ; par exemple, l'activité de la PDP du muscle strié est spécifiquement activée par l'ion Ca^{++}.

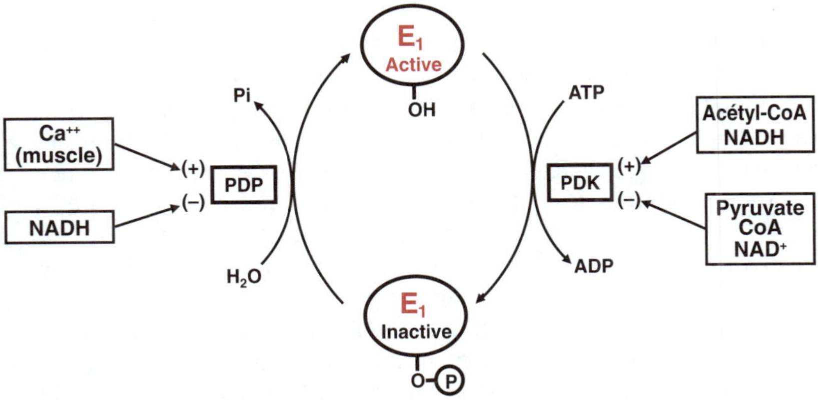

Figure 5.11 Régulation de l'activité du complexe PDC par les activités PDK et PDP.

5.5 CYCLE DE L'ACIDE CITRIQUE

Réactions du cycle de l'acide citrique

L'ensemble de ces réactions, dénommé également cycle des acides tricarboxyliques, cycle tricarboxylique, ou cycle de Krebs, du nom de son inventeur, est illustré dans la *figure 5.12*. La première réaction est une condensation du groupement acétyle de l'acétyl-CoA avec l'oxaloacétate (molécule en C4) pour donner le citrate (molécule en C6). Les sept réactions qui suivent mènent à la régénération de l'oxaloacétate, d'où la nature cyclique de l'ensemble. Deux atomes de carbone sont éliminés après l'isomérisation du citrate au cours de deux réactions de décarboxylation oxydante (réactions 3 et 4). Ces deux dernières et la réaction de condensation (réaction 1) sont les **seules réactions irréversibles du cycle** ; toutes les autres sont des réactions dont l'équilibre ne favorise ni les substrats ni les produits.

L'énergie libérée par la première réaction vient de l'hydrolyse de la liaison thioester de l'acétyl-CoA, illustrée par ailleurs par la consommation d'une molécule d'eau. L'acide citrique qui résulte de la condensation de l'acétyl-CoA avec l'oxaloacétate est une molécule symétrique qui subit une isomérisation catalysée par l'**aconitase**. L'**acide isocitrique** est obtenu à l'issue de deux étapes, une déshydratation suivie d'une hydratation (*fig. 5.12*) ; l'intermédiaire réactionnel, l'**acide *cis*-aconitique** n'apparaît jamais *in vivo*. L'acide isocitrique est ensuite transformé par l'**isocitrate déshydrogénase**, ayant le NAD^+ comme coenzyme. L'isocitrate déshydrogénase catalyse l'oxydation de la fonction alcool de l'acide isocitrique, et le détachement du groupe carboxyle en β.

Le produit de la réaction 3, l'**acide α-cétoglutarique**, est oxydé par le complexe de l'**α-cétoglutarate déshydrogénase** ; au cours de cette réaction, qui s'apparente à l'oxydation de l'acide pyruvique, la molécule de substrat est décarboxylée, oxydée et le résidu de quatre carbones transféré sur une molécule de coenzyme A. Le parallèle entre cette réaction et l'oxydation de l'acide pyruvique s'étend également aux coenzymes utilisés : le NAD^+, l'**acide lipoïque**, la **thiamine diphosphate** (TPP) et le FAD. Les enzymes du complexe de la pyruvate déshydrogénase présentent aussi de grandes similitudes avec les enzymes de l'α-cétoglutarate déshydrogénase. Le **succinyl-CoA**, du fait de la liaison thioester, est une molécule à haut potentiel d'hydrolyse, au même titre que l'acétyl-CoA. L'énergie de cette liaison est récupérée au cours de l'étape suivante, catalysée par la succinylCoA synthase ; cette réaction voit la formation d'une molécule d'acide succinique et d'une molécule de **GTP** aux dépens de la liaison thioester.

L'enzyme suivante, la **succinate déshydrogénase**, catalyse le transfert de deux électrons et deux protons sur une molécule de FAD, avec la production d'une molécule de fumarate. Le malonate, analogue

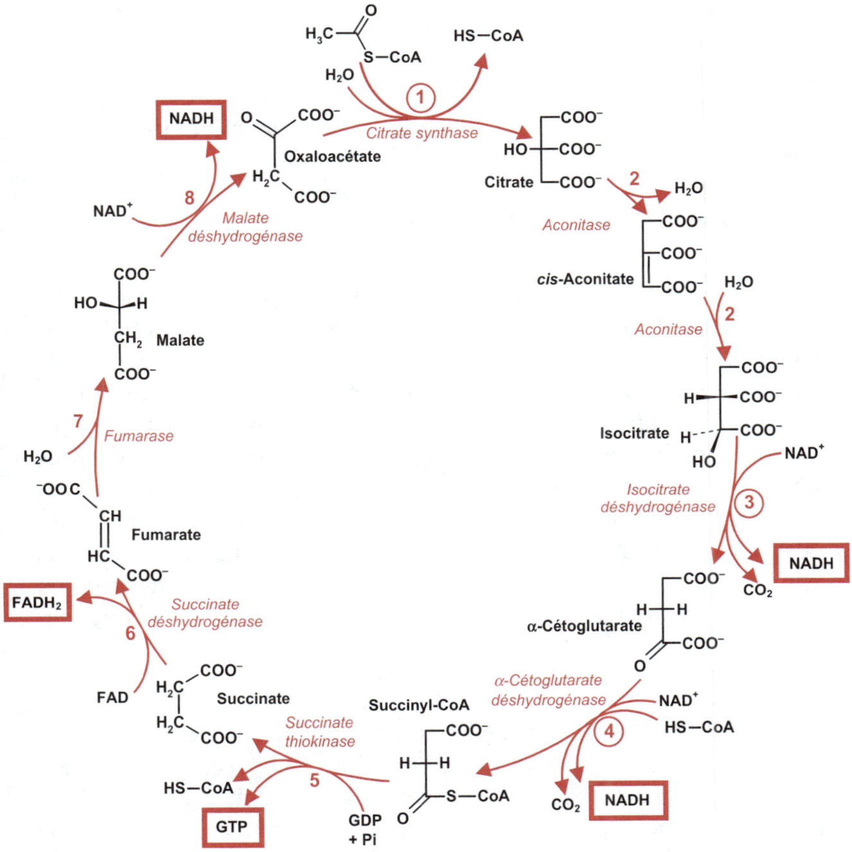

Figure 5.12 Réactions du cycle de l'acide citrique.
Les étapes 1, 3 et 4, sont les seules étapes irréversibles, et sont soumises à la régulation métabolique (voir § *5.5 Régulation du cycle de l'acide citrique, p. 139*)

structural du succinate (*fig. 5.13*), est un inhibiteur compétitif puissant de la succinate déshydrogénase, un poison qui inhibe à la fois le fonctionnement du cycle de l'acide citrique et la respiration. L'addition d'une molécule d'eau sur le fumarate est catalysée par la **fumarase**, et l'**acide malique** qui en résulte est finalement oxydé par la **malate déshydrogénase** pour produire une molécule de NADH et l'**acide oxaloacétique** ; ce dernier pourra de nouveau se condenser avec une molécule d'acétyl-CoA. On pourra donc écrire le bilan d'un cycle de réactions :

$$CH_3\text{-CO-SCoA} + 3\ NAD^+ + FAD + GDP + Pi + 2\ H_2O$$
$$\rightarrow 3\ NADH + 3\ H^+ + FADH_2 + GTP + 2\ CO_2 + \text{CoA-SH}$$

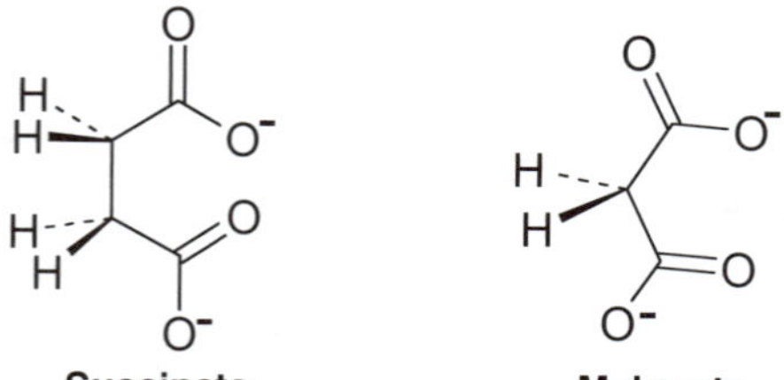

Figure 5.13 Structures du succinate et du malonate.

Les réactions d'oxydation du cycle produisent des coenzymes à l'état réduit, soit trois molécules de NADH et une molécule de $FADH_2$. Mis à part la molécule de GTP issue de la réaction 5, le cycle de l'acide citrique ne produit pas directement de l'énergie chimique utilisable ; l'énergie n'est libérée que lors de la réoxydation des coenzymes réduits au niveau de la chaîne respiratoire, par le mécanisme des **oxydations phosphorylantes**. Les enzymes du cycle citrique se localisent toutes dans la matrice des mitochondries, à l'exception de la succinate déshydrogénase qui est l'un des composants de la chaîne respiratoire. Ainsi, les coenzymes réduits qui apparaissent au long des réactions du cycle trouveront leur réoxydation non loin de leur lieu de production.

Régulation du cycle de l'acide citrique

Le flux métabolique du cycle de l'acide citrique est contrôlé principalement au niveau de trois étapes irréversibles, catalysées par la citrate synthase (*fig. 5.12*, étape 1), l'isocitrate déshydrogénase (étape 3) et l'α-cétoglutarate déshydrogénase (étape 4). On peut retenir pour principe général l'inhibition du flux du cycle par les produits, NADH et ATP, alors que l'ADP agit comme activateur. Ainsi, le NADH se révèle inhiber les trois enzymes cibles, et l'isocitrate déshydrogénase est activée par l'ADP et inhibée par l'ATP. Sans entrer dans les détails des propriétés cinétiques de ces enzymes, signalons l'inhibition de la citrate synthase et de l'α-cétoglutarate déshydrogénase par le succinyl-CoA et l'inhibition de la citrate synthase par le citrate. En outre, les trois enzymes cibles sont également activées par les ions calcium.

Bilan de l'oxydation de l'acide pyruvique

Les trois atomes de carbone de l'acide pyruvique donnent naissance à trois molécules de dioxyde de carbone. Le bilan de l'oxydation complète de la molécule s'écrira :

$$CH_3\text{-CO-COOH} + 4\ NAD^+ + FAD + GDP + Pi + 2\ H_2O$$
$$\rightarrow 3\ CO_2 + 4\ NADH + 4\ H^+ + FADH_2 + GTP$$

Rôles des intermédiaires du cycle, réactions anaplérotiques

En plus de son importance énergétique, le cycle de l'acide citrique joue également un rôle prépondérant dans les biosynthèses. En effet, trois des intermédiaires du cycle sont des précurseurs de métabolites importants (*fig. 5.14*). Or, le fonctionnement du cycle de l'acide citrique dépend **impérativement** de la présence de l'oxaloacétate : que cette molécule vienne à manquer, et le cycle marque le pas. Ce serait la conséquence normale de l'utilisation de l'oxaloacétate (ou des autres précurseurs) à des fins de biosynthèse.

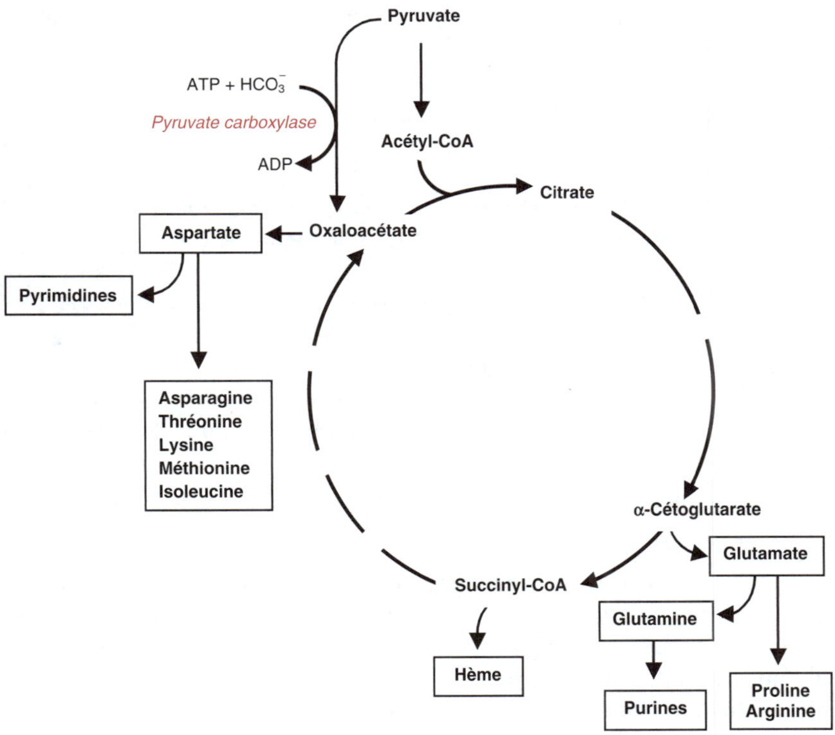

Figure 5.14 Rôle anaplérotique de la pyruvate carboxylase.

En catalysant la formation de l'oxaloacétate, l'enzyme permet le fonctionnement du cycle de l'acide citrique même lorsque des intermédiaires du cycle sont utilisés comme précurseurs de voies de biosynthèse.

Les cellules vivantes disposent de mécanismes qui leur permettent de maintenir la concentration d'oxaloacétate au niveau de leurs besoins. Cette fonction est assurée par des enzymes qui catalysent les réactions anaplérotiques (du grec *anapleros*, je remplis), réactions qui, littéralement, renflouent continuellement la réserve cellulaire d'**oxaloacétate**.

La plus importante des réactions anaplérotiques chez les animaux fournit de l'oxaloacétate à partir du pyruvate, réaction catalysée par la **pyruvate carboxylase** :

$$CH_3\text{-}CO\text{-}COO^- + HCO_3^- + ATP$$

Pyruvate *Bicarbonate* $\rightarrow {}^-OOC\text{-}CO\text{-}CH_2\text{-}COO^- + ADP + Pi$

Oxaloacétate

La pyruvate carboxylase doit son activité à la présence d'une molécule de **biotine**, coenzyme caractéristique des réactions de carboxylation. D'autres réactions anaplérotiques permettent la formation de l'oxalo-acétate, par exemple à partir de l'aspartate (activité de la Glutamate oxaloacétate transaminase ou GOT).

5.6 CATABOLISME DES ACIDES GRAS

Activation des chaînes d'acides gras

L'oxydation des graisses (triglycérides) constitue la principale source d'énergie des animaux ; ce métabolisme, tout comme le cycle de l'acide citrique, se déroule dans la matrice des mitochondries. Nous allons voir comment la dégradation de ces graisses conduit à l'acétyl-CoA.

La dégradation des triglycérides commence par l'**hydrolyse des liaisons ester** par une triacylglycérol lipase, qui libère les acides gras. Avant d'entrer dans les mitochondries, les acides gras sont transformés par une acylCoA synthétase, qui donne comme produits les formes activées, les acylCoA :

$$R\text{-}COOH + ATP + CoA\text{-}SH \rightarrow R\text{-}CO\text{-}SCoA + AMP + PPi$$

Acide gras *AcylCoA* *Pyrophosphate*

Les groupes acyl traversent la membrane interne des mitochondries sous la forme d'**esters de carnitine** : des réactions d'échanges symétriques se produisent de part et d'autre de la membrane interne, et aboutissent à la translocation de l'acylCoA (*fig. 5.15*). L'essentiel de la dégradation des chaînes des acides gras se déroule alors par cycles successifs de quatre étapes. Chaque cycle de réaction conduit à la formation d'une molécule d'acétylCoA, et donc au raccourcissement de deux atomes de carbone de la chaîne carbonée. La voie de dégradation a été nommée **β-oxydation**, car les réactions essentielles interviennent sur le carbone β de chaque molécule d'acyl-CoA (*fig. 5.16*).

β-oxydation des acyl-CoA

La première étape consiste dans la formation d'une double liaison α-β (ou 2-3) par une **acyl-CoA déshydrogénase**, avec la production d'une molécule de **$FADH_2$**. Le produit de cette réaction, un énoyl-CoA, subit

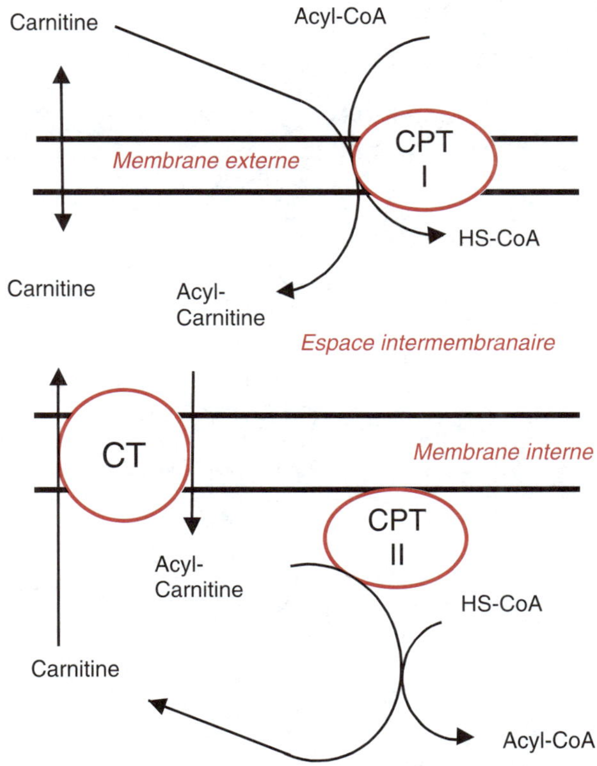

Figure 5.15 Transport des acides gras dans la matrice mitochondriale sous forme d'acyl-carnitine.

L'acyl-carnitine est formée par la carnitine palmitoyl transférase I (CPT I) de la membrane externe, importée dans la matrice par le transporteur de carnitine de la membrane interne (CT), pour finalement libérer la chaîne d'acide gras et fournir l'acyl-CoA, substrat de la β-oxydation (CPT II). La carnitine diffuse librement à travers la membrane externe mitochondriale.

l'addition d'une molécule d'eau sur la double liaison par une **énoyl-CoA hydratase**. La fonction alcool qui en résulte est alors oxydée par une **β-hydroxyacyl-CoA déshydrogénase**, avec formation d'une fonction cétone en β et la production d'une molécule de NADH. C'est alors que l'unité à deux atomes de carbone est finalement détachée par une acyl-CoA transférase, ou thiolase, dont les produits sont une molécule d'acétyl-CoA et un acyl-CoA diminué de deux atomes de carbone (*fig. 5.16*). Les cycles de réaction se succèdent jusqu'à la formation du dernier β-cétoacyl-CoA, l'acétoacétyl-CoA, dont la scission par la thiolase donne finalement deux molécules d'acétyl-CoA.

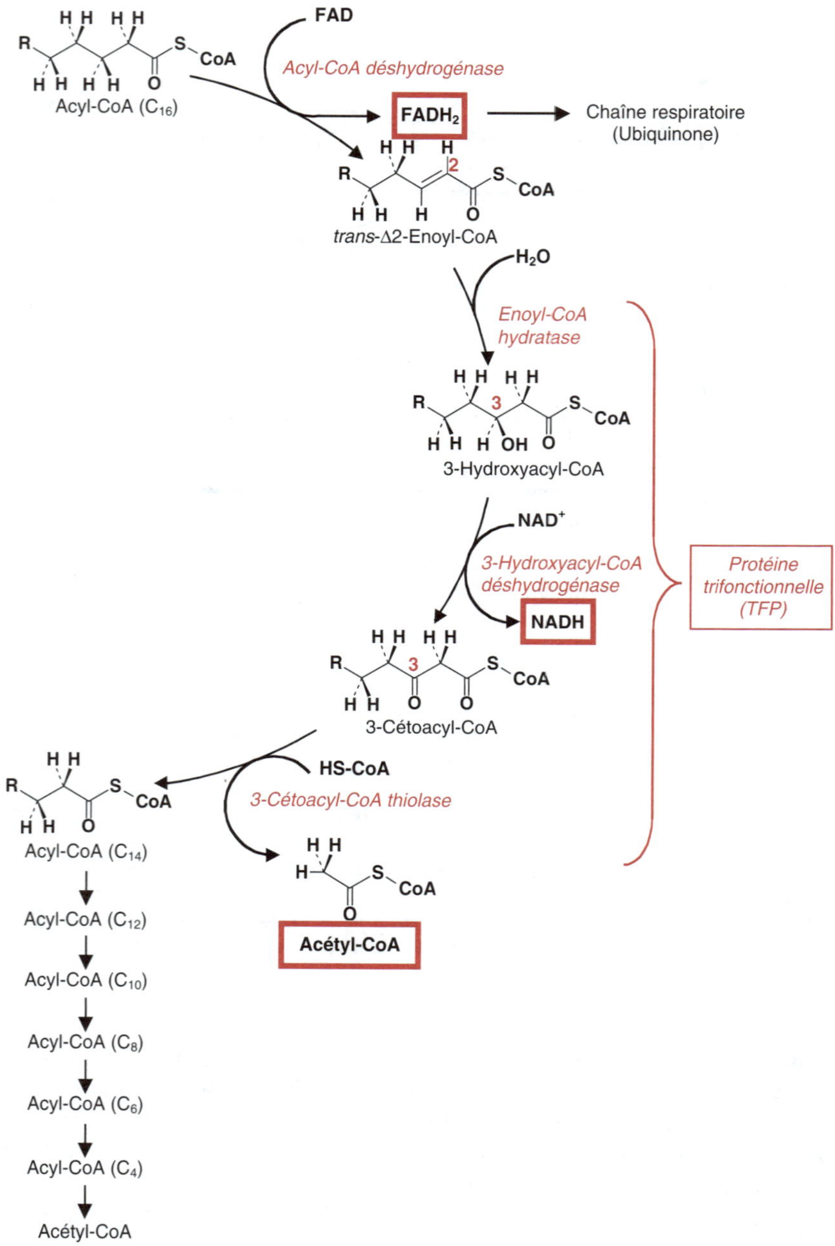

Figure 5.16 β-oxydation des acides gras : exemple du palmitoyl-CoA (C16).
La séquence des quatre réactions sur les carbones 2 (α) et 3 (β) se répète à chaque cycle sur une chaîne diminuée de deux atomes de carbone, jusqu'à l'acétoacétyl-CoA (C4) pour donner huit molécules d'acétyl-CoA.

Les acides gras insaturés naturels possèdent des doubles liaisons dont l'isomérie est généralement *cis*. Leur dégradation sera pratiquement identique à celle des acides gras saturés, si l'on excepte une étape supplémentaire d'isomérisation *cis-trans*, au niveau de chaque double liaison, dont le produit est un intermédiaire normal de la β-oxydation.

Bilan de la β-oxydation des acides gras

La dégradation des acides gras nécessite la formation du dérivé acyle et donc l'investissement d'une molécule d'ATP. L'un des produits de cette réaction, le pyrophosphate, est rapidement hydrolysé en deux molécules de phosphate par des **pyrophosphatases**. Aussi, dans ce cas particulier, l'ATP est-il transformé en AMP + 2 Pi, et l'investissement de chaque molécule d'ATP est équivalent à deux liaisons à haut potentiel d'hydrolyse. Le bilan de l'oxydation d'une molécule d'**acide palmitique** (C16:0) peut alors s'écrire :

$$C_{15}H_{31}COOH + ATP + 7\ NAD^+ + 7\ FAD + 8\ CoA\text{-}SH + 8\ H_2O \rightarrow 8\ CH_3\text{-}CO\text{-}SCoA + 7\ NADH + 7\ H^+ + 7\ FADH_2 + AMP + 2\ Pi$$

Connaissant le bilan de l'oxydation de l'acétylCoA par le cycle de l'acide citrique (une molécule d'acétyl-CoA donne 3 NADH + $3H^+$, 1 $FADH_2$ et une molécule de GTP), la réaction précédente devient :

$$C_{15}H_{31}COOH + ATP + 31\ NAD^+ + 15\ FAD + 8\ GDP + 6\ Pi + 24\ H_2O \rightarrow 31\ NADH + 31\ H^+ + 15\ FADH_2 + 8\ GTP + AMP + 16\ CO_2$$

Rôle central de l'acétyl-CoA

Comme nous venons de le voir, l'acétyl-CoA est le point de convergence des voies de dégradation des glucides et des acides gras ; il est également produit par le catabolisme de certains aminoacides. L'acétyl-CoA participe à de nombreuses biosynthèses, plus précisément celles des lipides, acides gras et stérols. Cette molécule se trouve donc au carrefour de nombreuses voies métaboliques (*fig. 5.17*).

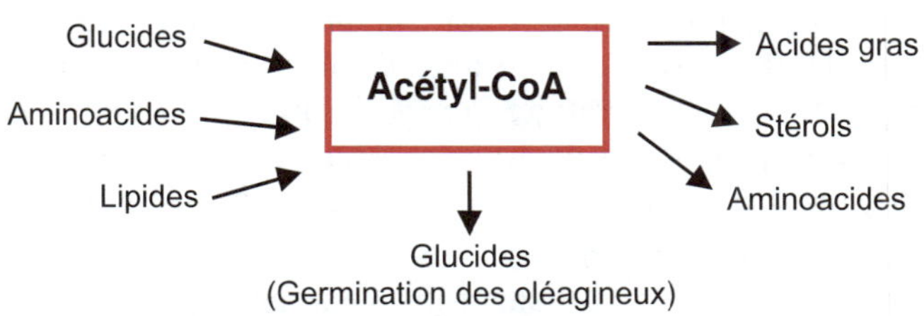

Figure 5.17 Rôle central de l'acétyl-CoA dans le métabolisme.
L'acétyl-CoA se situe au carrefour de nombreuses voies de dégradation et de biosynthèse.

Fructose, diabète et obésité

L'obésité touche plus d'un tiers de la population adulte des États-Unis ; l'Europe et les autres pays riches les rejoignent progressivement, suivis par les populations urbaines de l'Inde et de la Chine. Dans la foulée, l'hypertension et le diabète « gras » (diabète insulino-résistant ou diabète de type 2) progressent d'une manière inexorable. L'Organisation Mondiale de la Santé annonçe en 2012 que notre notre planète compte 350 millions de diabétiques (essentiellement de type 2). À l'origine de cette pandémie de « diabésité » : vie sédentaire et « malbouffe », consommation excessive d'aliments gras, salés, sucrés ; le sucre est plus particulièrement dans la ligne de mire des organismes de santé.

Constituant de boissons industrielles et d'aliments transformés, le sucre se présente sous forme de saccharose ou de sirop de glucose – amidon de maïs hydrolysé – souvent enrichi à 55 % de fructose (HFCS, pour *High Fructose Corn Syrup*). On estime qu'un Américain (du Nord) consomme en moyenne 200 g de sucre dans une journée, ce qui représente 3 300 kJ, soit 33 % des 10 000 kJ recommandés pour un individu moyen de 75 kg.

En elle-même, la proportion de fructose peut aggraver la situation. Contrairement au glucose, le fructose n'exerce aucun contrôle sur la production d'insuline, ne stimule pas la production de **leptine** (hormone produite par les adipocytes et dont la sécrétion déclenche l'impression de satiété), pas plus qu'elle n'inhibe la production de **ghréline** (hormone gastrique qui stimule l'appétit, donc antagoniste de la leptine). Rapidement absorbé par le foie, le fructose contribue à l'élévation sanguine des triglycérides et des lipoprotéines du type VLDL (pour *Very Low Density Lipoproteins*). Ces lipoprotéines, de très faible densité en raison de leur forte proportion de triglycérides et de cholestérol, possèdent un pouvoir athérogène particulièrement élevé. Hypertension et résistance à l'insuline sont observées chez des animaux de laboratoire dont le régime alimentaire comporte une forte proportion de fructose ; on soupçonne fortement l'excès de fructose de jouer des rôles similaires chez l'homme.

Actuellement reconnu comme produit de « première nécessité », le sucre pourrait changer de statut dans un avenir proche, compte tenu des conséquences de sa consommation excessive sur la physiologie et la santé des êtres humains.

POINTS CLEFS

- La glycolyse anaérobie, au même titre que les fermentations (alcoolique, lactique) fournit beaucoup moins d'énergie que l'oxydation complète du glucose.

- Les fermentations du glucose (alcoolique, lactique) et la glycolyse anaérobie se déroulent en l'absence d'oxygène ; leur fonctionnement implique la réoxydation du NADH produit au niveau de l'oxydation du glycéraldéhyde-3-phosphate par la glycéraldéhyde-3-phosphate déshydrogénase.

- Les trois réactions irréversibles de la glycolyse sont soumises à la régulation métabolique ; toutefois, la réaction catalysée par la phosphofructokinase-1 (PFK-1) constitue la cible principale de cette régulation. Elle met en jeu l'inhibition par l'ATP et le citrate, mais surtout l'activation par le fructose-2,6- bisphosphate, produit de l'activité phosphofructokinase-2.

- L'oxydation complète du glucose ou des acides gras consomme effectivement de l'oxygène. Toutefois les substrats, comme les produits intermédiaires (pyruvate, acétyl-CoA, acides tricarboxyliques, etc.) ou les coenzymes réduits ne réagissent pas directement avec l'oxygène. La réduction de l'oxygène se déroule au niveau de la cytochrome oxydase dans la membrane interne des mitochondries ; l'oxygène est donc l'accepteur final des électrons portés par les coenzymes réduits, ex : NADH, $FADH_2$ (voir *chapitre 6*).

- La voie des pentoses phosphate trouve son utilité dans la production d'équivalents réducteurs (NADPH) et dans la formation de pentoses phosphate nécessaires à la synthèse des nucléotides et des acides nucléiques.

- Les intermédiaires du cycle de l'acide citrique sont également des précurseurs de voies de biosynthèse ; ainsi, leur utilisation peut compromettre le fonctionnement et le rôle énergétique du cycle. Les réactions anaplérotiques suppléent à cette carence : c'est le cas de la pyruvate carboxylase qui produit de l'oxaloacétate, précurseur immédiat de l'acide citrique.

- Le cycle de l'acide citrique est régulé au niveau des étapes irréversibles, citrate synthase, isocitrate déshydrogénase et α-cétoglutarate déshydrogénase.

- L'acétyl-CoA joue un rôle central dans le métabolisme. Produit du métabolisme (catabolisme) du glucose, des acides gras, d'un certain nombre d'aminoacides, son oxydation complète par les enzymes du cycle de l'acide citrique constitue l'une des sources essentielles d'énergie au niveau des mitochondries, mais, en outre, l'acétyl-CoA est utilisé par plusieurs voies de biosynthèse (aminoacides, lipides) ; il est également le point de départ de la synthèse des glucides au cours de la germination des graines d'oléagineux (voir *chapitre 7*).

EXERCICES

5.1 Les propositions suivantes sont-elles justes ? Sinon, pourquoi sont-elles fausses ?

a) Quatre étapes de la glycolyse sont caractérisées par une forte diminution de l'enthalpie libre standard de réaction ($\Delta_r G'^{\circ}$).

b) Les diholosides alimentaires comme le saccharose ou le lactose sont directement assimilés par les muscles.

c) La voie des pentoses phosphate est conçue pour produire de l'ATP, non des équivalents réducteurs.

d) Les décarboxylations des acides alpha-cétoniques sont effectuées par des enzymes qui utilisent comme coenzyme la thiamine diphosphate.

e) Le cycle de l'acide citrique produit uniquement des coenzymes réduits, et non des composés phosphorylés « riches en énergie ».

f) L'oxydation des molécules d'acides gras débute à l'extrémité portant la fonction méthyle.

g) La carboxylation du pyruvate est obtenue par l'inversion de la réaction de décarboxylation.

5.2 On incube, en l'absence d'oxygène, un extrait soluble de muscle squelettique en présence de glucose marqué au ^{14}C en position 3. Sur quelle position de l'acide lactique produit retrouve-t-on l'isotope radioactif ? Que se passerait-il en aérobiose ?

5.3 La fermentation alcoolique, effectuée par la levure *Saccharomyces cerevisiae* utilise la voie de la glycolyse et produit de l'éthanol à partir du pyruvate grâce aux deux réactions consécutives :

Pyruvate décarboxylase :

$$CH_3\text{-CO-COOH} \rightarrow CH_3\text{-CHO} + CO_2\ ;$$

Alcool déshydrogénase :

$$CH_3\text{-CHO} + NADH + H^+ \rightarrow CH_3\text{-}CH_2OH + NAD^+.$$

Quel est le bilan de la formation de deux molécules d'éthanol à partir d'une molécule de glucose (nombre de molécules d'ATP et de NADH) ?

5.4 La fermentation du glucose par les bactéries hétérolactiques (voir *§ 5.2 p. 147*) emprunte les premières réactions de la voie des pentoses phosphate (*fig. 5.7*) et continue par l'isomérisation (épimérisation) du ribulose-5-phosphate (*fig. 5.8*) et la scission du xylulose-5-phosphate par la phosphocétolase :

$$\text{Xylulose-5-phosphate} + \text{Pi} \rightarrow \text{Glycéraldéhyde-3-phosphate (GAP)}$$
$$+ \text{Acétyl-phosphate } (CH_3\text{-CO-O-}PO_3^{2-})$$

Pris en charge par les enzymes de la deuxième partie de la glycolyse (*fig. 5.2*) et par une lactate déshydrogénase, le GAP est transformé en lactate alors que l'acétylphosphate est converti en éthanol :

$$\text{Acétyl-phosphate + CoA-SH} \rightarrow \text{Acétyl-CoA + Pi}$$

$$\text{Acétyl-CoA + NADPH + H}^+ \rightarrow \text{Acétaldéhyde + CoASH + NADP}^+$$

$$\text{Acétaldéhyde + NADPH + H}^+ \rightarrow \text{Éthanol + NADP}^+$$

Reconstituer dans un schéma la fermentation hétérolactique en faisant apparaître la réduction des coenzymes et leur réoxydation au cours des étapes finales. En faire de même pour la fermentation homolactique et comparer les deux types de fermentation (produits finaux, nombre de molécules d'ATP produites pour chaque molécule de glucose fermentée).

5.5 L'érythritol, $CH_2OH\text{-}CHOH\text{-}CHOH\text{-}CH_2OH$, est formé la levure *Candida magnoliae* à partir du glucose. Cette levure possède une forte activité érythrose réductase :

$$\text{Érythrose + NADPH + H}^+ \rightleftarrows \text{Érythritol + NADP}^+$$

En combinant les réactions de la voie des pentoses phosphate avec la formation de fructose-6-phosphate et de glycéraldéhyde-3-phosphate par la glycolyse, proposer une voie de formation de l'érythritol à partir du glucose (l'érythrose est produit par hydrolyse enzymatique de la fonction ester de phosphate de l'érythrose-4-phosphate). Comment trouver l'ATP nécessaire à cette voie métabolique, en anaérobiose et en aérobiose ?

5.6 Calculer le volume d'eau produit par la combustion d'un gramme de glucose, et comparer avec le volume d'eau produit par la combustion d'un gramme de lipides, en prenant comme exemple l'acide palmitique. Des graisses ou des glucides, quelle réserve est préférable et pour quelles raisons ? (Glucose, M = 180 ; acide palmitique, M = 256, H_2O, M = 18).

5.7 Justifier le nombre de molécules d'eau nécessaire à l'oxydation complète de l'acide palmitique telle que décrite dans le *§ 5.6 p. 144*).

SOLUTIONS

5.1 **a)** Vrai (*tableau 5.1*).

b) Faux, les diholosides sont hydrolysés au cours de la digestion et les hexoses produits passent dans la circulation (*§ 5.2 p. 151*).

c) Faux, c'est l'inverse (*§ 5.3 p. 156*).

d) Vrai (*§ 5.2 p. 146*, *§ 5.4 p. 156*, *§ 5.5 p. 160* et *figures 5.10* et *5.12*).

e) Faux, une molécule de GTP est également produite au niveau de l'étape du cycle (*§ 5.5 p. 160* et *§ 5.5 p. 161, figure 5.12*).

f) Faux, c'est l'extrémité portant la fonction carboxyle (*§ 5.6* et *figure 5.16*).

g) Faux, les deux réactions sont catalysées par des enzymes distinctes qui utilisent des coenzymes différents ; de plus, la carboxylation consomme de l'énergie, contrairement à la décarboxylation, et cette dernière produit du dioxyde de carbone alors que la carboxylation utilise l'ion bicarbonate (décarboxylation : *§ 5.2 p. 146*, *§ 5.4 p. 156* et *figure 5.10* et *5.12* ; carboxylation, *§ 5.5 p. 164* et *figure 5.14*) .

5.2 Indication : *fig. 5.2*. La radioactivité sera portée par le carbone 1 (fonction acide carboxylique) de l'acide lactique. En aérobiose, la radioactivité apparaîtra dans le gaz carbonique produit de la décarboxylation de l'acide pyruvique.

5.3 La fermentation alcoolique fournit deux molécules d'ATP par molécule de glucose convertie en éthanol ; le NADH produit au niveau de la glycéraldéhyde-3-phosphate déshydrogénase trouve sa réoxydation au niveau de la dernière étape catalysée par l'alcool déshydrogénase.

5.4 Récapitulation schématique des fermentations homolactique et hétérolactique :

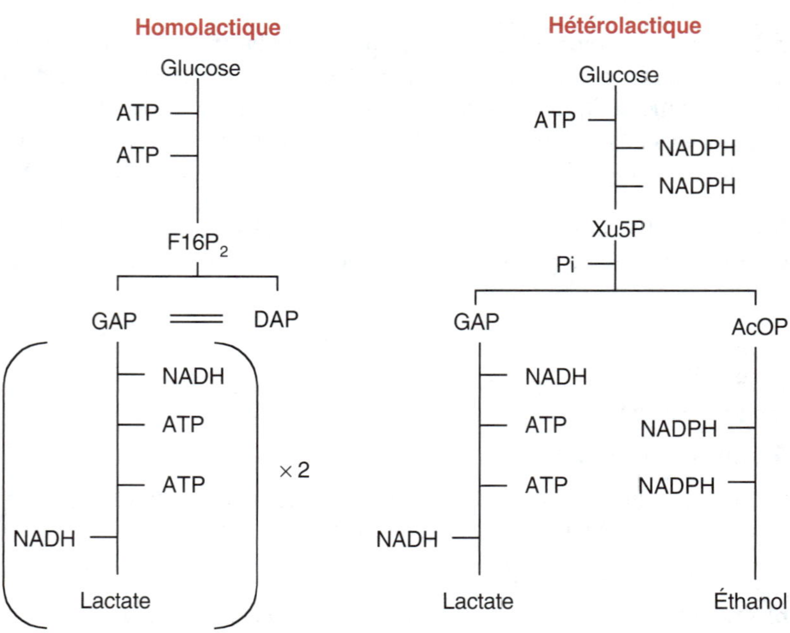

La fermentation lactique produit deux molécules de lactate et deux molécules d'ATP par molécule de glucose fermentée, par opposition à la fermentation hétérolactique qui conduit à une molécule de lactate, une molécule d'éthanol et une molécule d'ATP. Toutefois, une fraction importante du glucose est utilisée pour l'élaboration de la biomasse, et les rendements de production des métabolites finaux se trouvent en pratique réduits de moitié ; soit, pour chaque molécule d'hexose fermentée, ~ 1 mole lactate pour les homofermentaires, ~ 0,5 mole de lactate et ~ 0,5 mole d'éthanol pour les hétérofermentaires.

5.5 Indication : toutes les réactions de la figure 5.3 sont réversibles. Décomposition du bilan de formation de l'érythritol à partir du glucose :

a) Pentoses-P :

2 Glucose + 2 ATP + 4 $NADP^+$
$\rightarrow$ F6P + E4P + 2 CO_2 + 2 ADP + 4 NADPH + 4 H^+
(*via* Ru5P, R5P, Xu5P, Su7P)

b) Pentoses-P :

2 F6P + 2 GAP $\rightarrow$ 3 E4P + F6P (*via* Xu5P, Ru5P, R5P, Su7P)

c) Première partie de la glycolyse :

Glucose + 2 ATP $\rightarrow$ 2 GAP + 2 ADP

Somme a + b + c :

3 Glucose + 4 ATP + 4 $NADP^+$
$\rightarrow$ 4 E4P + 2 CO_2 + 4 NADPH + 4 H^+ + 4 ADP

La déphosphorylation de l'érythrose-4-P suivie de la réduction de l'érythrose conduit à l'érythritol et à la consommation complète des quatre NADPH produits, d'où le bilan final :

3 Glucose + 4 ATP $\rightarrow$ 4 Érythritol + 2 CO_2 + 4 ADP + 4 Pi.

Il s'agit bien sûr d'un bilan théorique. Compter les molécules de glucose supplémentaires pour obtenir les ATP en anaérobiose (2 glucoses) ou en aérobiose au niveau des mitochondries. L'érythritol est utilisé comme édulcorant par l'industrie alimentaire.

5.6 L'oxydation complète d'une mole de glucose produit 6 molécules d'eau, donc 1 gramme produit $1 \times 6 \times 18/180 = 0{,}6$ g, soit 0,6 mL ; l'oxydation complète d'une molécule d'acide palmitique produit 16 molécules d'eau, donc 1 gramme produit $1 \times 16 \times 18/256 = 1{,}125$ g d'eau, soit 1,125 mL d'eau. Les lipides sont préférables aux glucides, car à masse égale leur oxydation fournit plus d'énergie que celle des glucides ; en outre, ils fournissent près de deux fois plus d'eau, avantage mis à profit par les espèces vivant dans les zones désertiques (dromadaire). Enfin, à masse égale, les lipides occupent un volume plus faible que les glucides car ces derniers (chez les animaux) se présentent toujours à l'état hydraté : un gramme de glycogène retient environ 3 mL d'eau, pour une masse totale de ~ 4 g, alors que les triglycérides de réserve sont essentiellement anhydres.

5.7 Indication : équilibrer en premier lieu la balance des atomes de carbone, oxygène et hydrogène échangés au cours de la transformation des substrats en produits. Dans le cas présent :

Substrat ou produit	Atomes des substrats			Atomes des produits		
	C	H	O	C	H	O
1 acide palmitique	16	32	2			
30 H_2O		60	30			
31 NADH, H^+					62	
15 $FADH_2$					30	
16 CO_2				16		32
Total	16	92	32	16	92	32

Il faut ensuite tenir compte des molécules d'eau utilisées ou produites lors de l'hydrolyse ou de la formation de liaisons anhydride d'acide phosphorique : deux molécules utilisées pour l'hydrolyse de deux fonctions anhydride phosphorique lors de l'activation de l'acide gras, et huit molécules d'eau produites au cours de la formation de GTP dans le cycle de l'acide citrique :

$$\text{ATP} + 2\ H_2O \rightarrow \text{AMP} + 2\ \text{Pi}\ ;\ 8\ \text{GPD} + 8\ \text{Pi} \rightarrow 8\ \text{GTP} + 8\ H_2O$$

On arrive donc à 24 molécules d'eau (30 + 2 – 8).

CHAPITRE 6

Les oxydations phosphorylantes

PLAN

OBJECTIFS

- Connaître l'organisation des transporteurs d'électrons dans la membrane interne des mitochondries.
- Comprendre la nature des couplages énergétiques prenant naissance au niveau de la membrane interne.
- Comprendre le fonctionnement de l'ATP synthase en tant que moteur moléculaire.

6.1 LOCALISATION DE LA CHAÎNE RESPIRATOIRE

Les coenzymes réduits sont formés, pour la plus grande part, dans la matrice des **mitochondries**. Ces organites contiennent un système complexe de transporteurs et d'enzymes, la **chaîne respiratoire**, qui catalyse la réoxydation des coenzymes réduits en utilisant le dioxygène comme accepteur final des électrons et qui couple cette réoxydation avec la formation de molécules d'ATP (*fig. 6.1*). Les transporteurs qui constituent la chaîne respiratoire sont localisés intégralement dans la **membrane interne** des **mitochondries**. On retrouve un système comparable dans la **membrane plasmique** des procaryotes, qu'ils utilisent comme accepteur final l'oxygène (**respiration aérobie**) ou une autre molécule, comme le CO_2, des ions comme le nitrate, le sulfate ou le proton (**respirations anaérobies** de bactéries ou d'**archéobactéries**).

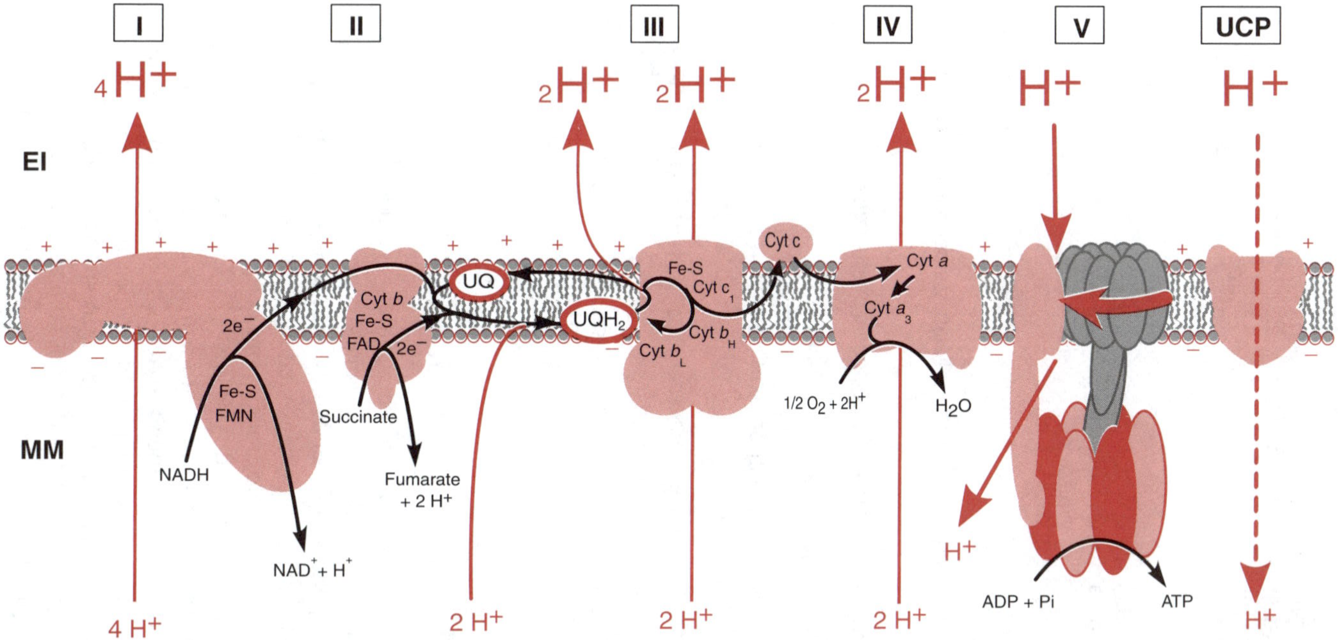

Figure 6.1 Chaîne respiratoire mitochondriale.

Les flèches noires représentent les réactions d'oxydation du NADH et du succinate et le cheminement de deux électrons dans la membrane interne mitochondriale jusqu'à l'oxygène, conduisant à la formation d'une molécule d'eau. Les flèches rouges symbolisent les mouvements de protons qui en résultent : exportation de la matrice mitochondriale (MM) vers l'espace intermembranaire (EI), et retour des protons couplé à la formation d'ATP par l'ATP synthase (complexe V). On a également symbolisé une protéine UCP pour signaler le rôle régulateur des protéines de découplage. Noter la polarisation de la membrane (charges + et –) et la différence des concentrations en proton entre la matrice mitochondriale et l'espace intermembranaire, soulignée par la taille des symboles H^+.

6.2 TRANSPORTEURS D'ÉLECTRONS

Les transporteurs d'électrons sont des molécules mobiles comme le NADH ou l'ubiquinone ou, très souvent, des protéines contenant des groupements prosthétiques comme les **cytochromes** ou les protéines à **centres fer-soufre** (Fe/S). Selon leur nature, les transporteurs peuvent assurer le transfert d'électrons, associés ou non à des protons (*tableau 6.1*).

TABLEAU 6.1 POTENTIEL STANDARD DES TRANSPORTEURS D'ÉLECTRONS DE LA CHAÎNE RESPIRATOIRE (pH 7)

Réactions	E'^0 (V)
$1/2\ O_2 + 2\ H^+ + 2\ e^- \rightleftharpoons H_2O$	+ 0,82
Cytochrome a_3 (Fe^{3+}) + e^- $\rightleftharpoons$ Cytochrome a_3 (Fe^{2+})	+ 0,55
Cytochrome *a* (Fe^{3+}) + e^- $\rightleftharpoons$ Cytochrome *a* (Fe^{2+})	+ 0,29
Cytochrome *c* (Fe^{3+}) + e^- $\rightleftharpoons$ Cytochrome *c* (Fe^{2+})	+ 0,25
Cytochrome c_1(Fe^{3+}) + e^- $\rightleftharpoons$ Cytochrome c_1 (Fe^{2+})	+ 0,22
Cytochrome b_H (Fe^{3+}) + e^- $\rightleftharpoons$ Cytochrome b_H (Fe^{2+})	+ 0,04
Cytochrome b_L (Fe^{3+}) + e^- $\rightleftharpoons$ Cytochrome b_L (Fe^{2+})	– 0,09
Ubiquinone + 2 H^+ + 2 e^- $\rightleftharpoons$ Ubiquinol	+ 0,10
FMN (NADH déshydrogénase) + 2 H^+ + 2 e^- $\rightleftharpoons$ $FMNH_2$	– 0,30
$NAD^+ + H^+ + 2\ e^- \rightleftharpoons NADH$	– 0,32

Outre le NADH et le $FADH_2$ (cf. *MaxiFiches de Biochimie*, fiches 26, 29 et 30), la chaîne respiratoire fait intervenir des transporteurs spécifiques. L'**ubiquinone** (*fig. 6.2*) est une molécule mobile présente dans la bicouche lipidique de la membrane interne. Elle peut transférer deux électrons et deux protons et faire la navette entre deux complexes protéiques. Les quinones présentent toutefois un intérêt particulier car elles peuvent exister également sous l'état **semiquinone** résultant de l'échange d'un seul électron (**ubisemiquinone** dans le cas présent) ; cette propriété permet de justifier le transfert des électrons du NADH, donneur de deux électrons, aux cytochromes qui ne peuvent en accepter qu'un à la fois.

Pouvant réagir avec le dioxygène pour donner l'ion radicalaire superoxyde, $O_2^{\bullet-}$, l'**ubisemiquinone** est aussi considérée comme la source principale d'**espèces réactives de l'oxygène** responsables de dommages cellulaires (voir l'*encart en fin de chapitre, le § 4.1 et la fig. 4.3, p. 115*).

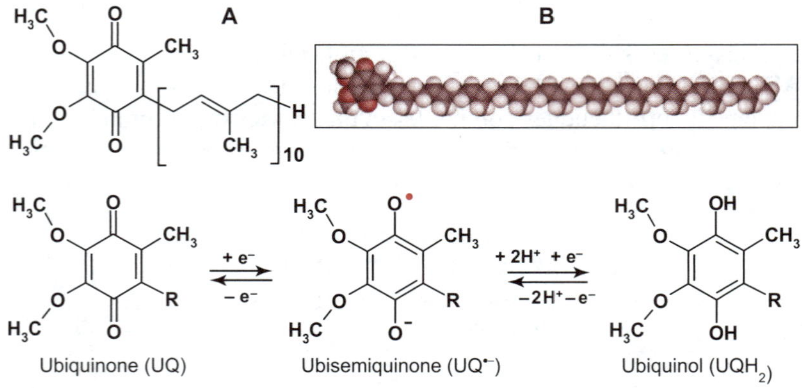

Figure 6.2 Etats d'oxydoréduction de l'ubiquinone.

A : L'ubiquinone (appelée également coenzyme Q) est constituée d'un noyau benzoquinone substitué sur lequel on trouve greffée une chaîne polyisoprénique de longueur variable (10 unités isoprène chez les mammifères, d'où le nom de coenzyme Q_{10}) qui lui donne son caractère hydrophobe et permet au coenzyme de diffuser dans la membrane interne ; ce transporteur mobile peut accepter un ou deux électrons. **B :** Modèle compact de l'ubiquinone ; la chaîne polyisoprénique, contenant 10 liaisons simples alternées avec les liaisons doubles, jouit d'une grande flexibilité et peut adopter de multiples conformations.

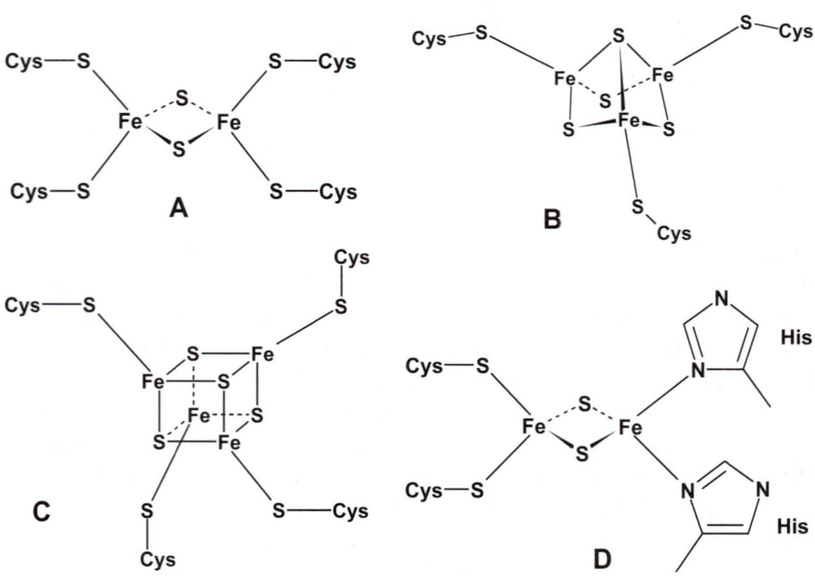

Figure 6.3 Structure et constitution de quelques centres fer-soufre.

A (Fe_2S_2), B (Fe_3S_4), C (Fe_4S_4) : centres fer-soufre trouvés dans la NADH déshydrogénase (complexe I) ; la succinate déshydrogénase (complexe II) contient également un centre fer-soufre de type Fe_2S_2. D : centre fer soufre Fe_2S_2 caractérisant la protéine de Rieske, sous-unité du cytochrome *bc*$_1$ (complexe III).

Certaines protéines de transport contiennent du fer, associé à des atomes de soufre et à des chaînes latérales de cystéine (*fig. 6.3*). Ces protéines peuvent contenir plusieurs de ces **centres fer-soufre** qui assurent le transfert des électrons un à un. Les centres fer-soufre peuvent posséder des potentiels d'oxydoréduction très variables (entre – 0,5 et + 0,2 V) selon leur constitution et leur environnement dans la protéine.

Les **cytochromes** sont des protéines contenant des noyaux hème, tétrapyrroles qui complexent un atome de fer. Le fer passe alternativement de l'état Fe^{III} à l'état Fe^{II} au cours du passage des électrons. Les cytochromes assurent le passage d'un seul électron à la fois. Trois types principaux de noyaux hème se retrouvent au niveau de la chaîne respiratoire (*fig. 6.4*). Les potentiels redox des cytochromes, compris entre – 0,1 et + 0,55 V, dépendent de la structure des hèmes et de leur environnement au sein de la protéine.

6.3 CASCADE DES TRANSPORTEURS

Les différents transporteurs interviennent successivement dans l'ordre croissant de leur potentiel redox, du plus négatif vers le plus positif. La preuve de cette disposition est venue, entre autres, de l'utilisation d'inhibiteurs du transfert des électrons.

La **roténone**, qui inhibe le transfert des électrons du NADH à la **NADH déshydrogénase**, empêche la réduction de l'ubiquinone et de tous les transporteurs de potentiel redox plus élevé. Quant au **cyanure** (CN^-),

TABLEAU 6.2 COMPLEXES PROTÉIQUES DE LA CHAÎNE RESPIRATOIRE DES MITOCHONDRIES.

N°	Identité	Masse (kDa)	Nombre de sous-unités	Groupements prosthétiques
I	NADH–Ubiquinone réductase (NADH déshydrogénase)	1 000	45	FMN, 7 Fe-S
II	Succinate – Ubiquinone réductase (Succinate déshydrogénase)	140	5	FAD, 3 Fe-S Hème *b*
III	Ubiquinol – cytochrome *c* réductase (cytochrome bc_1)	250	10	Hème b_H Hème b_L Hème c_1 Fe-S (Rieske)
IV	Cytochrome *c* oxydase	160	13	Hème *a* Hème a_3 Cu_A, Cu_B
V	ATP synthase F_1F_0	570	22	–

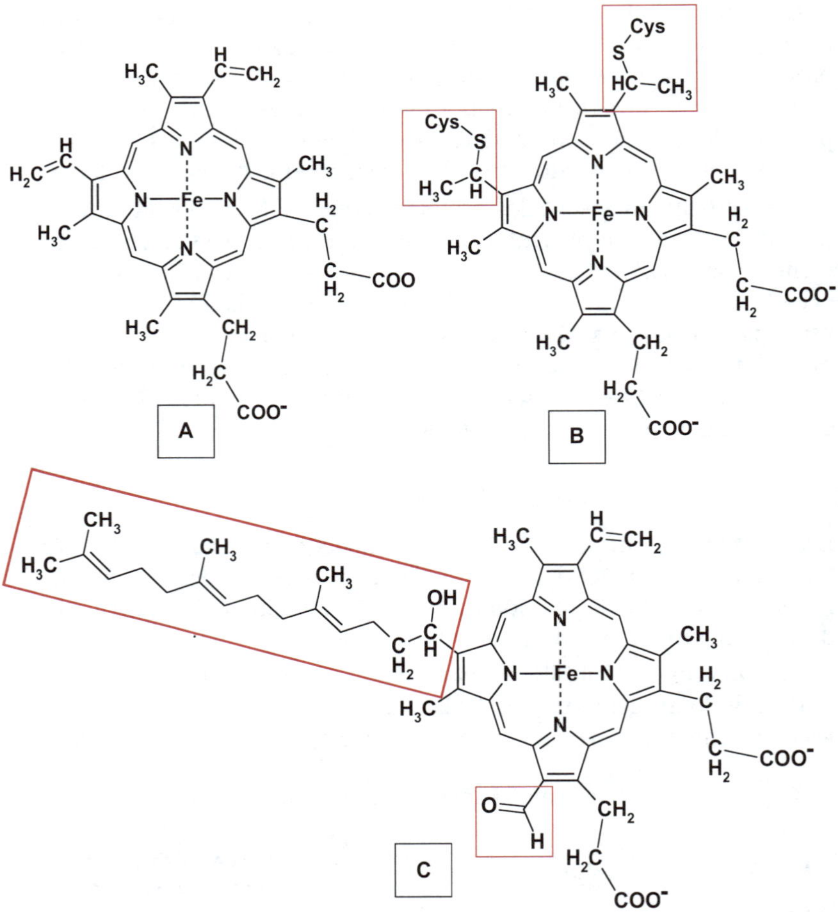

Figure 6.4 Formules développées des noyaux hème trouvés dans les cytochromes de la chaîne respiratoire.

A : L'hème de type *b* est commun aux cytochromes *b*, à l'hémoglobine, la myoglobine, la catalase et les peroxydases. **B :** L'hème de type *c* est relié à deux cystéines de la protéine par des liaisons thioéther au niveau des deux groupes vinyl. **C :** l'hème de type *a* se distingue par un groupement formyl et la présence d'une chaîne isoprénique (C15 : farnésyl) greffée sur l'un des groupes vinyl.

inhibiteur de la **cytochrome *c* oxydase** (cytochrome $a + a_3$) il entraîne la réduction de la chaîne dans son intégralité ; le monoxyde de carbone (CO) présente la même spécificité que le cyanure.

La chaîne a pu être « disséquée » en quatre complexes (complexes I à IV), par l'action de détergents qui désorganisent les membranes ; ces complexes (*tableau 6.2*) ont été isolés par chromatographie d'échange d'ions. Ils catalysent des réactions de transfert entre des molécules de faible masse moléculaire, NADH, $FADH_2$, ubiquinone, oxygène. Seul, le **cytochrome c** fait exception ; c'est une protéine basique de 13 kDa, faiblement associée au feuillet externe de la membrane interne de la mitochondrie, et qui fait la navette entre les complexes III et IV (*fig. 6.1*).

L'ubiquinone joue un rôle particulier, car cette molécule reçoit les électrons venant du NADH, de la **succinate déshydrogénase**, mais aussi d'autres flavoprotéines comme l'acyl-CoA déshydrogénase.

6.4 COUPLAGE DU TRANSFERT D'ÉLECTRONS AVEC L'ÉTABLISSEMENT DE LA FORCE PROTON-MOTRICE

Mise en évidence du couplage énergétique

Le couplage du transfert d'électrons avec la formation d'ATP peut être mis en évidence *in vitro* en mesurant la **vitesse de consommation de l'oxygène** par des mitochondries fraîchement isolées. Dans l'expérience illustrée par la *figure 6.5*, on mesure en continu la concentration de l'oxygène dans une suspension de mitochondries de foie incubées en présence de succinate. L'addition d'ADP provoque l'accélération subite de la consommation d'oxygène ; lorsque la vitesse de consommation revient à son niveau initial, on vérifie que l'ADP a été converti en ATP

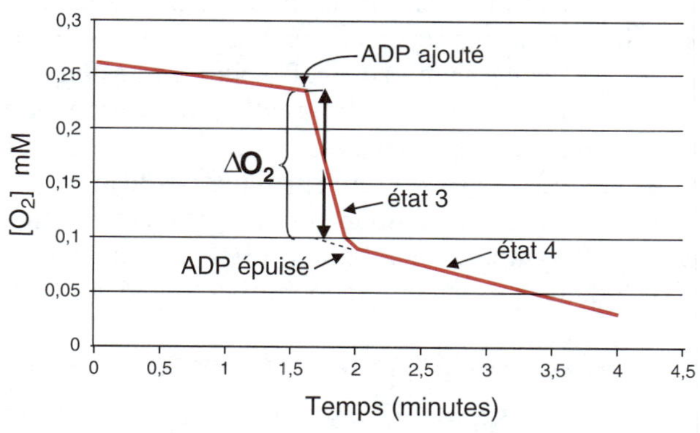

Figure 6.5 Couplage respiratoire des mitochondries ; mesure du rapport P/O. Au moyen d'une électrode à oxygène (**électrode de Clark**), on mesure en continu la concentration du dioxygène dissous dans un milieu contenant du succinate de sodium (5 mM), et dont le pH est maintenu à 7 par un tampon phosphate (T = 37 °C). Au temps zéro, on introduit une suspension de mitochondries de foie de rat, fraîchement isolées. Après avoir enregistré la respiration endogène, on ajoute une solution d'ADP (concentration finale 0,4 mM), ce qui déclenche l'accélération de la respiration (état 3). La consommation d'oxygène ralentit (état 4) lorsque tout l'ADP a été transformé en ATP. Le rapport des deux vitesses (pente de l'état 3/pente de l'état 4, voisin de 10 dans l'expérience présentée), appelé indice de couplage respiratoire, caractérise le couplage entre la respiration et la phosphorylation. La baisse de la concentration de dioxygène pendant la phase de respiration rapide (ΔO_2 = 0,145 mM) permet de calculer le rapport P/O : 0,4/(0,145 × 2) = 1,38.

et que la quantité d'oxygène consommée pendant la phase de respiration rapide est proportionnelle à la quantité d'ATP formée et donc à la quantité d'ADP introduite. On a coutume de calculer le rapport P/O, à savoir **le nombre de molécules d'ADP phosphorylées** divisé par **le nombre d'atomes d'oxygène consommés** (réduits). En présence de succinate, on trouve un **rapport P/O** voisin de 1,4 ; si l'on répète l'expérience en présence de substrats dont l'oxydation produit des molécules de NADH, on trouve un rapport P/O proche de 2,3.

Théorie chimio-osmotique de Mitchell

La formation de l'ATP est donc couplée à la réduction de l'oxygène. L'élucidation du mécanisme de couplage énergétique a mobilisé les efforts de nombreux laboratoires, sans donner de résultat satisfaisant jusqu'à ce que **Peter Mitchell** propose en 1961 la **théorie chimio-osmotique** du couplage énergétique.

Cette théorie repose sur le couplage de deux mécanismes distincts : la **génération de la force proton motrice** et la formation de l'ATP. Les complexes I, III et IV de la chaîne respiratoire convertissent l'**énergie électrochimique** en **énergie osmotique** et **énergie électrostatique**. Ces complexes prélèvent des protons dans la **matrice mitochondriale** et les exportent dans le domaine compris entre les deux membranes (**espace intermembranaire**) : ils créent donc un **gradient de protons** (**énergie osmotique**) et la matrice mitochondriale est maintenue à un pH plus élevé que l'espace intermembranaire. De plus, le transfert de protons s'accompagne de la **polarisation de la membrane interne** : le feuillet externe présente un excédent de charges positives et le feuillet interne un excédent de charges négatives (**énergie électrostatique**). Dans un deuxième temps, l'énergie osmotique et l'énergie électrostatique sont utilisées par l'ATP synthase membranaire F_1F_0 (complexe V) pour former de l'ATP dans la matrice mitochondriale (*fig. 6.1*).

Propriétés et organisation de la membrane interne

La **théorie chimio-osmotique** trouve ses assises dans des observations expérimentales, comme l'acidification transitoire de l'espace intermembranaire qui accompagne le transfert des électrons. D'autres considérations permettent de mieux comprendre et de justifier les propriétés particulières de la chaîne respiratoire.

De par sa nature lipidique, la membrane interne s'oppose à la diffusion des protons ; ces derniers retournent dans la matrice au moyen de transporteurs transmembranaires comme le rotor de l'ATP synthase F_1F_0. Certains inhibiteurs de la phosphorylation, connus sous le nom de **découplants**, comme le **2,4 dinitrophénol** (DNP) ou la **CCCP** (*fig. 6.6*), favorisent la diffusion des protons de part et d'autre de la membrane interne et annihilent le gradient de protons.

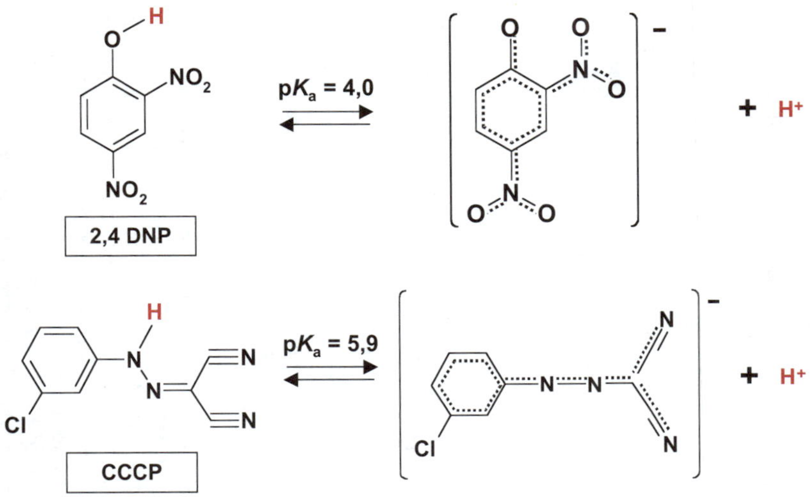

Figure 6.6 Découplants des oxydations phosphorylantes : 2,4 Dinitrophénol (DNP) et carbonyl cyanure m-chlorophénylhydrazone (CCCP).

Les découplants synthétiques sont des acides faibles à caractère hydrophobe possédant un système conjugué (aromatique) étendu. Les formes protonées diffusent librement dans les membranes. À l'état déprotoné, la charge négative est distribuée sur l'ensemble des atomes en raison de la délocalisation importante des systèmes conjugués ; cette charge négative est donc pratiquement masquée et les découplants pourront diffuser également sous cette forme dans les membranes bien que ces dernières soient normalement imperméables aux anions. Les découplants fixent ou libèrent des protons sur les deux faces de la membrane interne, entraînant ainsi l'annihilation de la force proton motrice.

De plus, les enzymes et les protéines de la membrane interne sont disposées de **manière asymétrique** dans la **bicouche lipidique**. Par exemple, le NADH et le $FADH_2$ sont produits par le cycle de l'acide citrique et l'oxydation des acides gras dans la **matrice mitochondriale**, autrement dit en regard de la **face interne** de la membrane interne, alors qu'à l'opposé, le cytochrome *c* est associé à la **face externe** de cette membrane.

Stœchiométries des transferts de protons

On a pu montrer que les complexes protéiques de la chaîne respiratoire utilisaient l'énergie libérée par les réactions électrochimiques pour effectuer une translocation des protons et polariser la membrane interne. La stœchiométrie du transfert de protons est actuellement assez bien établie : le transfert de deux électrons au niveau des complexes I, III et IV s'accompagne, respectivement, de l'exportation de 4, 4 et 2 protons (*fig. 6.1*) ; le fonctionnement de la **succinate déshydrogénase** (complexe II) n'est suivi d'aucun transfert de proton.

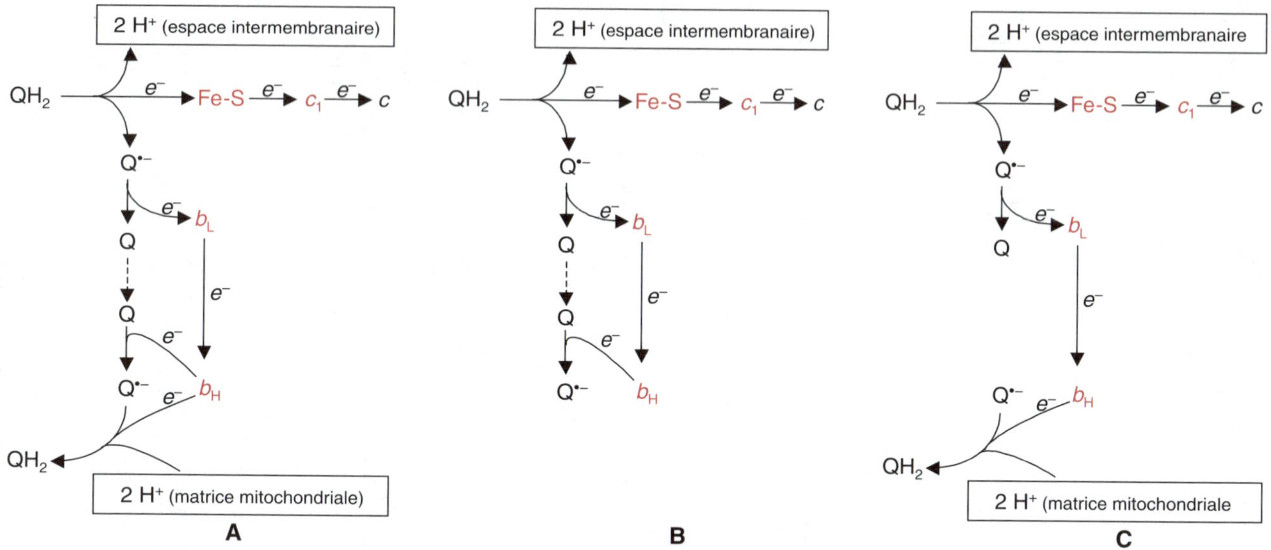

Bilan (B + C) : QH_2 + 2 cyt *c* Fe^{3+} + 2 H^+ (matrice mitochondriale) $\longrightarrow$ Q + 2 cyt *c* Fe^{2+} + 4 H^+ (espace intermembranaire)

Figure 6.7 Cycle de l'ubiquinone, transfert d'électrons et translocation de protons par le cytochrome bc_1 (complexe III).

A : Les deux électrons de l'ubiquinol (QH_2) se répartissent entre la protéine de Rieske (Fe-S) et le cytochrome b_L (L, pour « Low redox potential »). L'électron capté par le cytochrome b_L est ensuite transféré au cytochrome b_H (H, pour « High redox potential ») qui peut réduire indifféremment l'ubiquinone (Q) ou l'ubisemiquinone ($Q^{\bullet -}$) et régénérer l'ubiquinol. Il est préférable de décomposer le cycle en deux étapes distinctes (B et C) pour en suivre le fonctionnement et faire apparaître le bilan de la translocation de protons. **B :** Une première molécule d'ubiquinol libère deux protons dans l'espace intermembranaire, transfère un électron à la protéine de Rieske et un deuxième au cytochrome b_L ; le transfert de cet électron au cytochrome b_H, la diffusion de l'ubiquinone et sa réduction par le cytochrome b_H aboutissent à la régénération de l'ubisemiquinone dans un site qui en assure la stabilisation temporaire. **C :** Une deuxième molécule d'ubiquinol libère deux protons supplémentaires, transfère un électron à la protéine de Rieske, et le deuxième électron au cytochrome b_L ; le transfert de cet électron au cytochrome b_H est suivi de la réduction de l'ubisemiquinone et de l'emprunt de deux protons à la matrice mitochondriale. Le cycle de l'ubiquinone (somme des deux étapes B et C) fait apparaître l'oxydation d'une molécule d'ubiquinol, le transfert de deux électrons au cytochrome c_1 (puis au cytochrome *c*) et l'exportation de quatre protons vers l'espace intermembranaire.

Ainsi, l'oxydation d'**une molécule de NADH** libère **deux électrons** dont le cheminement jusqu'à la cytochrome oxydase (complexe IV) s'accompagne du **transfert de 10 protons** dans l'espace intermembranaire alors que seulement 6 protons se trouvent transférés après l'oxydation du succinate en fumarate. On sait que le transfert de protons par le complexe I met en jeu les sous-unités localisées dans la membrane (*fig. 6.1*) mais ce mécanisme n'est pas encore totalement élucidé. On connaît beaucoup mieux le mécanisme du transfert des protons au niveau du complexe III (**cytochrome bc_1**) : ce mécanisme met à profit l'asymétrie du complexe, les propriétés des deux cytochromes b_L et b_H, et les réactions des trois formes de l'**ubiquinone** dans la membrane, avec les deux cytochromes et la protéine fer-soufre du complexe (*fig. 6.7*). La **cytochrome oxydase** (complexe IV) catalyse la réduction du dioxygène et exporte quatre protons dans l'espace

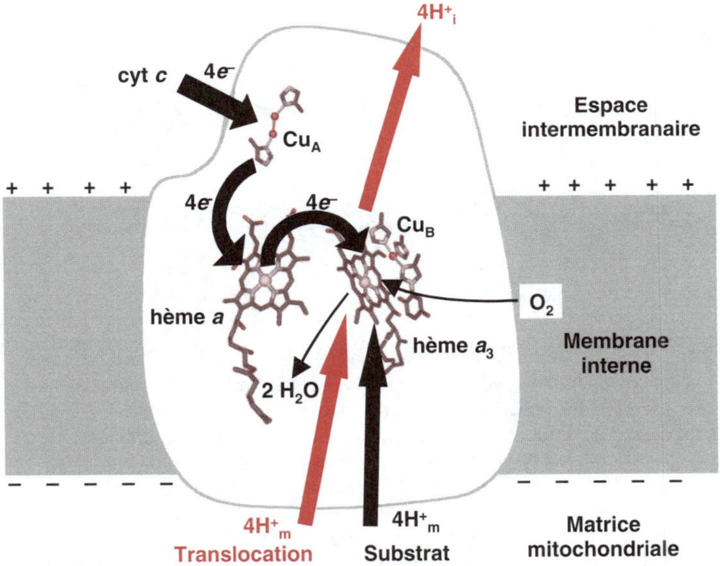

Figure 6.8 Fonctions de la cytochrome oxydase (complexe IV).

La réaction globale consiste dans la réduction d'une molécule de dioxygène par quatre molécules de cytochrome *c* Fe^{II}, au cours d'un cycle réactionnel qui utilise huit protons matriciels ; quatre protons servent de substrats, et quatre protons supplémentaires sont exportés dans l'espace intermembranaire :

$$O_2 + 4 \text{ cyt } c \text{ Fe}^{II} + 8 \text{ H}^+_m \rightarrow 2 \text{ H}_2\text{O} + 4 \text{ cyt } c \text{ Fe}^{III} + 4 \text{ H}^+_i$$

Les électrons apportés par des molécules de cytochrome c sont acheminés, via le centre Cu_A (2 atomes de cuivre unis par une liaison covalente et complexés par deux chaînes latérales d'histidine) au cytochrome *a*, puis finalement au site actif de l'enzyme. Ce site actif est constitué de trois éléments : l'hème a_3, un atome de cuivre (Cu_B), complexé par trois chaînes latérales d'histidine, et la chaîne latérale d'une tyrosine ; une liaison covalente réunit cette dernière à l'une des histidines.

intermembranaire (*fig. 6.8*) ; ces transferts interviennent après l'étape de réduction du dioxygène (*fig. 6.9*).

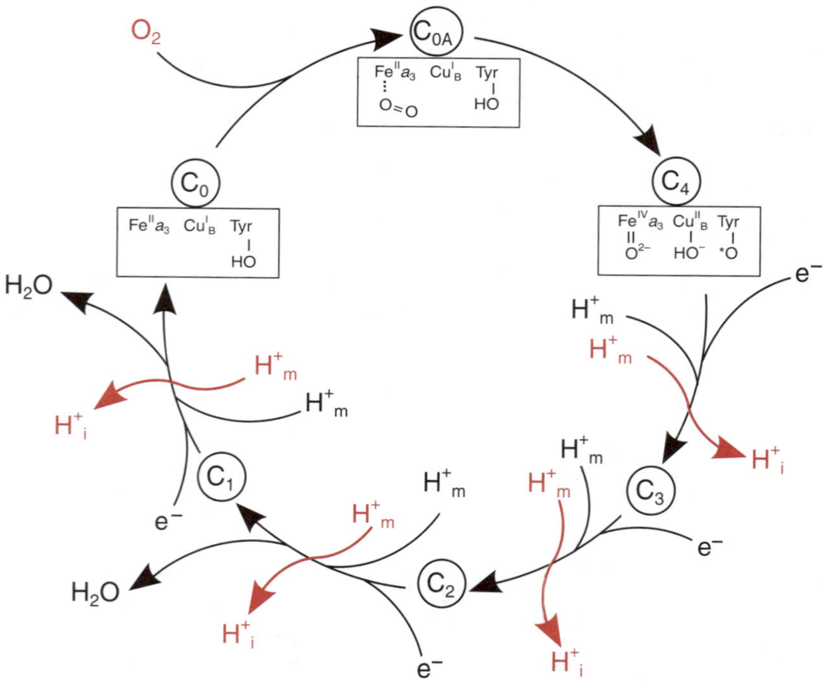

Figure 6.9 Cycle réactionnel de la cytochrome oxydase (complexe IV).

C_0 symbolise la cytochrome oxydase dont les trois éléments du site actif se trouvent à l'état réduit : $Fe^{II}a_3$, Cu^{I}_B, Tyr-OH. La fixation du dioxygène sur l'hème conduit à l'état C_{0A}. Le dioxygène est ensuite réduit en une seule étape par 4 électrons donnés par le site actif qui se retrouve alors à l'état oxydé C_4 : $Fe^{IV}a_3$, Cu^{II}_B, Tyr-O* (radical produit par l'abstraction d'un proton et d'un électron). Le site actif retourne à l'état initial après quatre étapes de réduction faisant intervenir chacune un électron provenant d'une molécule de cyt *c* Fe^{II} ; chaque étape de réduction utilise également deux protons matriciels, l'un servant de substrat et l'autre étant exporté vers l'espace intermembranaire. Les deux molécules d'eau sont produites au cours des deux dernières étapes de réduction.

Calcul de la force proton-motrice

Le transfert des protons s'accompagne également de la polarisation de la membrane interne. Ainsi, l'énergie électrochimique se trouve-t-elle convertie en **énergie osmotique** et **énergie électrostatique**. La variation d'**enthalpie libre** qui accompagne le transfert d'un proton de l'espace intermembranaire vers la matrice mitochondriale tient compte de ces deux composantes :

$$\Delta_r G' = RT \ln \frac{[H^+]_m}{[H^+]_i} - F\Delta\Psi_m \tag{6.1}$$

Dans cette expression, $[H^+]_m$ et $[H^+]_i$ représentent respectivement les concentrations de proton de la matrice et de l'espace intermembranaire, et $\Delta\Psi_m$ la différence de potentiel électrique entre les deux feuillets de la membrane interne, c'est-à-dire la différence de potentiel entre la face externe (dirigée vers l'espace intermembranaire, potentiel positif) et la face interne (dirigée vers la matrice mitochondriale, potentiel négatif) ; (R : constante des gaz parfaits, T : température absolue, et F : charge électrique d'une mole de proton = 96 500 Coulomb). Si l'on préfère écrire cette formule en faisant apparaître les pH correspondants, on obtient :

$$\Delta_r G' = 2{,}3\ RT(\mathrm{pH_i} - \mathrm{pH_m}) - F\Delta\Psi_m \tag{6.2}$$

On convertit fréquemment cette variation d'enthalpie libre en différence de potentiel électrique, connue sous le nom de « force proton-motrice », en divisant les termes de l'équation 6.2 par $-F$:

$$\Delta p = -\left[\frac{2{,}3\ RT}{F}(\mathrm{pH_i} - \mathrm{pH_m})\right] + \Delta\Psi_m \tag{6.3}$$

On arrive à l'expression suivante :

$$\Delta p = -0{,}061\ \Delta\mathrm{pH} + \Delta\Psi_m \tag{6.4}$$

La **force proton-motrice** des mitochondries de mammifères se chiffre environ à + 0,16 V, si l'on tient compte d'un pH matriciel égal à 8, d'un pH intermembranaire égal à 7 et d'une différence de potentiel membranaire de + 0,10 V, pour une température de 37 °C (310 K). On peut donc retenir une variation de $\Delta_r G' = -F \times \Delta p$ = –15,5 kJ par mole de proton retournant dans la matrice mitochondriale.

6.5 UTILISATION DE LA FORCE PROTON-MOTRICE POUR LA PRODUCTION D'ATP

L'ATP synthase mitochondriale

L'enzyme responsable de la formation de l'ATP au niveau de la chaîne respiratoire mitochondriale est l'**ATP synthase F_1F_0** (également dénommée **complexe V**, ou encore **ATPase F_1F_0**). Elle fait partie d'une famille d'enzymes présentes chez tous les êtres vivants au niveau des membranes polarisées qui sont le siège d'un couplage énergétique entre un gradient de concentration et la formation d'ATP. Les ATP synthases de type F_1F_0 caractérisent les bactéries et les eucaryotes, alors que les **archéobactéries** disposent d'ATP synthase de type A_1A_0, comparables aux enzymes de type F_1F_0 en ce qui concerne l'organisation structurale et le principe de fonctionnement.

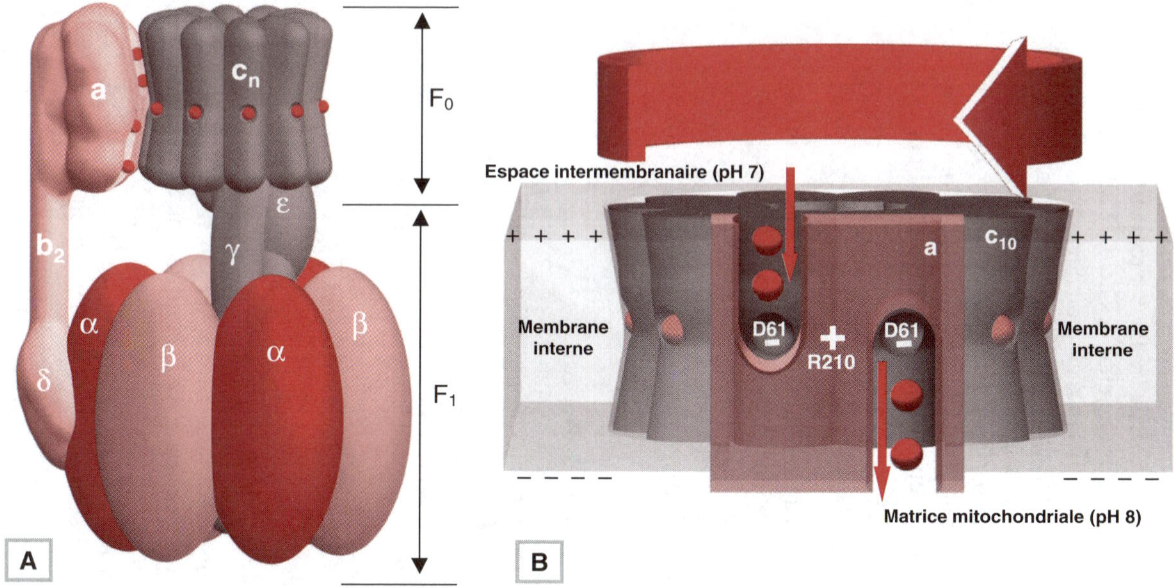

Figure 6.10 Représentation schématique de l'ATP synthase ; couplage du retour des protons avec le mouvement du rotor.

A : $F_1(\alpha_3\beta_3,\gamma,\varepsilon,\delta)$ et $F_0(a, b_2, c_n)$ contiennent chacune des parties du rotor et du stator de l'enzyme ; dans ce modèle de l'enzyme mitochondriale, $n = 10$. **B** : le schéma représente la zone de contact entre le stator (sous-unité « a ») et le rotor (c_{10}) au sein de la membrane interne. Chaque sous-unité « c » possède un aspartate (D61) dont la protonation est stabilisée par l'environnement hydrophobe de la membrane interne. Deux sous-unités de l'anneau c_{10} peuvent perdre ou gagner un proton (sphère rouge) lorsqu'elles font face aux demi canaux de la sous-unité « a » qui les font communiquer, selon leurs positions, avec l'espace intermembranaire (demi-canal de gauche) ou avec la matrice (demi-canal de droite). Une chaîne latérale d'arginine (R 210) de la sous-unité « a » (stator) fait office de cliquet : sa charge positive bloque la rotation du rotor lorsque les deux sites protonables en regard du stator se trouvent à l'état dissocié (chargés négativement). La polarisation de la membrane et le gradient de concentration de proton favorisent la protonation de l'aspartate 61 de la sous-unité c en relation avec l'espace intermembranaire, de préférence à l'aspartate 61 de la sous-unité c en relation avec la matrice, plus alcaline que l'espace intermembranaire. Cette dissymétrie créée par la force proton motrice, alliée à l'attraction de l'aspartate 61 déprotoné par l'arginine 210, et à la stabilisation en milieu apolaire des aspartates 61 protonés, crée un couple moteur qui s'applique sur l'anneau c_{10} et entraîne sa rotation. Les protons venant de l'espace intermembranaire ne gagneront la matrice mitochondriale qu'après avoir exécuté un tour presque complet. Le couple moteur se communique à l'assemblage des sous-unités γ et ε, solidaires du rotor.

L'ATP synthase F_1F_0 est un **moteur moléculaire rotatif**. F_1 désigne l'assemblage des sous-unités, majoritairement hydrophiles, responsables de la formation de l'ATP dans la matrice mitochondriale, et F_0 se réfère au groupe des sous-unités hydrophobes ancrées dans la membrane interne, et assurant le retour des protons de l'espace intermembranaire vers la matrice (*fig. 6.10*).

On compare souvent le fonctionnement de l'**ATP synthase** à celui d'une **turbine**, comprenant un **rotor** et un **stator**. Le rotor (anneau c_{10}) est solidaire des sous-unités γ et ε que l'on peut assimiler à un **arbre à cames** ; le stator comprend la sous-unité membranaire a, les sous-unités b_2 et δ et l'ATP synthase proprement dite, constituée du complexe $\alpha_3\beta_3$ (*fig. 6.10*). Sous l'influence du retour des protons dans la matrice, la révolution de l'anneau c_{10} entraîne la rotation des deux sous-unités γ et ε ; ce mouvement rotatif induit des changements de conformation des sous-unités α et β. La déformation séquentielle de ces sous-unités est à l'origine de la modulation de leur activité catalytique et des changements d'affinité pour les substrats, ADP et phosphate et les produits, ATP et H_2O. Ainsi, la réalisation d'un tour de rotor (360 °) entraîne la formation de trois molécules d'ATP (*fig. 6.11*).

Rendement de la production d'ATP

La stœchiométrie ATP/H^+ dépend du nombre de sous-unités c constituant le **rotor** puisque chaque sous-unité c assure le retour d'un proton dans la matrice (*fig. 6.10*). Des études structurales ont montré la présence de 10 sous-unités c pour l'enzyme de *E. coli* comme pour l'enzyme de mitochondrie de levure et 14 sous-unités pour l'enzyme de **chloroplaste** d'épinard. Si l'on retient le nombre de 10 sous-unités pour l'enzyme mitochondriale de mammifère, l'oxydation du NADH, qui s'accompagne de l'exportation de 10 protons, permet donc la formation de 3 molécules d'ATP (10 protons restitués = 1 tour de rotor, soit 3 molécules d'ATP formées, *cf. fig. 6.11*).

Si ces molécules d'ATP sont utilisées dans le cytosol, leur exportation est assurée par un **échangeur de nucléotides**. Cette protéine, située dans la membrane interne mitochondriale échange un ATP (exporté) contre un ADP et un proton (importés) ; l'arrivée de trois molécules d'ATP dans le cytosol nécessite donc le retour de 3 protons supplémentaires dans la matrice mitochondriale soit, au total, $(10 + 3) = 13$ protons. Dans ces conditions, la réoxydation de chaque molécule de NADH permet la formation de $(10/13) \times 3 \cong 2{,}31$ molécules d'ATP ; l'introduction directe de deux électrons au niveau de l'ubiquinone, par exemple par la succinate déshydrogénase, qui conduit à l'exportation de 6 protons, amène la formation de $(6/13) \times 3 \cong 1{,}38$ molécules d'ATP

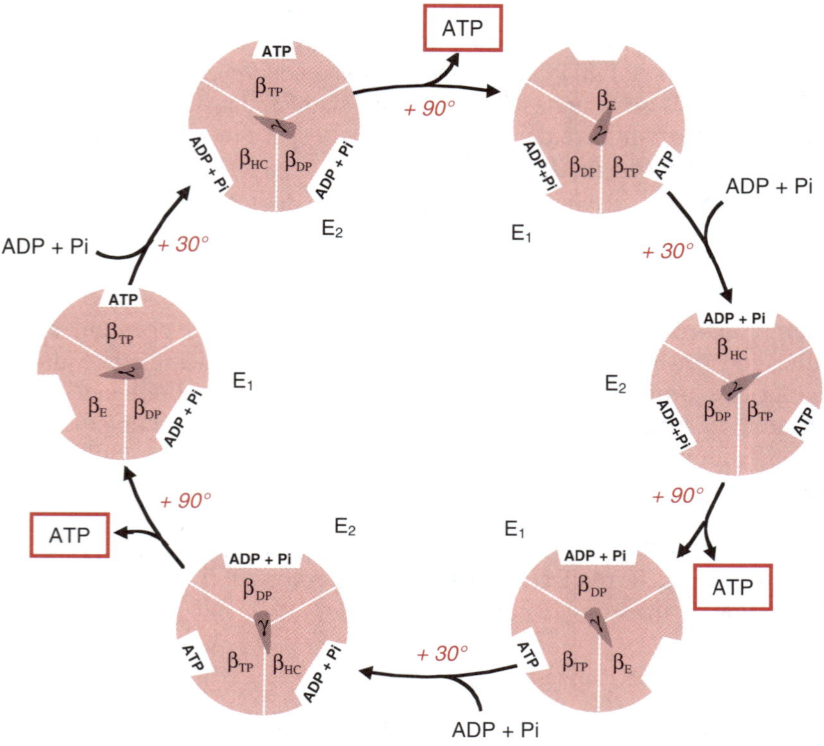

Figure 6.11 Fonctionnement de l'ATP synthase F_1.

La rotation de la sous-unité γ induit la déformation séquentielle des sous unités α et β, qui intéresse plus particulièrement le site actif situé sur les chaînes β. Le modèle présenté retient pour chaque sous-unité β quatre conformations qui possèdent des affinités différentes pour les substrats et le produit : β_E, site actif ouvert (E pour « empty ») ; β_{HC}, site demi-fermé (HC pour « half closed ») fixant l'ADP et le phosphate ; β_{DP} site fermé possédant une affinité accrue pour l'ADP et le phosphate ; β_{TP} site fermé de haute affinité pour l'ATP. La combinaison des trois conformations β_E, β_{TP} et β_{DP} caractérise l'enzyme de type E_1 ; une rotation de 30° de la sous-unité γ induit le changement de conformation d'une sous-unité β ($\beta_E \rightarrow \beta_{HC}$) pour donner l'enzyme de type E_2 fixant le phosphate et l'ADP. Une rotation de 90° de la sous-unité γ induit ensuite le changement de conformation des trois sous-unités β ($\beta_{DP} \rightarrow \beta_{TP}$, $\beta_{HC} \rightarrow \beta_{DP}$, $\beta_{TP} \rightarrow \beta_E$) et la libération d'une molécule d'ATP, pour donner de nouveau une enzyme de type E_1. Un tour complet de γ conduit à la formation de trois molécules d'ATP.

dans le cytosol. Les valeurs de 2,31 et 1,38 sont proches des valeurs expérimentales des rapports P/O (voir *§ 6.4 p. 181* et *figure 6.5*). Le *tableau 6.3* compare le rendement en ATP du catabolisme du glucose avec celui d'un acide gras, en tenant compte de ces résultats expérimentaux. Toutefois, il faut considérer ces valeurs avec prudence, car elles ne peuvent rendre compte du fonctionnement réel des mitochondries *in vivo* (voir *§ 6.6*).

TABLEAU 6.3 BILANS COMPARÉS DE L'OXYDATION COMPLÈTE DU GLUCOSE ET DE L'ACIDE PALMITIQUE.

Réaction	ATP ou GTP	NADH × 2,3 = nb d'ATP	$FADH_2$ × 1,4 = nb d'ATP	ATP total
Oxydation du glucose ($C_6H_{12}O_6$)				
glucose → 2 pyruvate (Glycolyse)	2	2 × 2,3 = 4,6		6,6
2 pyruvate → 2 acétylCoA (Pyruvate déshydrogénase)		2 × 2,3 = 4,6		4,6
2 acétylCoA → 4 CO_2 (cycle de l'acide citrique)	2	(2 × 3) × 2,3 = 13,8	2 × 1,4 = 2,8	18,6
				29,8
Oxydation de l'acide palmitique ($C_{15}H_{31}COOH$)				
palmitate → palmitoylCoA (activation de l'acide gras)	−2			−2
palmitoylCoA → 8 acétylCoA (β-oxydation)		7 × 2,3 = 16,1	7 × 1,4 = 9,8	25,9
8 acétylCoA → 16 CO_2 (cycle de l'acide citrique)	8	(8 × 3) × 2,3 = 55,2	8 × 1,4 = 11,2	74,4
				98,3

Les calculs prennent en compte les rendements expérimentaux de la formation de l'ATP (rapports P/O) à partir de l'oxydation du NADH (P/O = 2,3) et de coenzyme flavinique réduit à partir de succinate ou d'acylCoA (P/O = 1,4) ; voir *§ 6.4 p. 181*, *§ 6.5 p. 189* et *fig. 6.5*.

Le fonctionnement de l'ATP synthase est réversible, et l'enzyme pourrait éventuellement fonctionner comme ATPase et pomper des protons de la matrice pour les exporter dans l'espace intermembranaire, à la faveur d'une inversion de la force proton-motrice. Les **ATPases vacuolaires V_1V_0**, de structures voisines des **ATP synthases F_1F_0**, sont des enzymes spécialisées dans le pompage de protons et exportent dans les **vacuoles** (ou les **lysosomes**) deux protons pour chaque molécule d'ATP hydrolysée.

Certaines bactéries possèdent des chaînes respiratoires qui couplent les transferts d'électrons avec l'établissement d'un gradient transmembranaire d'ions sodium ; il s'agit, par exemple, de bactéries vivant dans des environnements alcalins. Ces bactéries possèdent des ATP synthases du type F_1F_0 pour lesquelles la rotation du rotor est assurée par un **flux d'ions sodium**. Le fonctionnement de ces ATP synthases dépendantes des ions sodium se révèle tout à fait comparable à celui des ATP synthases dépendantes des protons.

6.6 RÉGULATION DES OXYDATIONS PHOSPHORYLANTES

La vitesse de la respiration mitochondriale est régulée en premier lieu par le rapport [ATP]/[ADP] ; par exemple, la consommation d'oxygène par les mitochondries se trouve subitement accélérée en présence d'ADP (*fig. 6.5*). On justifie cette accélération par les couplages énergétiques au niveau de la membrane interne : couplage des **transferts d'électrons** avec la génération de la **force proton-motrice**, couplage de cette dernière avec le fonctionnement de l'**ATP synthase** (*fig. 6.1*). Insistons sur le fait que les vitesses de respiration et les rapports P/O que l'on rapporte le plus souvent proviennent d'observations effectuées sur des **mitochondries isolées**, donc étudiées ***in vitro***, hors du contexte cellulaire. Le nombre et la diversité des interactions auxquelles les mitochondries sont sollicitées *in vivo* dressent à l'évidence un tableau nettement plus complexe de leurs propriétés ; plus précisément, la génération de la force proton-motrice et le retour des protons dans la matrice font l'objet de régulations qui modulent tout à la fois vitesse et rendement des oxydations phosphorylantes.

Un exemple remarquable nous est donné par la régulation de la température corporelle des animaux à sang chaud (endothermes). Cette régulation fait appel à la thermogenèse, mécanisme physiologique dans lequel les hormones thyroïdiennes jouent un rôle de premier plan. Ces hormones, la **tri-iodothyronine (T3)** et l**a tétra-iodothyronine (T4)** stimulent l'expression de gènes codant des enzymes du catabolisme, diminuent l'expression de gènes codant des enzymes impliquées dans des voies de biosynthèse et induisent une augmentation de la production de chaleur ; toutefois, bien que le rôle physiologique de ces hormones soit connu depuis plus d'un siècle, leur mécanisme d'action n'est pas encore très bien compris. De multiples observations montrent néanmoins que les hormones thyroïdiennes induisent l'augmentation de la perméabilité de la membrane interne des mitochondries pour les protons : le découplage qui en résulte accélère la respiration (consommation d'oxygène), et détourne la production d'ATP au profit de la **production de chaleur**.

La thermogenèse du tissu adipeux brun fournit sans aucun doute la meilleure illustration du découplage des oxydations phosphorylantes sous le contrôle des hormones thyroïdiennes. La couleur brune de ce tissu, abondant chez les nouveaux nés des mammifères, provient des nombreuses mitochondries présentes dans les **adipocytes** ; ces mitochondries oxydent activement les triglycérides de réserve, mais, en raison du découplage des oxydations phosphorylantes, produisent essentiellement de la chaleur et très peu d'ATP. Ce découplage provient de l'activité de la **thermogénine** (ou **UCP1** pour *uncoupling protein 1*) une protéine induite par l'hormone T3. Protéine transmembranaire présente dans la membrane interne, UCP1 favorise le retour direct des protons dans la matrice, sans qu'ils soient pris en charge par l'ATP synthase. Le tissu adipeux brun des nourrissons régresse au cours de la croissance et sa contribution à la thermogenèse est probablement très réduite chez les adultes.

La recherche de protéines ressemblant à UCP1 a permis de trouver les protéines homologues **UCP2** et **UCP3** ; la protéine UCP2 est exprimée dans un grand nombre de tissus, alors que la protéine UCP3 se trouve exclusivement dans le muscle squelettique. Il semblerait que ces protéines soient également des protéines découplantes, mais qu'elles jouent des rôles physiologiques différents du rôle joué par UCP1. On pense actuellement que le découplage induit par UCP2 ou UCP3, en accélérant la respiration, réduirait le temps de demi-vie des intermédiaires de la chaîne respiratoire comme l'**ubisemiquinone** ($UQ^{\bullet-}$), et limiterait ainsi la production d'espèces réactives de l'oxygène, en premier lieu celle de l'ion radicalaire superoxyde ($O_2^{\bullet-}$) (voir encart ci-dessous).

Espèces réactives de l'oxygène

La respiration cellulaire est à l'origine de formes partiellement réduites de l'oxygène : l'anion radicalaire superoxyde ($O_2^{\bullet-}$), le peroxyde d'hydrogène (H_2O_2) et le radical hydroxyle ($^{\bullet}OH$) ; ces molécules font partie des **espèces réactives de l'oxygène (ERO)**.

Environ 2 % du dioxygène consommé par les cellules subit une réduction monoélectronique conduisant à la formation de l'**anion radicalaire superoxyde ($O_2^{\bullet-}$)**. Cette réaction se déroule au contact de l'anion radicalaire **ubisemiquinone ($UQ^{\bullet-}$)** :

$$O_2 + UQ^{\bullet-} \rightarrow O_2^{\bullet-} + UQ$$

mais aussi au niveau de centres fer-soufre de la NADH déshydrogénase. La concentration cellulaire de $O_2^{\bullet-}$ est maintenue à un niveau suffisamment faible par les superoxyde dismutases ; conformément à leur appellation, ces enzymes catalysent la dismutation du radical superoxyde en donnant une molécule de peroxyde d'hydrogène (eau oxygénée) et une molécule de dioxygène :

$$2\ O_2^{\bullet-} + 2\ H^+ \rightarrow H_2O_2 + O_2$$

Inconnues chez les organismes anaérobies, les **superoxyde dismutases** se rencontrent invariablement chez tous les organismes aérobies ou tolérant la présence d'oxygène. Le **peroxyde d'hydrogène**, faiblement toxique, est normalement détruit par la **catalase** :

$$H_2O_2 + H_2O_2 \rightarrow 2\ H_2O + O_2$$

ou par la **glutathion peroxydase** :

$$H_2O_2 + 2\ GSH\ \text{(glutathion réduit)}$$
$$\rightarrow 2\ H_2O + GSSG\ \text{(glutathion oxydé)}$$

La toxicité du peroxyde d'hydrogène provient surtout de sa capacité à former le radical hydroxyle $^{\bullet}OH$ en présence de cations métalliques comme Fe^{2+} (**réaction de Fenton**) :

$$H_2O_2 + Fe^{2+} \rightarrow {}^{\bullet}OH + Fe^{3+} + OH^-$$

Le radical $^{\bullet}OH$ est le plus réactif de ces trois ERO. Il se combine très rapidement avec toutes les molécules organiques : lipides, glucides, acides nucléiques, protéines ; c'est probablement la raison pour laquelle aucune enzyme connue n'est capable de détruire ce radical.

En règle générale le stress, sous toutes ses formes (thermique, hydrique, nutritionnel ou environnemental) induit une production accrue des ERO, et donc provoque un stress oxydant. Les ERO, auxquelles il convient d'associer les espèces réactives de l'azote, sont tenues pour responsables de mutations de l'ADN mitochondrial qui s'accumulent au cours du vieillissement ; les ERO interviennent également dans les processus de mort cellulaire programmée (apoptose) et l'on suspecte fortement leur implication dans les maladies neurodégénératives (Alzheimer, Parkinson, sclérose latérale amyotrophique, sclérose en plaques) mais aussi dans l'athérosclérose et les diabètes.

POINTS CLEFS

- Les coenzymes réduits produits par le métabolisme énergétique trouvent leur réoxydation aérobie au niveau de la membrane interne des mitochondries où les électrons sont pris en charge par la chaîne respiratoire pour être finalement acceptés par le dioxygène.
- La chaîne respiratoire est constituée de quatre complexes membranaires (complexes I à IV) qui échangent les électrons à l'aide de deux navettes, l'ubiquinone et le cytochrome *c*.
- L'ubiquinone assure le transfert des électrons venant du complexe I (NADH déshydrogénase) et du complexe II (succinate déshydrogénase) vers le complexe III (cytochrome bc_1).
- Le cytochrome c, petite protéine basique associée à la face externe de la membrane interne, assure le transfert des électrons entre le complexe III et le complexe IV (cytochrome *c* oxydase).
- La réduction du dioxygène, est effectuée par la cytochrome *c* oxydase qui catalyse, en une seule étape, le transfert de quatre électrons sur les deux atomes d'oxygène.
- Le transfert d'électrons s'accompagne d'une exportation de protons matriciels vers l'espace intermembranaire des mitochondries, et de la polarisation de la membrane interne (élaboration de la force proton-motrice).
- L'énergie représentée par la force proton-motrice est utilisée pour la formation de molécules d'ATP par l'ATP synthase F_1F_0 (complexe V) à la faveur du retour des protons dans la matrice mitochondriale.
- Les ATP synthases membranaires sont des moteurs moléculaires qui couplent l'entrée de protons dans la matrice avec la formation d'ATP. L'enzyme des mitochondries animales couple le retour de 10 protons avec la formation de 3 molécules d'ATP.
- Des agents chimiques connus sous le nom de découplants (2,4 dinitrophénol, CCCP) rendent la membrane interne perméable aux protons, annihilent les gradients transmembranaires de protons, provoquent la dépolarisation de la membrane interne, détruisent ainsi la force proton-motrice et donc inhibent la production d'ATP par les mitochondries. L'énergie dégagée par la respiration mitochondriale se trouve alors directement convertie en chaleur.
- Des protéines découplantes (UCP) perméabilisent naturellement la membrane interne et agissent comme des régulateurs des oxydations phosphorylantes. La thermogénine (UCP1) joue en particulier un rôle dans la production de chaleur par le tissu adipeux brun des mammifères.

EXERCICES

6.1 Les propositions suivantes sont-elles justes ? Justifiez votre réponse si elles se révèlent erronées :

a) La respiration ne peut se produire qu'en présence d'oxygène.

b) Les chaînes respiratoires ne se rencontrent que dans les cellules d'organismes eucaryotes.

c) Les ATP synthases sont des enzymes solubles.

d) Le découplage des mitochondries par le dinitrophénol résulte dans la production accrue de chaleur.

e) Les agents découplants ralentissent le transfert d'électrons et la consommation d'oxygène.

f) Les radicaux libres prenant naissance dans la membrane interne mitochondriale sont à l'origine de la production d'espèces réactives de l'oxygène.

g) Le cyanure est un poison violent car il découple les mitochondries.

6.2 On enregistre la concentration du dioxygène dissous présent dans un milieu constitué d'un tampon phosphate pH 7, contenant du malate (10 mM), du pyruvate (10 mM) et des mitochondries de foie fraîchement préparées (volume total = 2,5 ml). L'addition d'une solution d'ADP (20 µL d'une solution à 50 mM) est suivie de l'accélération de la consommation de dioxygène (état 3 : 0,245 $mM.min^{-1}$), puis d'un ralentissement et du rétablissement de la vitesse initiale de respiration (état 4 : 0,03 $mM.min^{-1}$) ; on constate que la concentration de dioxygène a baissé de 0,086 mM au cours de la phase de respiration rapide et que tout l'ADP a été transformé en ATP.

La respiration des mitochondries donne lieu à l'apparition de citrate dans le milieu. Quelles étapes enzymatiques conduisent au citrate ? Quel coenzyme réduit est-il produit ? Calculer l'indice de couplage des oxydations phosphorylantes ainsi que le rapport P/O.

6.3 Calculer la variation d'enthalpie libre accompagnant le transfert de deux électrons du NADH à l'oxygène. Quel est le rendement énergétique de la production d'ATP qui accompagne ce transfert dans les mitochondries ? On fera la distinction entre les deux situations suivantes : utilisation de l'ATP dans le cytosol, et utilisation de l'ATP dans les mitochondries. Les valeurs de potentiel redox sont mentionnées dans le *tableau 6.1*. On prendra $\Delta_r G' = -40$ $kJ.mole^{-1}$ pour la valeur d'enthalpie libre d'hydrolyse de l'ATP dans les conditions *in vivo*.

6.4 En tenant compte des valeurs présentées dans le *tableau 6.3* calculer le nombre de moles d'ATP produites *in vivo* par l'oxydation complète d'un gramme de glucose et d'un gramme d'acide palmitique.

Comparer l'énergie libérée par l'hydrolyse de ces molécules d'ATP avec l'enthalpie libre de combustion (*in vitro*) du glucose (– 17 $kJ.g^{-1}$), ou des lipides (– 38 $kJ.g^{-1}$). On retiendra la valeur de – 40 $kJ.mole^{-1}$ pour l'enthalpie libre d'hydrolyse de l'ATP en ADP + Pi *in vivo*.

6.5 L'oxydation complète de l'éthanol passe par la formation d'acétyl-CoA :

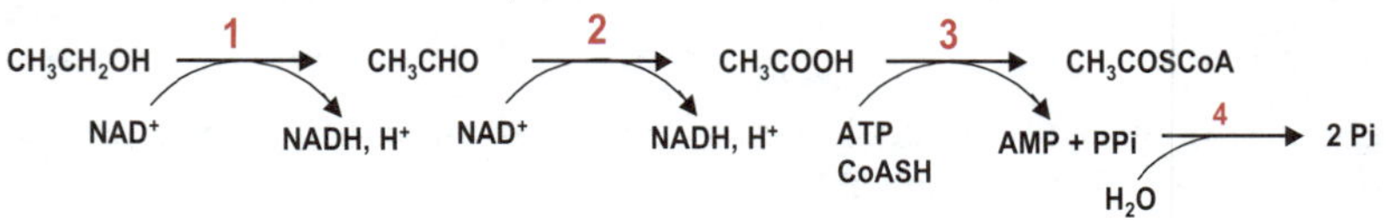

L'éthanol est transformé en acétaldéhyde par l'alcool déshydrogénase (1), puis l'action de l'acétaldéhyde déshydrogénase (2) aboutit à l'acide acétique, que l'on retrouve sous forme d'acétyl-CoA après l'intervention d'une acétate thiokinase (3) ; une pyrophosphatase (4) hydrolyse le pyrophosphate en deux molécules de phosphate inorganique.

En supposant que l'acétyl-CoA formé à partir de l'éthanol est totalement oxydé en CO_2 et H_2O par le cycle de l'acide citrique, calculer le nombre de moles d'ATP susceptibles d'être obtenues par l'oxydation complète de 10 g d'éthanol (masse d'alcool pur contenu dans 100 ml d'un vin à 12°). Évaluer la masse de glucides et de lipides dont l'oxydation complète est en mesure de fournir la même quantité d'énergie *in vivo*.

6.6 Le pH des lysosomes, comme celui des vacuoles, est généralement plus acide que celui du cytosol. L'accumulation de protons à l'intérieur de ces organites, délimités par une simple membrane, vient de l'activité d'ATPases de type V_1V_0 dont le fonctionnement s'apparente à celui des ATP synthases F_1F_0 : l'hydrolyse de l'ATP par les sous-unités situées dans le cytosol entraîne le mouvement du rotor membranaire et l'importation de protons dans l'organite. Trois molécules d'ATP sont nécessaires pour obtenir un tour complet de rotor et le transfert de six protons.

En retenant une valeur de 7,2 pour le pH cytosolique, calculer la plus faible valeur de pH, lysosomial ou vacuolaire, qui puisse être obtenue grâce au fonctionnement d'ATPases V_1V_0 ; dans un premier temps on ne tiendra pas compte du terme $\Delta\Psi_m$, puis on calculera de nouveau ce pH en prenant $\Delta\Psi_m$ = + 0,05 V (feuillet vacuolaire positif, feuillet cytosolique négatif) ; on retiendra la valeur de – 40 $kJ.mole^{-1}$ pour l'enthalpie libre d'hydrolyse de l'ATP en ADP + Pi *in vivo* à pH 7,2 (T = 310 K).

SOLUTIONS

6.1 a) Faux, il existe de nombreuses bactéries et archéobactéries qui effectuent des respirations anaérobies.

b) Faux, *cf.* respiration aérobie ou anaérobie de nombreux procaryotes, *cf. § 6.1 p. 153*).

c) Faux, les ATP synthases sont ancrées dans des membranes.

d) Vrai.

e) Faux, on assiste à l'accélération de la consommation d'oxygène, et donc du transfert d'électrons.

f) Vrai.

g) Faux, le cyanure, CN^- est un inhibiteur puissant de la cytochrome *c* oxydase (au même titre que CO, le monoxyde de carbone).

6.2 Dans la matrice mitochondriale le pyruvate est transformé en acétyl-CoA par le complexe de la pyruvate déshydrogénase (*fig. 5.9*), le malate en oxaloacétate par la malate déshydrogénase et ces deux produits sont condensés en citrate par la citrate synthase (*fig. 5.10*). Les concentrations de malate et de pyruvate sont suffisamment importantes pour saturer les enzymes dont ces molécules sont les substrats ; la production de citrate est garantie par le caractère irréversible de la réaction de condensation catalysée par la citrate synthase ; par ailleurs, le citrate produit, qui s'équilibre entre le milieu et les mitochondries, reste à une concentration trop faible pour que les autres enzymes du cycle contribuent à la production de coenzymes réduits ; le citrate représente donc pratiquement le produit final de ces trois réactions. Les deux premières enzymes produisent du NADH. L'indice de couplage (vitesse de l'état 3/vitesse de l'état 4) est voisin de 8. La concentration de l'ADP introduit est de 0,4 mM ; la diminution de concentration d'oxygène (le double de celle de dioxygène) étant égale à 0,172 mM, le rapport P/O s'établit à 2,33.

6.3 Indication : $\Delta_r G'^\circ = -nF\Delta E'^\circ$ (*cf MaxiFiches de Biochimie, Fiche 26*).

$$\Delta_r G'^\circ = -2 \times 96\,500 \times [0{,}82 - (-0{,}32)] = -220 \text{ kJ}$$

Si l'on considère que l'ATP est utilisé à l'extérieur de la mitochondrie, P/O = 2,31 (*§ 6.5 p. 189*), ce qui représente 2,31 × 40 = 93,3 kJ, pour un rendement de 42 %.

Si l'on considère que l'ATP est utilisé à l'intérieur de la mitochondrie, il est préférable de prendre la valeur 3 pour le rapport P/O, pour tenir compte de l'épargne des protons utilisés pour l'échange des nucléotides (*cf.* *§ 6.5 p. 189*) L'énergie de 3 ATP représente 120 kJ, et le rendement atteint 54,5 %.

6.4 En tenant compte des valeurs présentées dans le *tableau 6.3*, 1 g de glucose fournit 0,17 mole d'ATP et 1 g d'acide palmitique 0,39 mole, pour une énergie de – 6,8 et – 15,6 kJ respectivement. Ces valeurs ne représentent qu'environ – 40 % de l'énergie libérée par les combustions effectuées *in vitro*.

6.5 La formation de l'acétyl-CoA fournit 2 NADH, équivalents à 2 × 2,3 = 4,6 ATP, et consomme deux liaisons anhydride d'acide phosphorique, équivalentes à deux molécules d'ATP (*cf. activation des acides gras*, *§ 5.6*). Le cycle de l'acide citrique donne 9,3 molécules d'ATP pour chaque acétyl-CoA (*cf. tableau 6.3*) ; l'oxydation totale d'une mole d'éthanol est donc en mesure de fournir 4,6 – 2 + 9,3 = 11,9 moles d'ATP. La masse de l'éthanol étant de 46 Da, 10 g d'éthanol représentent 10/46 = 0,217 mole, pouvant donner naissance à 0,217 × 11,9 = 2,6 moles d'ATP. Compte tenu de cette estimation, un verre de vin à 12° donnerait la même énergie que ~ 16 g de glucides ou ~ 7 g de lipides (acide palmitique) ; toutefois, le métabolisme l'éthanol peut suivre également d'autres voies et en pratique son oxydation n'est jamais complète.

6.6 L'énergie libérée par l'hydrolyse d'une molécule d'ATP permet l'importation de deux protons dans l'organite (6/3 = 2). Donc, l'importation d'un proton à l'intérieur de l'organite est couplée à une variation d'enthalpie libre égale à – 40/2 = – 20 $kJ.mole^{-1}$. En négligeant la polarisation de la membrane, la force proton motrice créée ne dépend que du gradient de proton. Si l'on applique la formule 6.2 (pH_i = pH de l'intérieur de l'organite ; pH_m = pH du cytosol) on obtient une différence de pH de – 3,38, soit un pH à l'intérieur de l'organite égal à 7,2 – 3,38 = 3,82 ; le pH des lysosomes, inférieur à 5 peut effectivement descendre à ~ 4. Si l'on tient compte d'une valeur de $\Delta\Psi_m$ = + 0,05 V, on trouve pH_i = 7,2 – 2,56 = 4,64 ; la force proton motrice créée au niveau des membranes des vacuoles de plantes (tonoplastes) combine gradient de proton et polarisation membranaire (exemples : canne à sucre, hévéa).

CHAPITRE 7

Biosynthèses et mise en réserve de l'énergie

PLAN

OBJECTIFS

- Biosynthèse et mise en réserve des glucides et des acides gras.
- Comprendre la régulation concertée de la glycolyse et de la néoglucogenèse.

7.1 VUE D'ENSEMBLE DES VOIES DE BIOSYNTHÈSE

Les voies principales du catabolisme permettent aux organismes vivants de convertir l'énergie chimique en d'autres formes diverses (énergie mécanique, électrique, osmotique) pour assurer leurs fonctions vitales (déplacements, sécrétions, etc.) ; l'énergie chimique est également utilisée pour la synthèse des composants cellulaires, protéines, acides nucléiques, glucides et lipides.

Les étapes des voies de biosynthèse demeurent pratiquement les mêmes d'un organisme à l'autre. Cet aspect universel du métabolisme est illustré par le rôle central de l'acétyl-CoA, déjà évoqué dans le métabolisme énergétique. L'**acétyl-CoA**, précurseur des acides gras et des stérols, contribue également à la synthèse de certains aminoacides, et peut aussi servir de précurseur aux glucides chez les bactéries, les champignons, et chez certains végétaux lors de la germination. Les intermédiaires métaboliques de la transformation de l'acétyl-CoA en **glucides**, **lipides** ou aminoacides ne varient pas, quel que soit l'organisme considéré.

On ne note de réelles différences qu'au niveau de la structure et des propriétés des enzymes catalysant les réactions. Cette diversité est l'image même de la diversité des gènes et de la régulation de leur expression.

On doit également noter de réelles différences entre procaryotes et eucaryotes. Chez les premiers, les biosynthèses et les dégradations doivent être menées à bien dans une cellule dépourvue de compartiments cellulaires nettement délimités. À l'inverse, la présence d'organites cellulaires spécialisés autorise, chez les eucaryotes, une division des tâches entre les différents compartiments. Par exemple, la dégradation des acides gras se localise dans la matrice mitochondriale chez les animaux, alors que les réactions de biosynthèse ont lieu dans le cytoplasme. De même, la synthèse des acides nucléiques, ADN et ARN prend place exclusivement dans les compartiments renfermant un génome, comme le noyau, les mitochondries ou les chloroplastes.

7.2 BIOSYNTHÈSE DES GLUCIDES

Caractères généraux de la néoglucogenèse

Le terme **néoglucogenèse** (ou **gluconéogenèse**) désigne les processus métaboliques par lesquels le glucose peut être formé à partir d'intermédiaires métaboliques simples à trois atomes de carbone, comme le pyruvate ou le lactate, ou à quatre atomes de carbone, tel l'oxaloacétate. L'importance vitale de cette synthèse apparaît chez les animaux, pour lesquels les besoins cellulaires en glucose sont permanents. Chez l'homme, par exemple, le glucose est la source essentielle d'énergie du cerveau, qui en consomme environ 120 g par jour. En ajoutant les besoins des autres organes, la demande quotidienne de glucose s'élève environ à 250 g chez un individu sédentaire.

Le glucose est apporté directement par les glucides de l'alimentation (glycogène, amidon), ou indirectement par les protéines : le catabolisme de quelques acides aminés, appelés **acides aminés glucoformateurs**, comme l'**alanine**, l'**aspartate** ou le **glutamate**, conduit à la formation de pyruvate ou d'intermédiaires du cycle de l'acide citrique (oxaloacétate, α-cétoglutarate, succinyl-CoA). Si le régime alimentaire est appauvri en glucides, le catabolisme des protéines doit impérativement donner à l'organisme sa ration quotidienne de glucose ; ces protéines proviendront de l'alimentation ou bien, au cours d'un jeûne prolongé, de la dégradation de la masse musculaire de l'individu.

Le lactate, produit essentiellement par la glycolyse des muscles, est à l'origine d'une grande partie du glucose synthétisé par le foie grâce à la néoglucogenèse. Le recyclage du lactate musculaire sous forme de glucose par le foie est souvent appelé « **cycle des Cori** », en hommage à ses découvreurs, les biochimistes **Carl** et **Gertrude Cori**.

Réactions de la néoglucogenèse

On retrouve dans cette voie métabolique les intermédiaires de la glycolyse, mais ils se succèdent en ordre inverse.

Les réactions de la néoglucogenèse sont réalisées en majorité par les enzymes qui catalysent les réactions réversibles de la glycolyse. Seules trois réactions, différentes des réactions glycolytiques, appartiennent spécifiquement à la biosynthèse du glucose ; elles correspondent aux trois étapes irréversibles de la glycolyse : la phosphorylation du glucose (**hexokinase**), la phosphorylation du fructose-6-phosphate (**phosphofructokinase-1**) et la formation du pyruvate (**pyruvate kinase**). Le déroulement de ces réactions glycolytiques est favorisé par une baisse importante de l'enthalpie libre ; les réactions inverses, nettement défavorisées, constituent autant de barrières énergétiques pour la synthèse du glucose. De fait, la néoglucogenèse utilise des chemins différents, capables de contourner ces obstacles thermodynamiques (*fig. 7.1*).

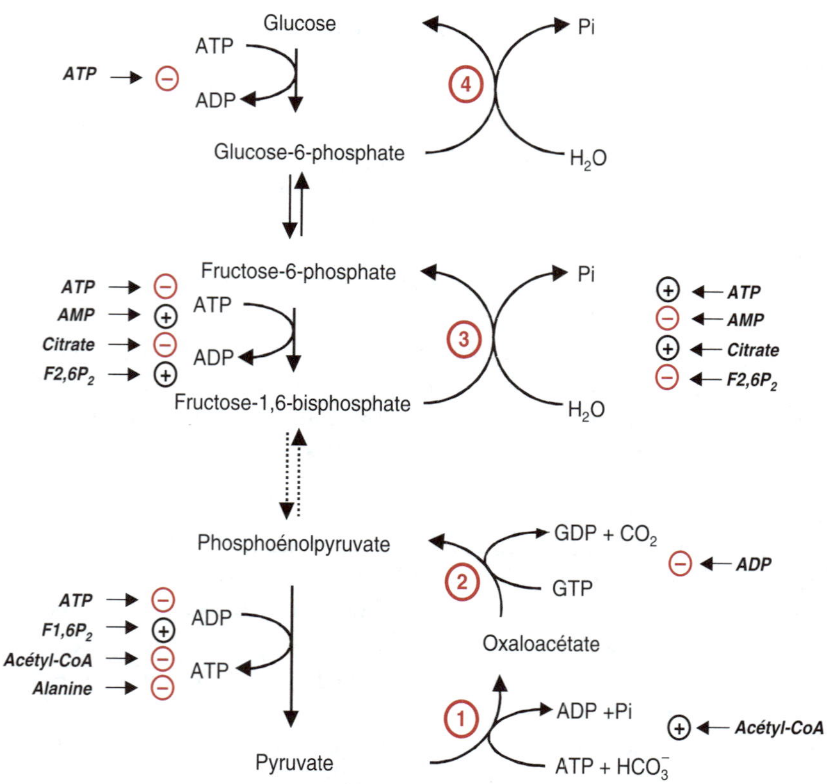

Figure 7.1 Étapes spécifiques de la **néoglucogenèse**.
1 : **pyruvate carboxylase** ; 2 : **phosphoénolpyruvate carboxykinase** ; 3 : **fructose-1,6-bisphosphatase** (FBP1) ; 4 : **glucose-6-phosphatase**. La figure mentionne également les molécules exerçant une régulation métabolique sur les enzymes spécifiques de la néoglucogenèse, en regard de la régulation des enzymes correspondantes de la glycolyse.

Dans la glycolyse, une hexokinase catalyse la phosphorylation du glucose ; dans la néoglucogenèse, une phosphatase, la **glucose-6-phosphatase** catalyse la réaction inverse :

$$\text{Glucose-6-phosphate} + H_2O \rightarrow \text{Glucose} + \text{Pi}$$

$$\Delta_r G'^{\circ} = -\ 12\ \text{kJ.mol}^{-1}$$

La **phosphofructokinase-1** (PFK-1) assure dans la glycolyse la formation du fructose-1,6-bisphosphate ; la **fructose-1,6-bisphosphatase-1** (FBP-1) catalyse la formation du fructose-6-phosphate dans la néoglucogenèse :

$$\text{Fructose-1,6-bisphosphate} + H_2O \rightarrow \text{Fructose-6-phosphate} + \text{Pi}$$

$$\Delta_r G'^{\circ} = -\ 16\ \text{kJ.mol}^{-1}$$

Dans la glycolyse, la **pyruvate kinase** catalyse la formation du pyruvate à partir du **phosphoénolpyruvate** (PEP) et récupère de l'énergie sous la forme d'une molécule d'ATP. Cette étape irréversible est contournée par la combinaison de deux réactions distinctes. Dans un premier temps, le pyruvate est transformé en oxaloacétate par la **pyruvate carboxylase** :

$$CH_3\text{-CO-COO}^- + \text{ATP} + HCO_3^- \rightarrow {}^-\text{OOC-}CH_2\text{-CO-COO}^- + \text{ADP} + \text{Pi}$$

Pyruvate *Oxaloacétate*

Puis l'**oxaloacétate** est transformé en phosphoénolpyruvate par la **PEP carboxykinase** :

$${}^-\text{OOC-}CH_2\text{-CO-COO}^- + \text{GTP} \rightarrow CH_2\text{=C(-O-}PO_3H^-\text{)-COO}^- + CO_2 + \text{GDP}$$

Oxaloacétate *Phosphoénolpyruvate*

La somme de ces deux réactions fait apparaître un bilan proche de l'équilibre thermodynamique ($\Delta_r G'^{\circ} = -3$ kJ.mol^{-1}) :

$$\text{Pyruvate} + \text{ATP} + \text{GTP} + HCO_3^- \rightarrow \text{PEP} + \text{ADP} + \text{GDP} + \text{Pi} + CO_2$$

Cette réaction globale permet de former le PEP au prix de deux liaisons riches en énergie, l'équivalent de deux molécules d'ATP ; c'est l'investissement énergétique principal de la néoglucogenèse.

À l'instar de la glycolyse, on peut diviser la néoglucogenèse en deux parties : dans un premier temps, la **formation des trioses phosphate** est rendue possible par l'investissement d'énergie ; par la suite, la **formation du glucose** est effectuée sans investissement supplémentaire (ni récupération) d'énergie. Dans le but de donner une idée du coût énergétique de cette voie métabolique, nous pouvons imaginer la formation du glucose à partir de l'acide lactique. Ce dernier est transformé en acide pyruvique par une **lactate déshydrogénase**, réaction qui produit une molécule de NADH :

$$\text{Lactate} + NAD^+ \rightarrow \text{Pyruvate} + NADH + H^+$$

Il faut ensuite dépenser deux molécules d'ATP pour former le PEP, et une troisième pour l'acide 1,3-bisphosphoglycérique, au niveau de la **phosphoglycérate kinase**. La molécule de NADH produite par la lactate déshydrogénase trouve sa réoxydation au cours de la formation du **glycéraldéhyde-3-phosphate**. Une fois cette dernière molécule synthétisée, la triose phosphate isomérase et l'aldolase conduisent au **fructose-l,6-bisphosphate**, et ce dernier conduit au glucose sans investissement supplémentaire d'énergie (*fig. 7.1*). On peut alors écrire le bilan de la synthèse du glucose à partir de l'acide lactique :

$$\underset{\textit{Acide lactique}}{2CH_3\text{-}CHOH\text{-}COOH} + 6ATP \rightarrow \underset{\textit{Glucose}}{C_6H_{12}O_6} + 6ADP + 6Pi$$

Si l'on admet que, dans les conditions physiologiques, l'hydrolyse d'une liaison riche en énergie de l'ATP libère 40 $kJ.mol^{-1}$, la synthèse de glucose à partir de l'acide lactique coûte 240 $kJ.mol^{-1}$, ce qui compense la différence d'enthalpie libre de + 217 kJ entre l'acide lactique (deux molécules) et le glucose ; si l'on prend ces valeurs en compte, la variation d'enthalpie libre qui accompagne la synthèse du glucose par la voie de la néoglucogenèse est effectivement négative et se chiffre à $217 - 240 = -23$ $kJ.mol^{-1}$.

Régulation de la néoglucogenèse

La régulation de la néoglucogenèse illustre les principes généraux aux termes desquels, par exemple, les produits finaux inhibent les étapes irréversibles et spécifiques qui jalonnent les voies métaboliques. Ainsi, la glycolyse et la néoglucogenèse sont-elles soumises à des contrôles que l'on peut qualifier de **régulations antisymétriques** : les activateurs de la glycolyse inhibent la néoglucogenèse, et vice-versa (*fig. 7.1*) ; ce principe se vérifie de la manière la plus frappante au niveau de la FBP-1.

On comprendra facilement que la régulation métabolique se révèle particulièrement utile dans les organes où coexistent en permanence les enzymes spécifiques de la glycolyse et celles de la néoglucogenèse ; cette situation se rencontre principalement dans le foie, mais également dans le rein. Le fonctionnement simultané de la glycolyse et de la néoglucogenèse amènerait la mise en place de cycles métaboliques qui se résumeraient à la dépense pure et simple d'énergie (cycles dénommés « **cycles futiles** »). Prenons comme exemple les réactions catalysées par la phosphofructokinase-1 (PFK-1) et la fructose

1,6 bisphosphatase-1 (FBP-1) dont la somme revient à l'hydrolyse de l'ATP :

PFK-1 :	F6P	+ ATP →	F-1,6-P_2	+ ADP
FBP-1 :	F-1,6-P_2	+ H_2O →	F6P	+ Pi
Bilan :	ATP	+ H_2O →	ADP	+ Pi

La régulation métabolique de ces deux enzymes prémunit la cellule contre l'établissement du cycle futile : les inhibiteurs de la PFK-1 se révèlent activer la FBP-1, et vice-versa. En outre, ce mode de régulation permet d'orienter le métabolisme hépatique soit vers la formation du glucose, soit vers son assimilation.

Le **fructose-2,6-bisphosphate** (F-2,6-P_2) constitue le régulateur le plus efficace. Ce métabolite active fortement la PFK-1 et exerce une puissante inhibition de la FBP-1. La concentration cellulaire du F-2,6-P_2 dépend des activités kinase ou phosphatase de la **phosphofructo-kinase-2/fructose-2,6-bisphosphatase** (PFK-2/FBP-2). Cette enzyme bifonctionnelle (*fig. 7.2*) exhibe l'une ou l'autre des deux activités catalytiques selon qu'elle existe à l'état non phosphorylé (kinase active, phosphatase inactive) ou à l'état phosphorylé (kinase inactive, phosphatase active). La phosphorylation de la PFK-2/FBP-2 est exercée par la protéine kinase A, enzyme dépendant du **glucagon**, et sa déphosphorylation est assurée par une activité protéine phosphatase contrôlée par l'**insuline**. Ces deux hormones modifient la concentration du **fructose-2,6-bisphosphate**, et contrôlent le basculement du métabolisme hépatique soit vers la synthèse du glucose par la néoglucogenèse (sous l'influence du glucagon, hormone hyperglycémiante), soit vers son catabolisme par la glycolyse (sous l'influence de l'insuline, hormone hypoglycémiante).

Synthèse du glycogène

Bien que la réaction catalysée par la **glycogène phosphorylase** soit réversible, la synthèse du glycogène n'est pas l'inverse de l'étape de mobilisation des unités de glucose ; cette synthèse nécessite l'activation du glucose sous la forme d'**uridine diphosphate glucose** (**UDP-Glc**), molécule synthétisée par l'**UDP-Glc pyrophosphorylase** à partir du glucose-1-phosphate :

Glucose-1-phosphate + UTP → UDP-Glc + Pyrophosphate

L'équilibre de cette réaction est déplacé vers la formation d'UDP-Glc car le pyrophosphate est rapidement hydrolysé en deux molécules de phosphate par les pyrophosphatases.

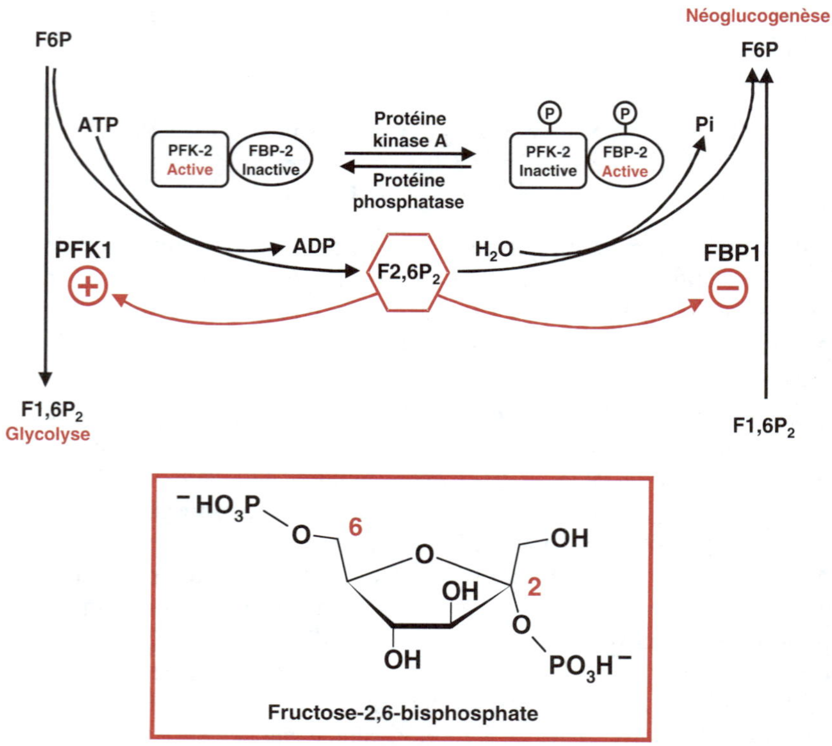

Figure 7.2 Régulation de la **PFK-1** et de la **FBP-1** par le fructose 2,6-bisphosphate, produit de l'enzyme bifonctionnelle **PFK-2/FBP-2**.

L'enzyme bifonctionnelle est soumise à une régulation par un mécanisme de phosphorylation/déphosphorylation. Dans le foie, la **protéine kinase A**, responsable de la phosphorylation de la PFK-2/FBP-2, est activée par un mécanisme sous contrôle du **glucagon**, alors que la déphosphorylation de l'enzyme bifonctionnelle phosphorylée est induite par une augmentation de la concentration d'**insuline**.

L'UDP-Glc est le substrat de la glycogène synthase, enzyme dont le fonctionnement nécessite une amorce présentant une fonction alcool libre en position 4 :

$$(\text{Glucose})_n + \text{UDP-Glc} \rightarrow (\text{Glucose})_{n+1} + \text{UDP}$$

La glycogène synthase est une enzyme effectuant l'élongation de chaînes $\alpha(1 \rightarrow 4)$, mais cette enzyme est incapable d'initier la synthèse du glycogène ou de lier une unité glucose à une fonction alcool primaire en 6 (branchement).

Une protéine spécifique, la **glycogénine**, est responsable de l'initiation ; une molécule de glucose se lie spontanément par liaison glycosidique à un résidu tyrosine de la glycogénine, et cette enzyme est en outre capable d'y adjoindre 7 unités supplémentaires de glucose en liaison α(1 →°4) à partir d'UDPGlc. L'élongation est alors poursuivie par la glycogène synthase ; chaque particule de glycogène contient donc une molécule de glycogénine qui, de fait, masque l'extrémité réductrice du polyoside.

Une **transglycosylase**, appelée également « **enzyme branchante** », est responsable des ramifications en α(1 → 6). Cette enzyme prélève un oligoside de 7 unités glucose sur une chaîne α(1 → 4) et le transfère sur le groupement C6-OH d'une unité glucose située à environ 10 unités (4 au minimum) d'un autre branchement.

En règle générale, les polyosides sont synthétisés à partir de sucres nucléotides dont la constitution est semblable à celle de l'UDPGlc. Par exemple, le sucre nucléotide utilisé pour la synthèse de l'amidon est l'adénosine diphosphate glucose (ADPGlc).

Régulation de la synthèse du glycogène

La **glycogène synthase** est une enzyme tétramérique constituée de quatre sous-unités identiques. L'enzyme existe sous deux formes, la **glycogène synthase a**, ou forme active et la **glycogène synthase b**, ou forme phosphorylée d'activité réduite, produit de la phosphorylation de la forme « a » au niveau de plusieurs résidus sérine. La forme b voit son activité augmenter en présence de fortes concentrations de glucose-6-phosphate qui agit comme activateur allostérique.

Plusieurs enzymes assurent la phosphorylation de la glycogène synthase. La plus active d'entre elles n'est autre que la **phosphorylase kinase** également responsable de la phosphorylation (et de l'activation) de la phosphorylase b ; d'autres enzymes, comme la **protéine kinase A**, la **glycogène synthase kinase 3**, participent à la phosphorylation (et à l'inactivation) de la glycogène synthase. Le retour à la forme active est obtenu par l'action de la **protéine phosphatase 1**. On notera que l'action de cette phosphatase et celle des kinases ont des **effets opposés** sur les activités de la glycogène synthase et de la phosphorylase. La coordination de ces effets est assurée au niveau hormonal, par exemple dans le foie par le glucagon et l'insuline (*fig. 7.3*) ; cette régulation contribue à l'**homéostasie du glucose** et en particulier au contrôle de la **glycémie**.

Cycle de l'acide glyoxylique

Au cours de la germination, les graines des plantes vertes utilisent leurs réserves pour développer les premières structures de la plantule. Une fois celles-ci mises en place, la photosynthèse satisfait aux besoins énergétiques de l'organisme. Dès le démarrage de la germination, la

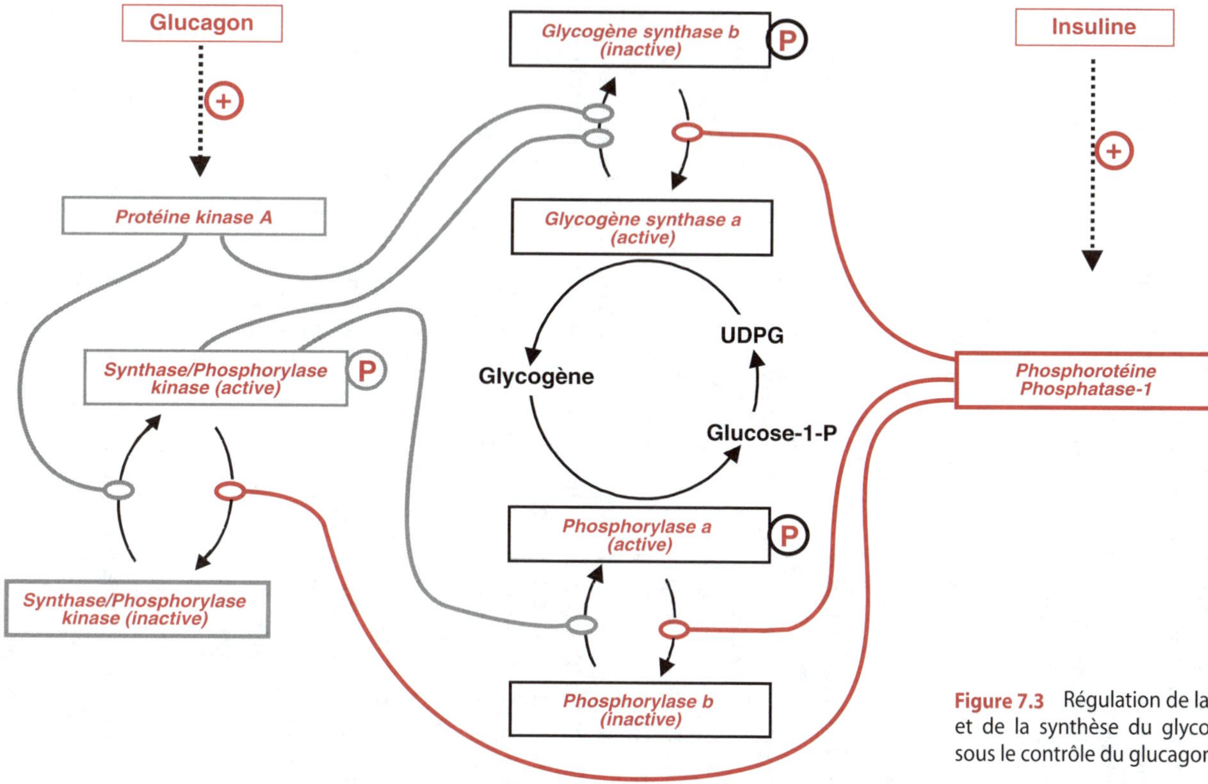

Figure 7.3 Régulation de la **phosphorolyse** et de la synthèse du glycogène hépatique sous le contrôle du glucagon et de l'insuline.

Le glucagon et l'insuline jouent des rôles opposés : en activant des protéines kinase, le glucagon induit la phosphorolyse et inhibe la synthèse du glycogène ; à l'inverse, en activant la protéine phosphatase-1, l'insuline inhibe la phosphorolyse et favorise la synthèse du glycogène.

graine a besoin de glucides, ne serait-ce que pour former la cellulose. Si, comme chez les céréales, les réserves carbonées sont constituées d'amidon, la plantule utilise les unités de glucose libérées par une phosphorylase. Le problème se pose d'une manière différente pour les graines d'oléagineux qui doivent synthétiser les glucides à partir de réserves constituées de triglycérides (huiles ou graisses).

Au cours de la germination, les lipases des oléagineux hydrolysent les triglycérides et fournissent des acides gras libres :

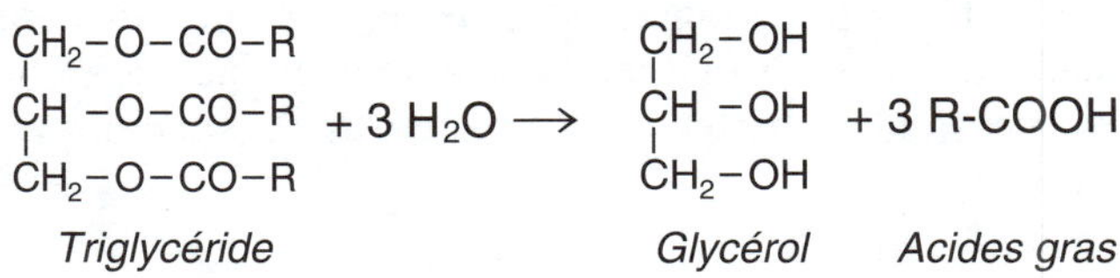

Les acides gras libérés par les lipases sont transformés en **acétyl-CoA** par la β-oxydation et servent alors de précurseurs aux glucides, par l'intermédiaire du **cycle de l'acide glyoxylique**. Ce cycle, qui se déroule dans des organites spécialisés, les **glyoxysomes**, permet la formation de succinate à partir de deux molécules d'acétyl-CoA.

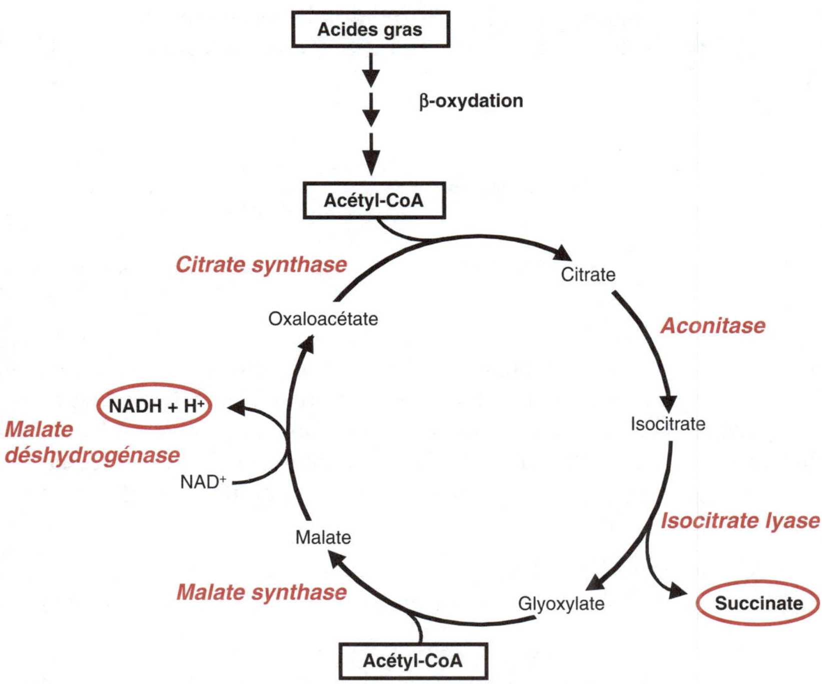

Figure 7.4 Représentation schématique des étapes du **cycle de l'acide glyoxylique**.

Le cycle de l'**acide glyoxylique** fait intervenir des intermédiaires déjà rencontrés dans le cycle de l'acide citrique, les acides citrique, isocitrique, malique et oxaloacétique (*fig. 7.4*). Les activités enzymatiques qui conduisent à ces molécules sont également comparables à celles déjà rencontrées dans le cycle de l'acide citrique : **citrate synthase**, pour la condensation de l'oxaloacétate et de l'acétyl-CoA, **aconitase** pour l'isomérisation de l'acide citrique en acide isocitrique, **malate déshydrogénase** pour la régénération de l'oxaloacétate en fin de cycle. Deux enzymes particulières caractérisent le cycle de l'**acide glyoxylique** ; il s'agit de l'**isocitrate lyase** et de la **malate synthase**. La première enzyme, l'**isocitrate lyase** scinde l'acide isocitrique, sans l'intervention de molécule d'eau, en acide succinique et en acide glyoxylique :

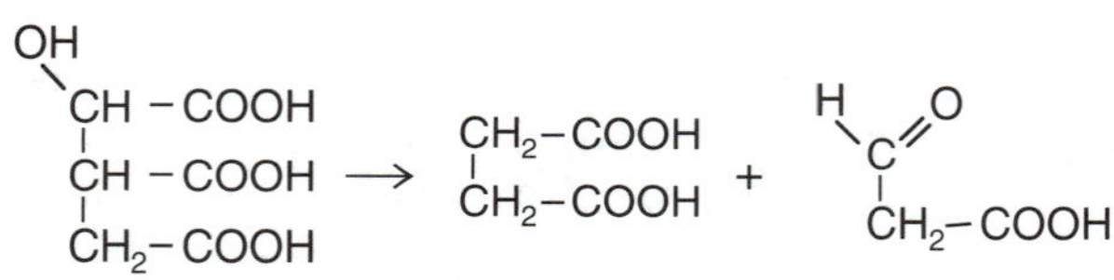

Acide isocitrique *Acide succinique* *Acide glyoxylique*

La malate synthase catalyse la formation d'une molécule d'acide malique à partir de l'acide glyoxylique et d'une molécule d'acétyl-CoA :

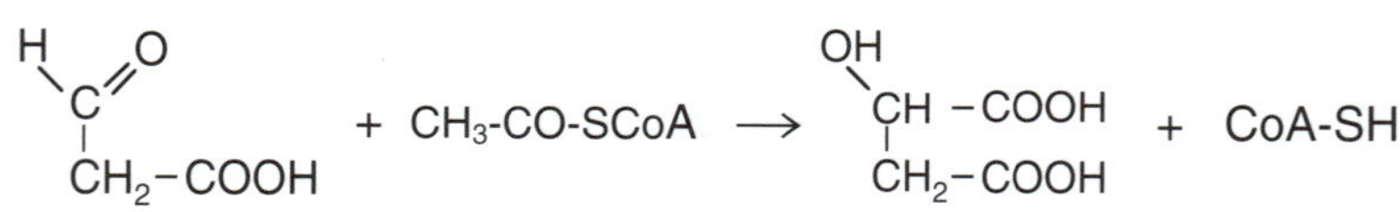

Acide glyoxylique *Acétyl-CoA* *Acide malique* *Coenzyme A*

Le cycle de l'acide glyoxylique est en somme comparable à un cycle de l'acide citrique dans lequel on aurait éliminé les réactions de décarboxylation (**isocitrate déshydrogénase** et **α-cétoglutarate déshydrogénase**) et ajouté la condensation d'une deuxième molécule d'acétyl-CoA. Après un cycle de réactions, on retrouve une molécule d'oxaloacétate, et le bilan fait apparaître la formation d'une molécule de **succinate** :

$$2 \text{ Acétyl-CoA} + NAD^+ + 2\, H_2O \rightarrow \text{Succinate} + NADH + H^+ + 2 \text{ CoA-SH}$$

Le succinate peut ensuite, au sein des mitochondries, se transformer en oxaloacétate, lequel se retrouve éventuellement sous forme de glucose par le jeu de la **néoglucogenèse**. Ainsi, le cycle de l'acide glyoxylique permet aux graines d'oléagineux de synthétiser des glucides à partir de précurseurs lipidiques durant les premiers stades du développement de la plante. Le cycle glyoxylique est également opérationnel chez les micro-organismes dont la source de carbone est constituée d'acétate, d'acides gras, ou même d'alcanes, telles certaines levures du genre *Candida* qui peuvent assimiler en aérobiose les chaînes d'hydrocarbures saturés.

Les animaux, chez qui les enzymes spécifiques du cycle glyoxylique sont absentes, sont incapables de convertir leurs réserves lipidiques en glucides.

7.3 BIOSYNTHÈSE DES ACIDES GRAS

Caractères généraux de la synthèse des acides gras

La synthèse des **acides gras** est exemplaire par le fait qu'elle débute par l'acétyl-CoA, point final de la **β-oxydation**, et qu'elle aboutit à la formation de chaînes d'acyl-CoA, point de départ de la β-oxydation. Autre point commun entre biosynthèse et dégradation des acides gras, on retrouve, en ordre inversé, les mêmes intermédiaires, **3-cétoacyl-CoA**, **3-hydroxyacyl-CoA**, ***trans*-2-3-énoyl-CoA**. Si le catabolisme des acides gras met en œuvre des étapes d'oxydation, la biosynthèse utilise des étapes de réduction, symétriques des premières.

Ces similitudes s'arrêtent là, car la voie de biosynthèse utilise un précurseur totalement étranger à la voie de dégradation, le **malonyl-CoA**, une molécule formée par la carboxylation de l'acétyl-CoA : la formation et l'utilisation de ce précurseur donnent à la voie de biosynthèse son **caractère irréversible**.

D'autres éléments distinguent nettement la voie de dégradation de la voie de biosynthèse. Les enzymes responsables de la biosynthèse sont différentes des enzymes responsables de la dégradation des acides gras. De même, alors que la **β-oxydation** utilise comme oxydants le NAD^+ et le FAD, les étapes de réduction au cours de la biosynthèse utilisent exclusivement le NADPH comme co-substrat.

Autre différence, si l'hydroxyacyl obtenu lors de la dégradation est de configuration L, il se révèle de configuration D lorsqu'il est formé lors de la biosynthèse. Les deux voies métaboliques ont également des localisations différentes lors de la biosynthèse. Chez les animaux, la biosynthèse des acides gras se déroule dans le cytoplasme, alors que la dégradation est localisée dans la matrice des mitochondries. Les végétaux se distinguent des autres eucaryotes car la synthèse des acides gras se déroule dans les chloroplastes. De fait, puisque les réactions de réduction rencontrées au cours de la synthèse utilisent des molécules de NADPH, il n'est pas surprenant de constater que les compartiments où s'effectue la synthèse sont, dans tous les cas, ceux où la production d'équivalents réducteurs est la plus intense : le cytoplasme des cellules animales, où se déroule la voie des pentoses phosphate, et les **chloroplastes** des cellules végétales, où le pouvoir réducteur est engendré par les réactions de la photosynthèse.

Formation du malonyl-CoA

La synthèse de cette molécule est assurée par l'**acétyl-CoA carboxylase**, enzyme dont le groupement prosthétique est la **biotine**, et qui utilise le **bicarbonate** comme deuxième substrat :

$$CH_3\text{-CO-SCoA} + HCO_3^- + ATP \rightarrow {}^-OOC\text{-}CH_2\text{-CO-SCoA} + ADP + Pi + H^+$$

Acétyl-CoA *Malonyl-CoA*

La réaction s'effectue en deux étapes (*fig. 7.5*). Dans un premier temps, la biotine est carboxylée, avec l'hydrolyse d'une liaison riche en énergie. Puis, le groupement carboxyle fixé sur la biotine est transféré sur le groupement méthyle de l'acétyl-CoA. Le déroulement de cette réaction est comparable à celui de la carboxylation du pyruvate par la **pyruvate carboxylase**.

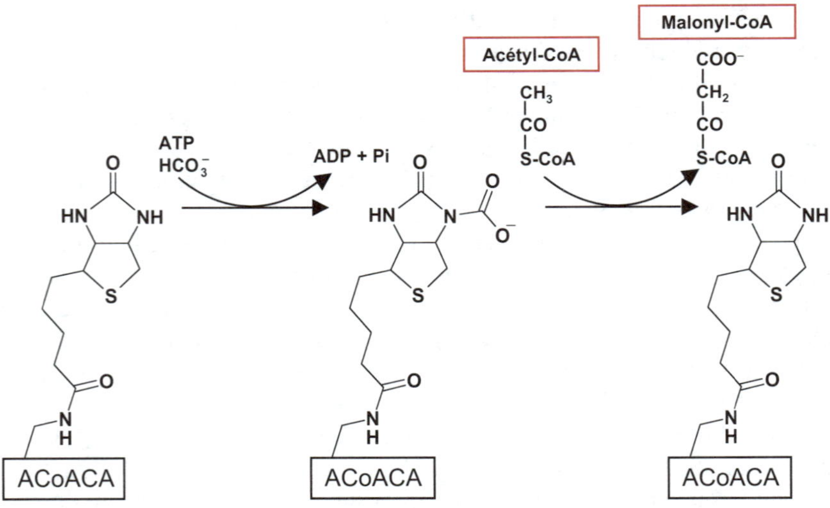

Figure 7.5 Représentation schématique du mécanisme de l'**acétyl-CoA carboxylase** (ACoACA), enzyme responsable de la formation du **malonyl-CoA**.

Les enzymes et les réactions de la synthèse des acides gras

La synthèse des acides gras procède de l'intervention séquentielle de sept activités enzymatiques différentes (*tableau 7.1*). Chez les mammifères ces activités sont portées par une chaîne polypeptidique d'environ

TABLEAU 7.1 ÉTAPES DE LA BIOSYNTHÈSE DES ACIDES GRAS PAR L'ACIDE GRAS SYNTHASE CHEZ LES ANIMAUX.

Étape	Réaction	Activité enzymatique	Abréviation
1a	Acétyl-S-CoA + HS-**ACP** → Acétyl-S-**ACP** + CoASH	Acétyl/malonyl-CoA transacylase	**AT/MT**
1b	Acétyl-S-**ACP** + HS-**KS** → Acétyl-S-**KS** + HS-**ACP**	Acétyl/malonyl-CoA transacylase	**AT/MT**
2	Malonyl-S-CoA + HS-**ACP** → Malonyl-S-**ACP** + CoASH	Acétyl/malonyl-CoA transacylase	**AT/MT**
3	Acyl$_{(n)}$-S-**KS** + Malonyl-S-**ACP** → HS-**KS** + 3-Cétoacyl$_{(n+2)}$-S-**ACP**+ CO_2	Enzyme de condensation	**KS**
4	3-Cétoacyl-S-**ACP** + NADPH + H^+ → 3-Hydroxyacyl-S-**ACP** + $NADP^+$	3-Cétoacyl-ACP réductase	**KR**
5	3-Hydroxyacyl-S-**ACP** → Trans-2,3-énoyl-S-**ACP** + H_2O	3-Hydroxyacyl-ACP déshydratase	**DH**
6	Trans-2,3-énoyl-S-**ACP** + NADPH + H^+ → Acyl-S-**ACP** + $NADP^+$	Trans-2,3-énoyl-ACP réductase	**ER**
7	Acyl$_{(n)}$-S-**ACP** + HS-**KS** → HS-**ACP** + Acyl$_{(n)}$-S-**KS**	Acétyl/malonyl-CoA transacylase	**AT/MT**
8	Palmityl-S-**ACP** + H_2O → Acide palmitique + HS-**ACP**	Thioestérase	**TE**

270 kDa qui se dimérise pour donner l'acide gras synthase (**FAS I**, pour « type I Fatty Acid Synthase »). Les bactéries effectuent les mêmes réactions à l'aide d'enzymes dissociées, codées chacune par un gène particulier, dont la collection représente le système de synthèse des acides gras de type II (« type II FAS system ») (*fig. 7.6*). Des systèmes similaires aux systèmes bactériens existent également dans les mitochondries et dans les chloroplasres. L'acteur central de ce système est une petite protéine (9 kDa), l'ACP (pour « Acyl Carrier Protein ») dont le groupement prosthétique, porteur d'une fonction –SH essentielle, est constitué d'une molécule de **phosphopantéthéine**, molécule retrouvée dans le coenzyme A (*fig. 7.7*) ; à la différence du **coenzyme A**, l'**acide pantothénique** de l'**ACP** se trouve fixé au groupement alcool d'une chaîne latérale de **sérine** par une liaison phosphodiester (Ser36 chez *E. coli*, Ser2151 dans l'enzyme humaine). Les acides gras synthases de type I contiennent un domaine « **ACP** » qui joue le même rôle que l'ACP des bactéries ; ce domaine possède également une molécule de **phosphopantéthéine** en liaison phosphodiester avec une chaîne latérale de sérine.

Abstraction faite de l'organisation spatiale des deux systèmes de synthèse des acides gras, leur fonctionnement, très semblable, repose essentiellement sur l'élongation de la chaîne aliphatique liée par fonction thioester à l'**ACP** (ou au domaine ACP, dans le cas de la **FAS I**). L'étape de condensation (**réaction de Claisen**) qui conduit au **3-cétoacyl-ACP** fait intervenir la décarboxylation du groupe malonyl, suivie de la formation d'un carbanion dont l'attaque de l'acétyl au niveau du carbonyle conduit à la formation

Figure 7.6 Acide gras synthases de type I (mammifères) et II (bactéries).

A : chez les mammifères, l'acide gras synthase est un homodimère de symétrie rotationnelle globale d'ordre 2. Le repliement de chaque sous-unité de 270 kDa (~2 500 résidus) donne naissance aux six domaines catalytiques correspondant aux six activités enzymatiques mentionnées dans le *tableau 7.1*, plus un septième domaine homologue à l'**ACP** bactérienne, qui porte la **phosphopantéthéine** (*Ppt*). Ces domaines apparaissent dans l'ordre suivant, du premier (N) au dernier (C) résidu d'une chaîne : N-KS-AT/MT-DH-KR-ER-ACP-TE-C. Chacun des domaines DH et ER est constitué de deux sous-domaines. Le repliement de la chaîne polypeptidique engendre aussi des domaines non catalytiques (en gris). En gris également, figurent des sections dépourvues de structure périodique, ou bien particulièrement flexibles (le « pivot central » entre les deux domaines KS et les deux domaines DH) ou sans conformation définie et continuellement en mouvement (même au sein de l'enzyme cristallisée) : jonctions des domaines KR, ACP et TE. **Les deux domaines ACP et les deux domaines TE sont donc extrêmement mobiles** ; pour cette raison, l'ACP entre facilement en contact avec les différents sites actifs (en blanc), ce qui est facilité par des **mouvements de torsion et de bascule au niveau du pivot central** (doubles flèches rouges).

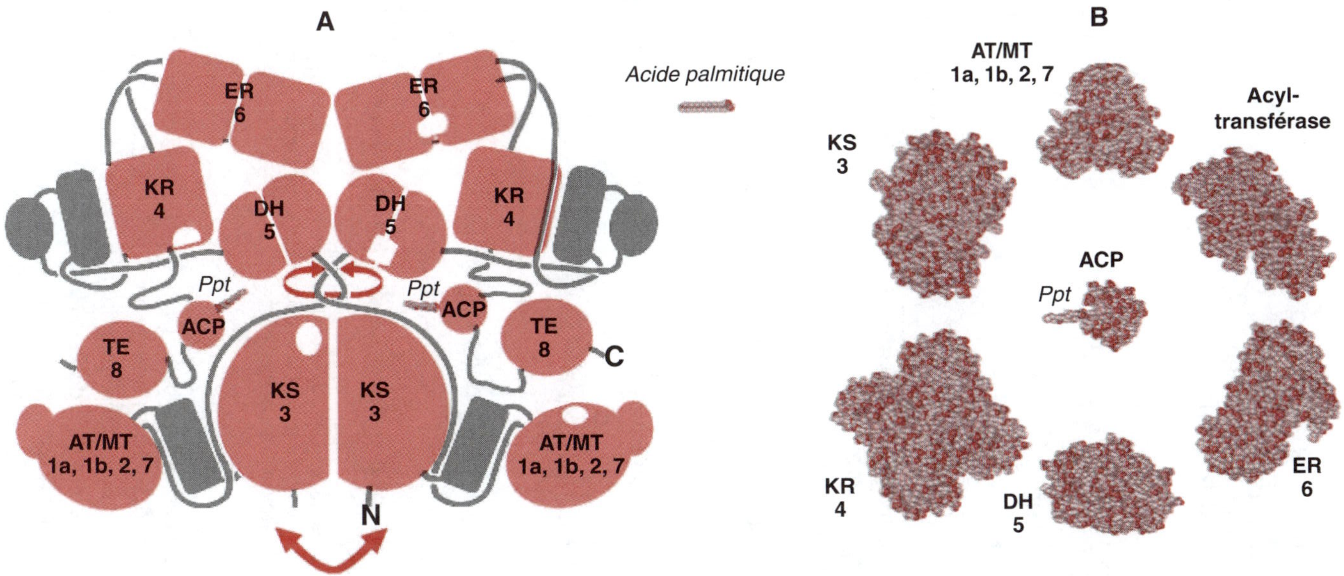

B : chez les bactéries, la synthèse des acides gras est assurée par six enzymes distinctes, plus l'ACP sur laquelle est greffée la **phosphopantéthéine** ; l'ACP chargée de la chaîne d'acide gras en formation fait la navette entre les différentes enzymes. Chez les bactéries, les chaînes d'acides gras sont incorporées directement dans les glycérophospholipides membranaires ; aussi, la thioestérase des animaux est ici remplacée par une acyltransférase.

Les chaînes de **phosphopantéthéine** et d'**acide palmitique**, chacune d'une longueur voisine de 2 nm, sont représentées à l'échelle des protéines. Les initiales et les numéros se réfèrent aux activités enzymatiques mentionnées dans le *tableau 7.1* et la *fig. 7.9*.

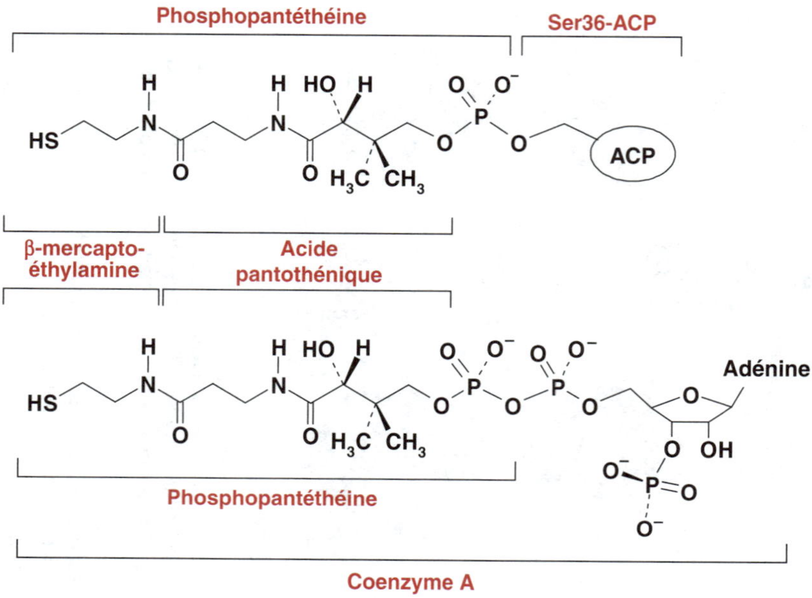

Figure 7.7 Comparaison de la **phosphopantéthéine** greffée sur l'**ACP** avec le coenzyme A.

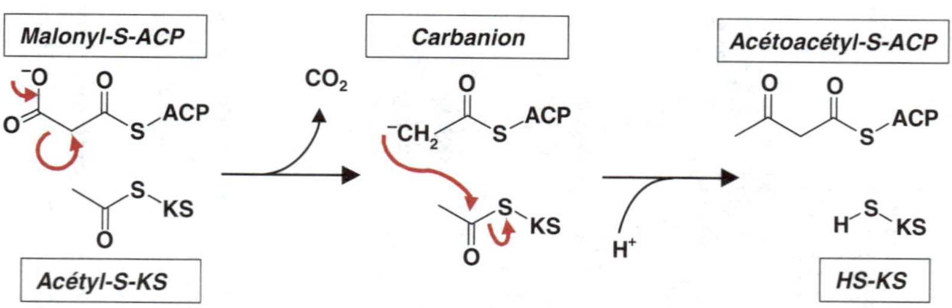

Figure 7.8 Mécanisme de la condensation du **malonyl-CoA** avec l'**acétyl-CoA** (condensation de **Claisen**).

Dans un premier temps, la décarboxylation du malonyl-CoA donne un carbanion qui, au cours de la deuxième étape exerce une attaque nucléophile sur le carbonyle de l'acétyl-CoA pour donner finalement l'acétoacétyl-CoA.

d'une nouvelle liaison carbone-carbone (*fig. 7.8*). La réduction de la fonction cétone en β se déroule en trois étapes (réduction, déshydratation, réduction) avant l'entrée dans un nouveau cycle réactionnel et l'addition d'une nouvelle unité de deux carbones. La formation d'une chaîne à 16 carbones requiert sept cycles, à la suite de quoi l'intervention de l'activité **thioestérase** libère l'acide palmitique (*fig. 7.9*).

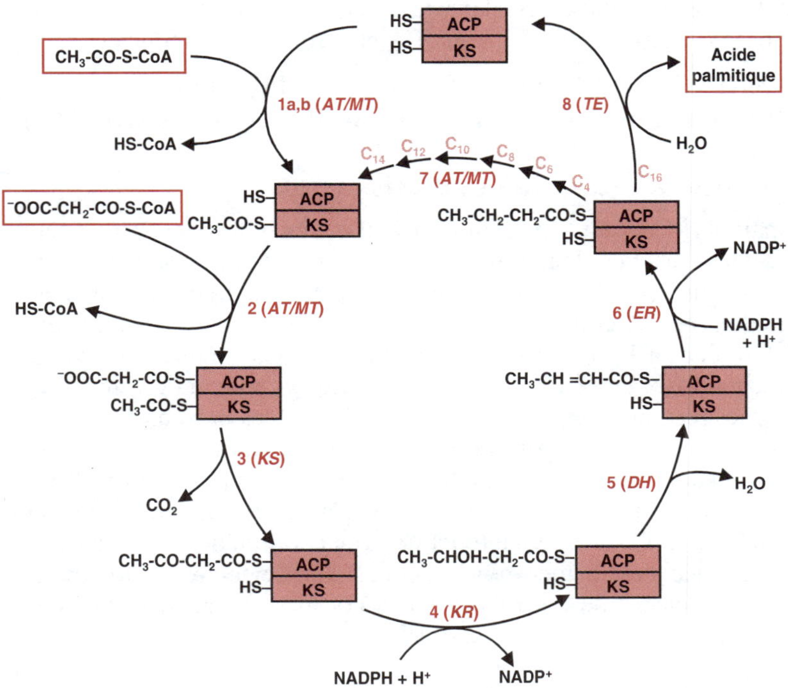

Figure 7.9 Synthèse des chaînes d'acide gras : exemple de l'acide palmitique.

La figure symbolise les étapes permettant la formation d'une chaîne saturée en C_4 (**butyryl**) par l'acide gras synthase de mammifère. Seuls sont mentionnés les groupes thiol du site actif de l'enzyme de condensation (KS) et de la **phosphopantéthéine** (**ACP**). Le cycle permettant l'addition de deux carbones à chaque tour se répète jusqu'à l'obtention d'une chaîne saturée en C_{16} (palmityl) après quoi l'activité **thioestérase** libère l'acide palmitique. Les numéros et les initiales correspondent aux réactions du *tableau 7.1*. Au terme de cette synthèse, l'acide gras synthase aura catalysé non moins de 51 étapes individuelles ; il va sans dire que cette coordination nécessite, de la part de la chaîne polypeptidique, de **nombreux changements de conformation** et surtout une très grande flexibilité.

Le bilan d'un cycle réactionnel fait apparaître l'intervention de deux molécules de **NADPH** ; par exemple, le passage de l'acétyl (C_2) au **butyryl** (C_4) :

Acétyl- + Malonyl- + 2 NADPH + 3 H^+ → Butyryl- + CO_2 + 2 $NADP^+$ + H_2O

La formation d'une molécule de palmityl-CoA (C_{16}) requiert 7 **malonyl-CoA** et 14 **NADPH** ; le bilan de cette synthèse peut alors s'écrire :

CH_3-CO-SCoA + 7 $^-OOC-CH_2$-CO-SCoA + 14 NADPH + 21 H^+

→ $C_{15}H_{31}$-CO-SCoA + 14 $NADP^+$ +7 CoA-SH + 7 CO_2 + 7 H_2O

Si l'on prend en compte la formation du **malonyl-CoA**, le bilan de la formation d'une molécule de **palmityl-CoA** à partir de l'acétyl-CoA montre que la synthèse des chaînes d'acides gras consomme une grande quantité d'énergie, sous forme d'ATP et d'équivalents réducteurs :

8 Acétyl-SCoA + 7 HCO_3^- +7 ATP + 14 NADPH + 14 H^+
→ Palmityl-SCoA + 14 $NADP^+$ + 7 CoA-SH + 7 CO_2 + 7 ADP + 7 Pi

Modifications des chaînes d'acides gras

Le palmityl-CoA est le produit principal des enzymes qui synthétisent les acides gras. Les chaînes plus longues, par exemple, le **stéaryl** (C18) sont obtenues par l'action d'enzymes distinctes, qui utilisent également le malonyl-CoA comme substrat. Chez les eucaryotes, ces réactions se déroulent à la fois dans le réticulum endoplasmique et dans les mitochondries. Le **réticulum endoplasmique** contient également les enzymes responsables de la formation des doubles liaisons des acides gras insaturés, comme, par exemple, la chaîne d'**acide oléique** (C18:l). La formation de ces doubles liaisons *cis* résulte de l'action d'une désaturase qui utilise une molécule d'oxygène et deux électrons donnés par le **NADH**. Cette enzyme fonctionne en coordination avec un cytochrome spécial, le **cytochrome b_5**, et la **NADH cytochrome b_5 réductase**. L'association de ces trois protéines constitue en quelque sorte une chaîne respiratoire d'un type particulier.

Biosynthèse des triacylglycérols

Les triacylglycérols ou triglycérides constituent la réserve énergétique principale des animaux (*cf. encart en fin de chapitre*). La formation des triglycérides a pour point de départ des molécules d'acyl-CoA et le **glycérol-3-phosphate**. Deux transacylations portant sur les deux fonctions alcool libres du glycérol-3-phosphate conduisent à une molécule d'acide phosphatidique. L'action d'une phosphatase conduit à un **diacylglycérol** qui subit une dernière transacylation pour donner un dérivé triacylé. Les premières étapes de cette synthèse sont communes avec la formation des **glycérophospholipides**. L'acide phosphatidique marque le point de divergence des deux voies de biosynthèse.

Des hommes et des canards sauvages

Les graisses, composées de **triglycérides**, constituent la réserve énergétique principale des animaux. Un homme adulte de 75 kg dispose normalement d'une réserve de 13 kg de triglycérides, mais il ne peut compter que sur 450 g de glycogène (150 g dans le foie et 300 g dans les muscles). Compte tenu du potentiel énergétique des triglycérides (38 $kJ.g^{-1}$) et de celui du glycogène (18 $kJ.g^{-1}$), les lipides de réserve représentent près de 500 000 kJ et le glycogène à peine plus que 8 000 kJ. Si l'on estime que les besoins quotidiens d'un individu moyen se montent à 10 000 kJ, il est évident que les glucides ne peuvent à eux seuls satisfaire la demande. Aussi, le glycogène est-il l'objet d'un renouvellement très rapide alors que la masse des lipides de réserve est, au contraire, beaucoup plus stable.

Outre leur potentiel énergétique élevé, les lipides présentent d'autres avantages : leur faible masse volumique (~ 0,8 $g.cm^{-3}$) et leur caractère anhydre (dû à leur **hydrophobicité**) permettent de stocker l'énergie dans une masse réduite et sous un faible volume. Le stockage d'une énergie équivalente sous forme de glycogène, plus dense et hydrophile (donc hydraté) nécessiterait à la fois une masse et un volume beaucoup plus importants. À titre d'exemple, les 13 kg de réserves lipidiques humaines devraient être remplacés par environ 100 kg de glycogène sous forme hydratée (on estime qu'un gramme de glycogène retient environ 3 grammes d'eau).

Rien d'étonnant à ce que les **oiseaux migrateurs** mettent en réserve des graisses, plutôt que des glucides, avant de prendre leur envol. Les triglycérides peuvent représenter jusqu'à la moitié de leur masse corporelle. Ces dispositions naturelles sont exploitées depuis des millénaires dans la pratique du gavage d'oies ou de canards domestiques destinés à produire des **foies gras**.

POINTS CLEFS

- La biosynthèse du glucose est effectuée par la néoglucogenèse, principalement dans le foie, à partir du lactate sanguin ou des aminoacides glucoformateurs.
- La néoglucogenèse se déroule à l'inverse de la glycolyse pour ce qui concerne les étapes réversibles. Les étapes irréversibles de la néoglucogenèse sont catalysées par des enzymes spécifiques et sont soumises à la régulation métabolique.
- La formation du fructose-6-phosphate à partir du fructose-1-6-bisphosphate est fortement régulée, de manière à éviter le fonctionnement d'un cycle futile. Le contrôle de cette étape est assuré par le fructose-2-6-bisphosphate, produit de l'enzyme bifonctionnelle PFK-2/FBP-2. Dans le foie, l'activité de cette enzyme est soumise au contrôle du glucagon et de l'insuline.
- Le glucagon et l'insuline contrôlent dans le foie la libération d'unités de glucose et la biosynthèse du glycogène, en agissant respectivement sur des protéines kinase et des protéines phosphatase. L'action de ces enzymes porte sur la phosphorylation et la déphosphorylation de la glycogène phosphorylase et de la glycogène synthase hépatiques.
- Contrairement aux animaux, les plantes, les champignons et les bactéries sont en mesure de synthétiser des glucides à partir de réserves lipidiques ou de l'acide acétique. Cette synthèse est rendue possible grâce au cycle glyoxylique dont le fonctionnement assure la formation de succinate à partir de deux molécules d'acétyl-CoA.
- L'acide gras synthase des animaux (FAS I) est constituée d'une chaîne polypeptidique portant les six activités enzymatiques de la voie de biosynthèse des acides gras, en plus d'un domaine « ACP » ; à l'opposé, l'acide gras synthase bactérienne (FAS II) est un système comportant six enzymes **distinctes** en plus de l'ACP.

EXERCICES

7.1 Vous incubez un homogénat de foie de rat avec du bicarbonate marqué au carbone 14 et du pyruvate non marqué. Vous isolez le glycogène formé par la néoglucogenèse et vous procédez à l'analyse du glucose obtenu par hydrolyse acide du glycogène. Quels atomes de glucose seront marqués au ^{14}C ?

7.2 Une partie du lactate produit durant un exercice physique est ensuite recyclée sous forme de glycogène dans le foie (cycle des Cori) :

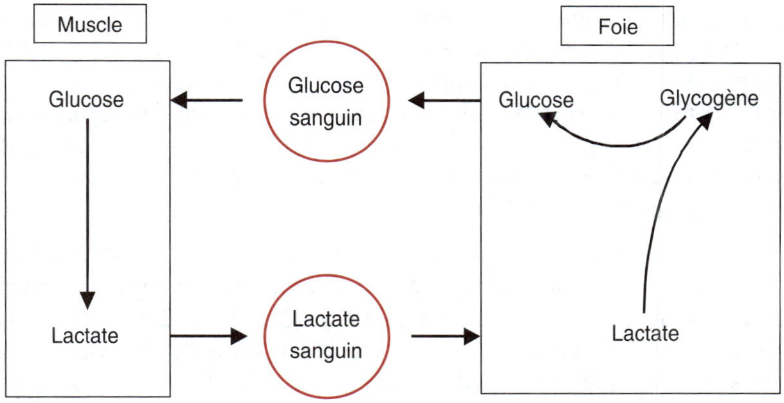

En supposant que l'ATP nécessaire à la néoglucogenèse est obtenu exclusivement de l'oxydation complète du lactate, évaluez la proportion de lactate hépatique pouvant être transformé en glycogène. Combien de molécules d'oxygène sont-elles consommées au cours de ce recyclage ? Exprimez ce résultat en volume de dioxygène rapporté à un gramme de glycogène obtenu par recyclage du lactate.

7.3 Établir le bilan théorique de la transformation d'une molécule d'acide palmitique en glucose, en précisant le nombre de molécules d'ATP investies et la production de coenzymes réduits ; on combinera la β-oxydation, le cycle glyoxylique, des réactions du cycle de l'acide citrique et de la néoglucogenèse.

7.4 Vous injectez à un rat, par voie intraveineuse, une solution d'acétate marqué au ^{14}C sur le groupe méthyl. Vous sacrifiez l'animal quelques heures plus tard, puis vous mesurez la radioactivité détenue par les triglycérides et par le glycogène que vous isolez du foie. Pensez vous trouver dans le glycogène autant de radioactivité que dans les triglycérides ? Quels atomes seront marqués ? Justifiez votre réponse.

SOLUTIONS

7.1 Aucun d'entre eux. Le dioxyde de carbone incorporé au cours de la réaction catalysée par la pyruvate carboxylase est éliminé dans l'étape suivante qui conduit à la formation du phosphoénolpyruvate (*§ 7.2*).

7.2 La synthèse du glucose-1-phosphate à partir de deux molécules de lactate consomme 6 ATP, et il faut ajouter 1 UTP pour l'incorporation du glucose dans le glycogène = 7 « ATP » (*§ 7.2 p. 201* et *p. 204*). L'oxydation complète du lactate produit 5 NADH, 1 $FADH_2$, et 1 GTP, correspondant à environ 14 molécules d'ATP (*§ 6.5 p. 167*, *tab. 6.3 p. 169*) ; l'oxydation complète d'une molécule de lactate donne suffisamment d'énergie pour que quatre molécules de lactate soient recyclées sous forme de deux unités glucosyl dans le glycogène. Donc, dans les conditions théoriques de l'exercice, quatre molécules de lactate hépatique sur cinq pourraient se retrouver dans le glycogène alors que la cinquième serait oxydée en CO_2 et H_2O.

L'oxydation totale d'une molécule de lactate amène la consommation de trois molécules de dioxygène. Un gramme de glycogène recyclé correspond donc à la consommation de $(2 \times 3 \times 22{,}4)/(162 \times 4) = 0{,}21$ litre de dioxygène (N.B. : masse d'une mole de glucose = 180, masse d'une unité glucosyl du glycogène = 180 – 18 = 162). Le recyclage du lactate est un processus aérobie qui rend compte d'une partie de la « dette en oxygène » induite par un exercice physique soutenu.

7.3 La transformation de l'acide palmitique en glucose engendre la formation d'un nombre important de molécules de coenzymes réduits, 11 NADH et 11 $FADH_2$. Ci-dessous, un tableau où sont indiquées les étapes métaboliques et le bilan. La colonne de droite indique les paragraphes où sont décrites les différentes étapes.

Étape	ATP	NADH	$FADH_2$	§
Acide palmitique + CoASH → Palmityl-CoA + H_2O	–2			5.6
Palmityl-CoA+ 7 CoASH + 7 H_2O → 8 Acétyl-CoA		7	7	5.6
8 Acétyl-CoA + 8 H_2O → 4 Succinate + 8 CoASH		4		7.2
4 Succinate + 4 H_2O → 4 Oxaloacétate		4	4	5.5
4 Oxaloacétate → 2 Glucose + 4CO_2	–8	–4		7.2
Acide palmitique + 18 H_2O → 2 Glucose + 4 CO_2	–10	11	11	

7.4 Les animaux ne peuvent transformer directement l'acétate en glucides, mais convertissent facilement l'acétate en acides gras qui seront incorporés dans les triglycérides de réserve. Les lipides seront donc beaucoup plus radioactifs que le glycogène. Toutefois, on doit s'attendre à un faible marquage de ce dernier car une certaine quantité d'acétate entrera dans le cycle de l'acide citrique sous forme d'acétyl-CoA, et, par la formation inévitable d'oxaloacétate, participera éventuellement à la néoglucogenèse.

Les triglycérides seront marqués principalement sur les carbones pairs des chaînes d'acides gras :

$$^{14}CH_3{-}CH_2{-}(^{14}CH_2{-}CH_2{-})_n{}^{14}CH_2{-}CO\text{-glycérol}$$

Glossaire

Pour se repérer plus facilement, les mots du glossaire sont en couleur dans le cours.

Aglycone : Groupement non glucidique d'un hétéroside. Libéré par une glucosidase spécifique, il en constitue souvent la partie possédant une activité biologique alors que l'hétéroside en est dépourvu.

Ajustement induit : Traduction de l'anglais « induced fit ». Concept introduit par Daniel Koshland (1958) : au cours de sa fixation sur l'enzyme, le substrat induit dans le polypeptide un changement local de conformation qui modifie (améliore) la complémentarité du site actif ; en retour, l'enzyme induit des modifications discrètes de la conformation du substrat. Ces changements de conformation ont pour conséquence la disposition optimale des groupements réactifs responsables de la catalyse.

AMP cyclique : Ou AMPc, nucléotide adénylique possédant une fonction 3' 5' phosphodiester (phosphodiester interne). L'AMP cyclique est produit par l'adénylate cyclase à partir d'une molécule d'ATP ; produit sous contrôle hormonal, il joue des rôles de messager secondaire dans les cellules.

Amphipatique : Synonyme d'amphiphile ; voir ce mot.

Amphiphile : Qualifie les molécules possédant à la fois des groupes hydrophiles et des groupes hydrophobes. ; ex. : les glycérophospholipides, les détergents (du grec *amphi*, les deux et *philia*, amour, amitié).

Amphotère : Se dit d'une molécule qui peut se comporter comme un acide ou comme une base. Les acides aminés, les protéines, sont des composés amphotères (du grec *amphoteros*, l'un et l'autre, les deux à la fois).

Angiotensine I : Décapeptide (DRVYIHPFHL) précurseur de l'angiotensine II (voir ce mot).

Angiotensine II : Hormone octapeptidique (DRVYIHPF), produit de l'hydrolyse de l'angiotensine I par l'enzyme de conversion de l'angiotensine. L'angiotensine II est un puissant vasoconstricteur et en outre stimule la production d'aldostérone.

Archéobactérie : Les archéobactéries (ou archées, ou archaea, du grec *archaios*, ancien) constituent l'un des trois groupes d'organismes vivants actuellement reconnus, les deux autres étant les bactéries et les eucaryotes. Ce sont, comme les bactéries, des organismes procaryotes (dépourvus de noyaux et d'organites) ; elles se distinguent des bactéries notamment par la composition de leur membrane cellulaire et par le mode de réplication de l'ADN.

Arthropodes : Embranchement des invertébrés dont le corps est formé de segments recouverts d'un exosquelette rigide (du grec *arthron*, articulation et *podos*, pied).

Aspirine : Acide acétylsalicylique (acide 2-(acétyloxy)benzoïque). L'aspirine inhibe de façon irréversible la cyclo-oxygénase (prostaglandine synthase), point de départ de la synthèse des prostaglandines et des thromboxanes.

Autotrophe : Qualifie les organismes qui synthétisent leur propre matière organique et qui peuvent donc se développer sur un milieu minéral. On distinguera les lithoautotrophes (essentiellement des procaryotes), tirant leur énergie de la transformation des minéraux, des photoautotrophes (plantes, algues), convertissant l'énergie lumineuse en énergie chimique utilisable (NADPH, ATP).

Canal ionique : Canal transmembranaire constitué d'une protéine qui, stimulée, s'ouvre et permet l'entrée intense et rapide d'ions, puis se ferme.

Centre chiral : Ce terme qualifie une structure qui ne peut être superposée avec son image dans un miroir. Les carbones tétraédriques reliés à quatre substituants différents forment des centres chiraux (du grec *kheiros*, main).

Chromatographie en phase gazeuse : Cette technique s'applique aux composés volatils pouvant être gazéifiés par chauffage sans décomposition. Les mélanges à analyser sont déposés à l'extrémité d'une colonne capillaire de quelques dizaines de mètres de long et remplie d'une phase stationnaire, puis entraînés par un gaz porteur. Les substances se séparent en raison de leur affinité relative pour la phase stationnaire et sont finalement détectées en sortie de colonne.

Chromatographie sur couche mince : Opération consistant à séparer des substances en fonction de leur affinité relative pour une phase stationnaire (adsorbant : cellulose, silice) et une phase mobile liquide, diffusant par capillarité. Les substances témoin et les mélanges à analyser sont préalablement déposés sur une lame de verre ou une feuille d'aluminium recouvertes d'une mince couche d'adsorbant.

Cotransport : Transport de deux molécules au travers d'une membrane dirigé par une protéine intrinsèque.

Cyclo-oxygénase : Voir « prostaglandine synthase ».

Diastéréoisomères : Les diastéréoisomères sont des stéréoisomères (voir ce mot) qui ne sont pas des énantiomères, c'est-à-dire qui ne sont pas l'image l'un de l'autre dans un miroir. Par exemple, le D–glucose et le D–mannose sont des diastéréoisomères, alors que le D-glucose et le L-glucose sont des énantiomères.

Échangeur : Protéine membranaire qui dirige le passage d'une molécule contre son gradient de concentration et le mouvement en direction oppose d'une autre molécule dans le sens de son gradient.

EDTA : Acide éthylène-tétraacétique. Sous la forme totalement dissociée – éthylène tétraacétate – cette molécule complexe fortement les ions divalents comme Mg^{2+} ou Ca^{2+}.

Électrode de Clark : L'électrode à oxygène (électrode de Clark) est formée d'une cathode de platine et d'une anode d'argent entre lesquelles on maintient une différence de potentiel de 0,7 V. Les deux électrodes sont séparées du milieu par une membrane de téflon qui laisse diffuser l'oxygène dissous. La réduction de l'oxygène au niveau de l'anode engendre un courant dont l'intensité (très faible) est proportionnelle à la concentration de l'oxygène dissous dans le milieu.

Énantiomères : Stéréoisomères, images l'un de l'autre dans un miroir, mais non superposables.

Entérotoxine : Du grec *entera*, entrailles, intestin. Ce terme désigne des substances, généralement produites par des micro-organismes, susceptibles de provoquer des troubles intestinaux.

Exosquelette : Structure anatomique externe (carapace) trouvée notamment chez les insectes et les crustacés (Arthropodes).

Force ionique : La force ionique Γ (ou I) d'une solution contenant des ions de charge z_i à la concentration c_i est définie par $\Gamma = \frac{1}{2}\sum_i z_i^2 c_i$, exprimée en mol.L^{-1}. La force ionique est l'un des principaux facteurs qui influencent la concentration effective (ou activité) des ions en solution.

Gastéropodes : Animaux de l'embranchement des mollusques, terrestres ou aquatiques, munis d'un large pied ventral servant à la reptation, parfois à la natation (du grec *gasteros*, ventre, estomac, et *podus*, pied).

Ghréline : Hormone peptidique (28 aa, 3,3 kDa) produite par l'estomac et le pancréas. Cette hormone, qui stimule l'appétit, est considérée comme l'antagoniste de la leptine ; on lui attribue également d'autres fonctions, comme la stimulation de l'hormone de croissance ou une contribution à l'adaptation cognitive aux modifications d'environnement.

Glucagon : Hormone peptidique formée dans le pancréas par les cellules alpha, à la périphérie des îlots de Langerhans. Le glucagon, hormone hyperglycémiante présente une action antagoniste de l'insuline.

Glyoxysome : organite exclusivement végétal (principalement dans les graines d'oléagineux), apparenté aux peroxysomes, et dans lesquels sont localisées les enzymes du cycle glyoxylique, responsable de la formation de succinate à partir de l'acétylCoA.

Homéostasie : Du latin *homeo*, semblable, et du grec *stasis*, position. L'homéostasie qualifie l'état stabilisé de paramètres physiologiques, par exemple la concentration sanguine de glucose (glycémie).

Hydroxyproline : Produit d'hydroxylation de la proline (abréviation Hyp), intervenant après l'étape de traduction (voir « modifications post-traductionnelles »). Les résidus d'hydroxyproline rencontrés dans le collagène et l'élastine portent la fonction alcool sur le carbone 4 (γ), plus rarement sur le carbone 3 (β) ; on rencontre la 3-4 dihydroxyproline chez les diatomées.

Hyp : Voir hydroxyproline.

Induced fit : Voir « ajustement induit ».

Insuline : Hormone peptidique formée dans le pancréas par les cellules bêta des îlots de Langerhans. L'insuline présente une activité hypoglycémiante, favorisant le transport et l'utilisation du glucose dans les tissus.

Isoenzyme : Ce terme désigne des enzymes qui diffèrent par leur séquence d'aminoacides mais qui catalysent la même réaction chimique. Ces enzymes diffèrent habituellement par leurs paramètres cinétiques (K_m, k_{cat}) ou/et leurs propriétés régulatrices.

Kératine : Protéine fibreuse insoluble trouvée chez les animaux dans l'épiderme, les poils, les cheveux, la corne, les ongles.

Leptine : Hormone peptidique (17 kDa) produite et secrétée par le tissu adipeux. Agissant au niveau de l'hypothalamus, on l'identifie comme l'un des signaux de satiété ; cette hormone contribue donc à la diminution de prise alimentaire.

Lysosomes : Organites délimités par une seule membrane, contenant des hydrolases acides, et dont le pH se situe en dessous de 5.

Matrice extracellulaire : Expression désignant l'ensemble des substances occupant l'espace extracellulaire On y trouve, en proportions et constitutions variables selon les tissus, des fibres (collagène, élastine) et des composants de la substance fondamentale (glycosaminoglycanes [GAG], protéoglycanes [PG], protéines adhésives, liquide extracellulaire).

Modifications post-traductionnelles : Modifications de la structure des protéines intervenant après leur synthèse (traduction de l'ARN messager). Il s'agit uniquement de modifications intéressant des liaisons covalentes : formation de liaisons disulfure, phosphorylations, acylations, glycosylations, hydroxylations, oxydations, etc.

Mutagénèse dirigée : La mutagénèse dirigée désigne l'ensemble des techniques permettant l'introduction *in vitro* d'une mutation dans un fragment d'ADN cloné, suivie du remplacement *in vivo* de la séquence originale par la séquence modifiée.

Organotrophe : organismes tirant leur énergie de la transformation de molécules organiques, exemple, les animaux, les champigons, un grand nombre de procaryotes.

Pénicillines : antibiotiques contenant le cycle bêta-lactamine, produits par des champignons du genre *Penicillium* (*P. notatum*). Leur pouvoir bactéricide vient de l'inhibition de la synthèse du peptidoglycane, et de la perméabilisation de la paroi cellulaire qui en découle.

Polymérisation en chaîne (PCR) : Technique de réplication de l'ADN *in vitro*. Elle permet d'obtenir, à partir d'un échantillon complexe d'importantes quantités d'un fragment d'ADN spécifique et de longueur définie. Imaginée par Karry Mullis en 1985, cette technique sera développée et automatisée dès 1988 grâce à l'ADN polymérase thermostable extraite de la bactérie thermophile *Thermus aquaticus* (Taq polymerase).

Pouvoir rotatoire : Expression désignant la rotation du plan de la lumière polarisée, mise en évidence au moyen d'un polarimètre. Caractéristique des solutions de molécules chirales et de certains cristaux, le pouvoir rotatoire est utilisé dans l'industrie sucrière et en viticulture, notamment pour une évaluation rapide de la concentration de sucre dans le moût de raisin.

Pression osmotique : La pression osmotique est liée à la tendance du solvant à égaliser son potentiel chimique de part et d'autre d'une membrane semi-perméable, c'est-à-dire une membrane laissant diffuser le solvant, mais qui se révèle imperméable au soluté. La pression osmotique se traduira par un flux transmembranaire de solvant dirigé du solvant pur vers la solution. Pour une solution idéale, la pression osmotique Π dépend de c_i, la concentration molaire du soluté, par l'équation de vant'Hoff $\Pi = -RT \ln c_i$; pour les solutions réelles, il convient de remplacer c_i par l'activité, ou concentration effective.

Prostaglandine H synthase : Ou cyclo-oxygénase (COX), enzyme transformant l'acide arachidonique en prostaglandine G2, précurseur des prostaglandines et des thromboxanes.

Protéase du VIH : La maturation des particules virales nécessite la production de protéines issues de l'hydrolyse spécifique d'un précurseur, la polyprotéine « gag ». Cette hydrolyse est assurée par la protéase du VIH.

Racémisation : Réaction chimique au cours de laquelle le carbone chiral d'un énantiomère (ou l'un des carbones chiraux d'un énantiomère) subit une inversion de configuration, ce qui conduit finalement à un équilibre entre les deux configurations opposées. Par exemple, l'hydrolyse alcaline des protéines, constituées de résidus d'amino-acides de la série L, conduit à un mélange d'amino-acides libres contenant 50 % d'amino-acides de la série L et 50 % d'amino-acides de la série D.

Ribozyme : Contraction de ribose et enzyme. Les ribozymes sont des acides ribonucléiques possédant des activités catalytiques, voire des activités autocatalytiques, dans le cas des ARN catalysant leur propre hydrolyse.

Rumen : Du latin *rumen*, panse, premier estomac des ruminants.

Séricine : protéine fibreuse insoluble, constituant de la soie (cocon du ver à soie, toiles d'araignées).

Spectrométrie de masse : Ensemble de techniques analytiques basées sur la mesure du rapport masse/charge des ions. Elle permet l'identification de molécules contenues dans un échantillon, en analysant les différents constituants après ionisation et parfois fragmentation, notamment pour l'identification des protéines.

Stéréoisomères : molécules de formules brutes identiques et qui ne diffèrent que par la disposition spatiale des atomes.

Substance fondamentale : Voir « matrice extracellulaire ».

Symport : Protéine membranaire qui associe le flux spontané d'ions dans le sens de leur gradient de concentration au pompage simultané et de même direction d'un soluté contre son gradient de concentration.

Vacuoles : Organites délimités par une seule membrane, servant, selon le type de cellule à des fonctions de sécrétion, excrétion ou stockage.

Xanthomonas campestris : Bactérie à Gram négatif se développant sur les feuilles des végétaux et responsable de la pourriture noire des crucifères (choux, navet, colza).

Xylophage : Qualifie les organismes se nourrissant de bois, principalement des insectes (termites, coléoptères).

Index

Pour se repérer plus facilement, les occurrences principales des mots de l'index sont en gras dans le cours.

D

H

T

U

V

X

Z

59198 - (IV) - OSB 80° - 200 - TYP - SPU

JOUVE, 1, rue du Docteur Sauvé, 53100 MAYENNE - N° 2580265T

Dépôt légal : mars 2013 - Suite du tirage : juillet 2017 - *Imprimé en France*